KARL DEISSEROTH

Der Stoff, aus dem Gefühle sind

Über den Ursprung menschlicher Emotionen

Aus dem Englischen
von Jürgen Neubauer

Blessing

Originaltitel: PROJECTIONS – A Story of Human Emotions
Originalverlag: Random House, Penguin Random House LLC, New York

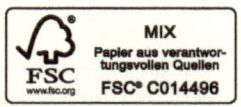

Penguin Random House Verlagsgruppe FSC® N001967

1. Auflage, 2021
Umschlaggestaltung: geviert.com, Nastassja Abel
Umschlagabbildung: © Mark Owen/Trevillion Images
Redaktion: Barbara Häusler
Satz: Leingärtner, Nabburg
Druck und Einband: GGP Media GmbH, Pößneck
Printed in Germany
ISBN: 978-3-89667-651-1

www.blessing-verlag.de

Für unsere Familie

Ich schenke dir die Erinnerung an eine gelbe Rose zu Sonnenaufgang,
Jahre vor deiner Geburt.
Ich schenke dir Erklärungen deiner selbst, Theorien über dich selbst,
wahre und wundersame Kunde von dir selbst.
Ich biete dir meine Einsamkeit, meine Finsternis,
den Hunger meines Herzens; ich besteche dich mit Ungewissheit,
mit Gefahr, mit Niederlage.

JORGE LUIS BORGES, *TWO ENGLISH POEMS*

INHALT

VORWORT

Nach Lärm, Licht und Hitze,
Erinnerung, Wille und Verstehen
JAMES JOYCE, *FINNEGANS WAKE*

Im Weberhandwerk bezeichnet man als Werft die tragenden, fest im Ursprung verankerten Kettfäden, die beim Weben das Gerüst für die Schussfäden vorgeben. Der Werft weist über den letzten Schuss hinaus in den freien Raum und überspannt die bereits gestaltete Vergangenheit, die flatternde Gegenwart und die noch formlose Zukunft.

Das Tuch der menschlichen Geschichte hat seinen eigenen Werft, der tief in den Schluchten Ostafrikas verankert ist und das vielgestaltige Gewebe des menschlichen Lebens über die Jahrmillionen hinweg zusammenhält – Piktogramme vor Landschaften aus zerklüftetem Eis, wilden Wäldern, Stein, Stahl und schimmernden Bodenschätzen.

Unser Geist spannt den Rahmen, auf den die Geschichte jedes Einzelnen gewoben wird. Die ganz eigene Färbung und Textur unseres Tuchs verdankt sich den Schussfäden unserer persönlichen Erlebnisse und Erfahrungen, dem feinen Gespinst unseres Lebens, dessen komplexe Einzelheiten die Struktur verbergen.

In diesem Buch begegnen wir Menschen, deren Tuch ausfasert, deren Werft bloß und sichtbar vor uns liegt.

Die in diesem Buch geschilderten Fälle stammen aus der verwirrenden Intensität der Notfallpsychiatrie. Um die allen gemeinsame Struktur des menschlichen Geistes sichtbar zu machen, müssen die zerrissenen inneren Zustände so getreu wie möglich dargestellt werden. Um das wahre Wesen dieser Erfahrungen zu erfassen, ihre Färbung und Seele, beschreibe ich die Symptome der Patienten gänzlich ungeschminkt, auch wenn ich nebensächliche Details verändere, um die Anonymität der Patienten zu wahren.

Genauso real ist die hier vorgestellte neurowissenschaftliche Technologie, auch wenn sie gelegentlich an Science-Fiction erinnern und zutiefst beunruhigend wirken mag. Die hier beschriebenen Verfahren, welche die psychiatrische Arbeit ergänzen, indem sie ganz eigene Einblicke in das menschliche Gehirn liefern, stammen aus der aktuellen Forschung und kommen in Labors in aller Welt zum Einsatz, auch in meinem eigenen.

Doch Medizin und Wissenschaft reichen nicht aus, um unser subjektives inneres Erleben zu beschreiben. Daher schildere ich einige der Fälle nicht aus dem Blickwinkel des Arztes und Wissenschaftlers, sondern aus dem der Patienten – manchmal in der ersten oder dritten Person, manchmal auch mithilfe einer veränderten Sprache, die ihren veränderten Bewusstseinszuständen gerecht werden soll. Wo ich die Gedanken, Gefühle und Erinnerungen eines Menschen auf diese Weise ausleuchte, gibt der Text nicht die Wissenschaft wieder, sondern den Versuch, mit aller gebotenen Sorgfalt, Achtung und Bescheidenheit und mithilfe meiner Vorstellungskraft mit Stimmen zu kommunizieren, die ich nie direkt gehört habe, sondern nur aus ihrem Nachhall erspüre. Eine der zentralen Herausforderungen der Psychiatrie besteht tatsächlich darin, unkonventionelle Wirklichkeiten aus Sicht der Patienten wahrzunehmen und nachzuempfinden und hinter die Verzerrungen von Subjekt und Objekt vorzudringen. Doch die wahre Stimme der Verstorbenen und Verstummten, der Leidenden und Verlorenen wird für immer ungehört bleiben.

Die Vorstellungskraft mag unzuverlässig sein, doch auch die modernen Neurowissenschaften und die Psychiatrie haben für sich genommen ihre Grenzen. Zum Verständnis von Patienten scheinen mir literarische Texte oft ebenso wichtig, und ihre Einblicke verraten mir oft mehr über den menschlichen Geist als jedes moderne Mikroskop. Zum Verständnis des Menschen ist mir die Literatur bis heute genauso wichtig wie die Wissenschaft, und sooft ich kann, gehe ich meiner großen Leidenschaft, dem Schreiben, nach – auch wenn diese Leidenschaft jahrelang nur unter Wissenschaft und Medizin verschüttet schwelte.

Somit geben drei eigenständige Sichtweisen – Psychiatrie, Vorstellungskraft und Technik – zusammen den gedanklichen Rahmen vor, was damit zu tun haben könnte, dass sie so wenig gemeinsam haben.

Die erste Achse ist die Geschichte eines Psychiaters, erzählt durch eine Reihe klinischer Begegnungen mit jeweils ein oder zwei Menschen. So wie beim Zerfasern des Gewebes dessen verborgene Struktur erkennbar wird (oder sich aus der Mutation eines Gens seine ursprüngliche Funktion erschließen lässt), erlaubt das Zerrissene den Blick auf das Heile. Auf diese Weise unterstreicht jede der Geschichten, wie das unsichtbare innere Erleben von gesunden Menschen – und vielleicht auch das eines Arztes – im noch kryptischeren und schattenhafteren Erleben von Psychiatriepatienten erkennbar werden kann.

Jede Geschichte zeichnet auch das entstehende innere Erleben von Emotionen, in der Welt von heute und während der Jahrmillionen unserer Evolution, über Hindernisse hinweg, zu deren Überwindung vermutlich viele Kompromisse nötig waren. Diese zweite Achse beginnt mit Geschichten von einfachen und uralten Schaltkreisen, die uns das Leben ermöglichen – Zellen, durch die wir atmen, Muskeln bewegen oder die fundamentale Grenze zwischen uns und anderen ziehen.

Aus der ältesten, primitivsten Trennlinie zwischen uns und der Welt – dem äußeren Keimblatt, einer zerbrechlichen Schicht von der Dicke einer einzigen Zelle – entsteht nicht nur die Haut, sondern auch das Gehirn, und an dieser uralten Grenze erleben wir den Kontakt zwischen Menschen in all seinen körperlichen und seelischen Formen, über das gesamte Spektrum hinweg, von gesunden bis zu gestörten Beziehungen.

Die Geschichten erzählen von universellen Empfindungen wie Verlust und Trauer in zwischenmenschlichen Beziehungen; von den tiefen Brüchen in der Grunderfahrung der äußeren Wirklichkeit, wie sie mit Manie und Psychose einhergehen; von den Störungen des Selbst, etwa dem Verlust der Fähigkeit, Freude zu empfinden, wie wir sie aus der Depression kennen, oder dem Verlust der Motivation, uns Nahrung zuzuführen, wie sie mit Essstörungen einhergeht; und vom Verlust des Selbst mit der Demenz am Lebensende. Diese zweite Achse, die Emotionen der subjektiven Innenwelt, beginnt und endet mit der Vorstellungskraft – ob in Geschichten der Prähistorie (Gefühle hinterlassen keine Fossilien; wir wissen nicht, was Menschen in der Vergangenheit gefühlt haben, und versuchen uns daher auch nicht als Evolutionspsychologen) oder der Gegenwart (denn selbst heute haben wir keinen direkten Einblick in das innere Erleben eines anderen Menschen).

Doch wo die messbaren Auswirkungen von Empfindungen über Individuen hinweg konstant sind – soweit wir das mithilfe sorgfältig angewandter Technik beurteilen können –, lassen sich neue Erkenntnisse über das Innenleben unseres Gehirns gewinnen. Auf einer dritten Achse handelt daher jede Geschichte von unserem sich rasch entwickelnden wissenschaftlichen Verständnis, das wir aus Experimenten und Daten von Gesunden und Kranken gewinnen. In den Anmerkungen finden interessierte Leser Hinweise zu den wissenschaftlichen Hintergründen und können je nach ihren persönlichen Interessen den einen oder anderen Faden nachverfolgen. Hier finden sich auch wichtige wissenschaftliche Quellen, wobei ich nur frei zugängliche Artikel anführe. Diese letzte Achse ist eine wissenschaftliche Ebene für Leser, die zwar kein Fachwissen, wohl aber das Interesse mitbringen.

In diesem Buch geht es also nicht nur um die Erfahrungen eines Psychiaters, die Ursprünge der menschlichen Emotionen und die aktuelle Hirnforschung. Jede dieser drei Sichtweisen ist vielmehr eine Linse, die die Geheimnisse des menschlichen Geistes aus einem anderen Winkel zeigt und einen anderen Blick auf dieselbe Landschaft bietet. Diese unterschiedlichen Perspektiven zu einem Bild zusammenzufügen ist nicht einfach – genauso wenig, wie Mensch sein und Menschheit werden –, sodass dieses Buch letztlich nur ein sehr grobkörniges Bild zeichnen kann.

Mein tiefer Dank gilt meinen Patienten, die uns mit ihren Geschichten diese Einblicke ermöglicht haben, und all denen, deren bekanntes und unbekanntes Leid untrennbar verwoben ist mit dem langen, düsteren, schmerzlichen und mitunter erhabenen Gewebe unserer gemeinsamen Entwicklungsgeschichte.

Da ich als Erzähler – wie wir alle – eher subjektiv als objektiv und nur eine milchige menschliche Linse bin, könnten einige Worte zu mir und meinem Werdegang von Interesse sein. In meiner Kindheit wies nichts darauf hin, dass mich mein Weg in die Psychiatrie oder gar die Biotechnologie führen würde.

Meine Kindheit verbrachte ich vor einer sich ständig verändernden Kulisse in kleinen und großen Städten kreuz und quer durch ganz Nordamerika, immer im Schlepptau meiner rastlosen Familie, die alle paar Jahre umzog. Wie meine Eltern und meine beiden Schwestern hatte ich vor allem ein Hobby: lesen. Ich erinnere mich, wie ich meinem Vater stunden- und tagelang am Stück vorlas, während wir mit dem Auto von Maryland

15

nach Kalifornien fuhren. Meine Freizeit verbrachte ich vor allem mit der Nase in Büchern, und wenn ich mit dem Fahrrad zur Schule radelte, hatte ich oft ein Buch auf dem Lenker. Ich las zwar auch Geschichte und Biologie, fand Geschichten und Gedichte jedoch fesselnder. Bis ich auf etwas anderes stieß.

Das erste Seminar an der Universität, zu dem ich mich einschrieb, war ein Kurs in kreativem Schreiben. Gleichzeitig lernte ich im Austausch mit Kommilitonen und in meinen Kursen einen biologischen Ansatz kennen, der bei einzelnen Zellen begann und bis zu komplexen Systemen reichte und der zur Lösung einiger der dunkelsten Geheimnisse des Lebens beitrug. Fragen wie diese schienen lange unbeantwortbar: Wie kann sich aus einer einzelnen Zelle ein ganzer Körper entwickeln? Wie entstehen in den verstreut im Blut treibenden Zellen komplexe Erinnerungen zur Immunität gegen Infektionskrankheiten? Wie lassen sich grundverschiedene Krebsursachen wie Gene, Giftstoffe oder Viren so in einem auf der Zelle basierenden Konzept vereinen, dass man etwas damit anfangen konnte?

Diese unterschiedlichen Gebiete wurden revolutioniert, indem man Erkenntnisse vom Kleinen und Grundlegenden auf das Große und Komplexe übertrug. Das Geheimnis der Biologie bestand offenbar darin, auf die Ebene der Zellen und Moleküle hinabzusteigen und gleichzeitig das gesamte System, den ganzen Körper im Blick zu behalten. Diese Aussicht, diese einfache Überlegung von der Welt der Zellen auf die Geheimnisse des menschlichen Geistes, auf Bewusstsein, Empfindungen und das Erregen von Emotion durch Sprache zu übertragen, erfüllte mich mit Begeisterung, mit einer »rebellischen Vorgewissheit«, wie Toni Morrison sie nennt, diesem allgemein menschlichen Zustand der rastlosen Freude, der sich einstellt, wenn man plötzlich einen Weg vor sich sieht.

In Gesprächen mit Freunden im Wohnheim, die unerklärlicherweise allesamt theoretische Physiker waren, wurde mir klar, dass dieses Gefühl auch unter Kosmologen verbreitet war, die sich mit astronomischen Dimensionen beschäftigen. Auch sie begannen bei den kleinsten und elementarsten Formen der Materie und bei Kräften, die auf winzigste Entfernungen wirken. Das Ergebnis waren Prozesse und Emotionen, die ebenso himmlisch wie persönlich waren.

Damals kam ich außerdem mit einem rasch expandierenden Gebiet der Informatik in Berührung, den sogenannten neuronalen Netzwerken, die sich damit beschäftigten, wie ein Gedächtnis ohne zentrale Steuerung durch Ansammlungen zellartiger und nur virtuell über Rechenoperationen miteinander verbundener Einheiten entsteht. Wie der Name sagt, wurden diese neuronalen Netzwerke von der Neurobiologie inspiriert. Die Erkenntnisse auf diesem Gebiet sollten Jahrzehnte später eine Revolution der lernenden Maschinen anstoßen, die mittels gewaltiger Ansammlungen zellartiger Einheiten nahezu alle Bereiche der menschlichen Forschung und Information umkrempelt, darunter auch die Neurobiologie, von der sie einst angeregt wurde.

Es scheint, als könnten große Ansammlungen von kleinen vernetzten Einheiten fast alles erreichen – wenn sie nur richtig miteinander verbunden werden.

Ich überlegte, ob sich auch etwas Rätselhaftes wie unsere Emotionen auf der Ebene von Zellen erklären ließe. Was bewirkt starke Regungen und angepasste beziehungsweise fehlangepasste Gefühle in gesunden und kranken Menschen? Oder anders gefragt, was sind diese Gefühle in einem physischen Sinne, auf der Ebene der Zellen und ihrer Verbindungen? Das schien mir eines der größten Geheimnisse des Universums, vielleicht nur noch übertroffen von der Frage nach dem Ursprung und dem Seinsgrund des Universums.

Das menschliche Gehirn war eindeutig der Schlüssel zu diesem Rätsel, denn nur Menschen können ihre Emotionen angemessen beschreiben. Da ich glaubte, dass die Neurochirurgie einen privilegierten Zugang zum menschlichen Gehirn habe, schien mir dies der logische Zugang und der geeignete Ort, um das menschliche Gehirn zu erforschen und zu heilen. Also schlug ich in meinem Medizinstudium diese Richtung ein. Wie alle Mediziner musste ich allerdings im praktischen Teil meines Studiums auch einen Abstecher in die Psychiatrie machen. Bis dahin hatte mich dieses Gebiet nicht sonderlich interessiert. Im Gegenteil, es hatte etwas Beunruhigendes an sich. Vielleicht lag es an der scheinbaren Subjektivität der Diagnoseinstrumente, vielleicht auch an einigen persönlichen Themen, denen ich aus dem Weg gegangen war. Was auch immer der Grund gewesen sein mag, die Psychiatrie war das letzte Gebiet, in dem ich meinen Facharzt gemacht hätte. Meine Erfahrungen in der Neurochirurgie hatten mich dagegen beflügelt – ich fühlte mich wohl im Operationssaal, in dem mit Präzision, Intensität und Erregung um Menschenleben gerungen wird. Umso mehr staunten meine Freunde und auch ich selbst, als ich mich stattdessen für die Psychiatrie entschied.

Ich hatte gelernt, das Gehirn als biologisches Objekt zu verstehen – ein aus Zellen aufgebautes und von Blut gespeistes Organ. Doch anders als ein gebrochenes Bein oder ein schwaches Herz ist dieses Organ bei einer psychiatrischen Erkrankung nicht auf sichtbare Weise geschädigt. Die Krankheitsursache ist nicht in der Blutversorgung des Gehirns zu suchen, sondern in seinen verborgenen Kommunikationsprozessen, seiner inneren Stimme. Das lässt sich nicht messen, sondern nur mit Worten erfassen – denen der Patienten und unseren.

Die Psychiatrie beschäftigt sich mit den tiefsten Geheimnissen der Biologie und vielleicht des gesamten Universums, und nur Worte – meine erste und größte Leidenschaft – konnten den Zugang zu ihnen eröffnen. Nachdem ich diese Verbindung erkannt hatte, schlug ich einen vollkommen neuen Weg ein. Und wie so viele radikale Wendungen begann auch diese mit einem außergewöhnlichen Erlebnis.

An meinem ersten Tag in der Psychiatrie saß ich im Schwesternzimmer und blätterte in einer neurowissenschaftlichen Fachzeitschrift, als es auf dem Flur laut wurde und ein Patient – ein großer, dürrer Mittvierziger mit spärlichem Bartwuchs – hereinplatzte, obwohl die Tür eigentlich abgeschlossen sein sollte. Mit vor Angst und Wut weit aufgerissenen Augen stand er vor mir und starrte mich an. Mein Magen krampfte sich zusammen, als er anfing, auf mich einzubrüllen.

Als Großstädter war ich es gewohnt, dass Menschen mitunter sonderbare Dinge von sich geben. Aber dies war keine Zufallsbegegnung auf der Straße. Dieser Patient wirkte hellwach, keineswegs umnebelt. Sein Erleben war stabil und klar, aus seinen Augen leuchtete der Schmerz, seine Angst war echt. Mit der gebrochenen Stimme, die ihm noch blieb, und mit großem Mut stellte er sich der Bedrohung.

Was er sagte, war kreativ in seinem Leid, seine Formulierungen entzogen sich jeder herkömmlichen Semantik und schienen allein auf kommunikative Wirkung bedacht zu sein, hatten ihre ganz eigene Grammatik und Ästhetik. Obwohl wir uns noch nie begegnet waren, schien er zu glauben, dass ich ihn verletzt hatte. Er ging mich auf direkte Weise an, allerdings mit Lauten und Gefühlen, die jenseits von Syntax und Sinn zusammenhingen. Dabei verwendete er eine Wortschöpfung, die von James Joyce hätte stammen können, *telmetale – Erzähl-mir-Geschichte –*, das war *Finnegans Wake* in der geschlossenen Abteilung. Ich saß wie erstarrt, und während er sprach, schaltete mein Gehirn um. Seine Worte brachten Wissenschaft und Kunst zusammen, nicht nebeneinander, sondern miteinander verschmolzen, in der steten Zwangsläufigkeit und dem unkontrollierten Aufflammen eines Sonnenaufgangs. Es war schockierend, singulär und bedeutsam, und es brachte zum ersten Mal alle Stränge meines intellektuellen Lebens zusammen.

Später erfuhr ich, dass der Mann unter etwas litt, was man damals als schizoaffektive Störung bezeichnete, einen verheerenden Sturm von Emotionen und Realitätsfragmenten, in der Symptome der Depression, Manie und Psychose zusammenkommen. Ich erfuhr auch, dass diese Definition keinerlei Rolle spielte, da die Diagnose über die Eindämmung der Symptome hinaus keinerlei Auswirkungen auf die Behandlung hat und es keine Erklärung für die Ursachen gibt. Niemand konnte die simplen Fragen beantworten, worin diese Krankheit in körperlichem Sinne besteht, warum ausgerechnet dieser Mensch unter ihr leidet oder wie ein derart sonderbarer und entsetzlicher Zustand Teil der menschlichen Erfahrung werden kann.

Als Menschen suchen wir nach Erklärungen, auch wenn die Suche noch so aussichtslos erscheint. Für mich gab es von diesem Moment an kein Zurück, und je mehr ich lernte, umso faszinierter war ich. Ich wählte Psychiatrie für meine Facharztausbildung, und nach dem vierjährigen Studium gründete ich ein Labor im neuen Fachbereich Biotechnik, und zwar an der Universität in Silicon Valley, an der ich schon Medizin studiert hatte. Dort wollte ich Patienten behandeln und gleichzeitig neue Geräte zur Erforschung des Gehirns entwickeln. Damit hoffte ich, endlich auch neue Fragen stellen zu können.

So kompliziert das Gehirn scheinen mag, es ist genau wie jeder andere Körperteil auch nicht mehr als ein Zellklumpen. Zugegeben, es sind sehr schöne Zellen, darunter mehr als 80 Milliarden Neuronen, von denen jede an einen Baum mit winterlich kahlen Zweigen erinnert. Diese Zweige dienen der Leitung von elektrischen Signalen und gehen Zigtausende chemische Verknüpfungen, die sogenannten Synapsenverbindungen, mit anderen Zellen ein. Diese Zellen geben ständig winzige elektrische Signale weiter, die nur eine Tausendstelsekunde dauern und nur einige Picoampere stark sind. Transportiert werden diese Signale in fettummantelten leitfähigen Fasern namens Axonen, die zusammen die weiße Masse des Gehirns bilden. An dieser Schnittstelle zwischen Elektrizität und Chemie entstehen sämtliche Aktivitäten des menschlichen Gehirns – Erinnern, Denken, Fühlen. Das alles hat also mit Zellen zu tun, die sich beobachten, verstehen und verändern lassen.

Wie jeder andere Bereich der Biologie musste auch die Neurowissenschaft zunächst neue Methoden entwickeln, um das Funktionieren des Gehirns auf Zellebene besser zu verstehen. Vor 2005 gab es keine Möglichkeiten, konkrete Hirnzellen zu präziser elektrischer Aktivität anzuregen. Bis dahin beschränkte sich die Neurowissenschaft auf die Beobachtung und lauschte mit Elektroden denjenigen Zellen, die bei bestimmten Tätigkeiten aktiv werden. Dabei ging es darum, Aktivitätsmuster zu identifizieren, die mit bestimmten Hirnfunktionen und Verhaltensweisen wie Fühlen, Denken und Handeln zusammenhängen. Eines der ersten, ab 2004 in meinem Labor entwickelten Verfahren, die sogenannte Optogenetik, sollte diese Einschränkung aufheben, indem sie die Aktivität in konkreten Hirnzellen unterdrückte oder stimulierte.

Die Optogenetik dient dazu, Fremdgut in Form eines ganz speziellen Gens über die größte nur vorstellbare Entfernung zu transportieren, und zwar von den Zellen eines Reichs der Biologie in die eines anderen. Dieses Gen weist Zellen an, ein bestimmtes Protein herzustellen, welches wiederum in einer Zelle eine ganz bestimmte Aufgabe übernimmt. Konkret borgen wir uns in der Optogenetik Gene von Mikroben, Bakterien und einzelligen Algen und verpflanzen sie in ausgewählte Hirnzellen von Wirbeltieren, zum Beispiel von Mäusen oder Fischen. Das mag befremdlich klingen, hat aber seinen Sinn, denn in ihrem neuen Umfeld bewirken die geborgten Gene (sogenannte mikrobielle Opsine) die Produktion von bemerkenswerten Proteinen, die Licht in elektrischen Strom umwandeln.

In den ursprünglichen Wirten verwandelt dieses Protein Sonnenlicht in elektrische Signale oder Energie, etwa indem sie die einzellige Alge zu der für das Überleben optimalen Lichtmenge führen oder (im Falle von bestimmten urtümlichen Bakterien) Bedingungen herstellen, in denen aus Licht Energie gewonnen werden kann. Unter normalen Umständen reagieren die meisten tierischen Nervenzellen nicht auf Licht – dazu haben sie auch keinen Anlass, im Schädel ist es schließlich recht dunkel. Mit unserem optogenetischen Trick brachten wir jedoch ausgewählte Zellen im Gehirn dazu, dieses Protein zu produzieren und auf Licht zu reagieren. Auf diese Weise sprechen sie als einzige Zellen im Gehirn auf Lichtimpulse an, die Wissenschaftler einspeisen – und das Ergebnis ist die Optogenetik.

Elektrizität ist der wesentliche Informationsträger des Nervensystems. Mithilfe von Laserlicht, das wir durch dünne Faserkabel oder Hologramme ins Gehirn einbrachten, konnten wir in diesen modifizierten Zellen die elektrischen Signale verändern und das Verhalten der Tiere damit auf erstaunlich spezifische Weise manipulieren. So konnten wir beobachten, welche Rolle die betreffenden Zellen bei bestimmten Hirnfunktionen wie Wahrnehmung oder Gedächtnis spielen. Diese Experimente bedeuteten einen großen Fortschritt für die Neurowissenschaften, weil wir auf diese Weise die lokale Aktivität einzelner Zellen mit einem umfassenden Blick auf das gesamte Gehirn verbinden können. Tests von Ursache und Wirkung finden nun im richtigen Zusammenhang statt; nur Zellen in lebenden Gehirnen können die komplexen Funktionen (und Dysfunktionen) hinter einem bestimmten Verhalten hervorbringen – so wie einzelne Wörter nur im Zusammenhang eines Satzes für die Kommunikation sinnvoll sind.

Wir arbeiten vor allem mit Mäusen, Ratten und Fischen – Tieren, deren Nervensystem ähnlich aufgebaut ist wie unseres, auch wenn die Strukturen beim Menschen deutlich größer sind. Wie wir sind sie Wirbeltiere, die empfinden, entscheiden, sich erinnern und handeln, und wenn wir sie dabei in der richtigen Weise beobachten, können wir herausfinden, wie unsere gemeinsamen Hirnstrukturen funktionieren. Dieser neue Ansatz der Hirnforschung nutzt winzige und uralte Errungenschaften von Lebensformen, die sich fast zu Beginn der Evolutionsgeschichte von unserer Abstammungslinie abspalteten – ganz unten am Baum des Lebens, auf dem der Werft aufgepflanzt ist.

Darauf aufbauend entwickelte mein Labor eine weitere Technik, die sogenannte Hydrogelgewebe-Chemie. (Das ursprüngliche Verfahren aus dem Jahr 2013 nannten wir CLARITY; seither wurden daraus zahlreiche Varianten entwickelt.) Mithilfe chemischer Tricks werden hierbei lichtdurchlässige Hydrogele – weiche Polymere auf Wasserbasis – in Zellen und Gewebe eingebracht. Auf diese Weise werden ansonsten dichte und nicht lichtdurchlässige Hirnzellen transparent und ermöglichen die hochauflösende Visualisierung von Zellen und Biomolekülen. Die entscheidenden Teile bleiben dabei im Gewebe an Ort und Stelle, und die Bilder davon erinnern an Kindergeburtstage – an durchsichtigen Wackelpudding mit Obststückchen, die von außen sichtbar sind.

Die Optogenetik und das Hydrogelgewebe-Verfahren haben gemeinsam, dass wir das lebende Gehirn beobachten und Bestandteile erkennen können, die mit bestimmten Funktionen in Zusammenhang stehen. Detaillierte Analyse, ein wesentlicher Teil jeder wissenschaftlichen Forschung, lässt sich so an lebenden Systemen durchführen. Diese und ähnliche Verfahren begeistern nicht nur Wissenschaftler und haben der Hirnforschung völlig neue Möglichkeiten eröffnet.

Durch die Kombination der Optogenetik mit technischen

Neuerungen auf den Gebieten der Mikroskopie, der Genforschung und der Proteinmanipulation haben Wissenschaftler inzwischen Tausende Erkenntnisse darüber gewonnen, wie Neuronen bestimmte Hirnfunktionen und Verhaltensweisen hervorbringen. So haben sie zum Beispiel konkrete Axonverbindungen entdeckt, die quer durch das Gehirn reichen (wie die Kettfäden eines Teppichs, durchwirkt von zahllosen Querfasern) und die evolutionär jüngeren Frontalregionen mit den tief im Gehirn liegenden älteren Regionen wie Angst- und Belohnungszentren verbinden; diese Verbindungen dienen unter anderem dazu, aktiv Verhaltensweisen zu unterdrücken, die diese Emotionen und Triebe in impulsive Handlungen übersetzen würden. Diese Entdeckungen wurden möglich, weil sich jetzt bestimmte durch Herkunft und Verlauf definierte Verbindungen präzise ansteuern und beeinflussen ließen, und zwar in Echtzeit in der Geschwindigkeit von Gedanken und Gefühlen und während sich die untersuchten Tiere in natürlicher Weise verhielten.

Die tief im Gehirn eingebetteten Axone tragen dazu bei, Gehirnzustände zu definieren und den Ausdruck von Emotionen zu lenken. Indem wir nun innere Zustände klar definierten körperlichen Strukturen zuordnen können, versetzt uns dies in die Lage, die Vergangenheit und unsere Evolution besser zu verstehen. Diese körperlichen Strukturen entstanden in unserer frühen Entwicklung und Kindheit durch Einwirkung der Gene, und Gene sind das Werkzeug der Evolution, die seit Jahrmillionen unser Gehirn geformt haben. Unsere inneren Kettfäden überspannen also nicht nur unsere inneren Räume, sondern auch die Zeiträume der menschlichen Existenz – sie sind ein Erbe, das in unserer Vorgeschichte verankert ist und unseren Vorfahren das Überleben ermöglichte.

Diese Verbindung zur Vergangenheit ist keine Zauberei – es handelt sich nicht um ein »kollektives Unbewusstes«, wie C. G.

Jung die mystische Beziehung zu unseren fernen Vorfahren nannte. Sie stammt vielmehr aus der Struktur unserer Gehirnzellen und ist ein physisches Erbe unserer Vorfahren. Wesen, die durch Zufall erste Versionen unserer heutigen (und individuell leicht unterschiedlichen) Verbindungen hervorbrachten, überlebten und vermehrten sich besser und gaben daher die Gene, die diese Strukturen steuern, an uns und andere der heute lebenden Säugetiere weiter. Wir fühlen also wahrscheinlich das, was auch unsere Vorfahren fühlten – nicht nur zufällig, sondern oft in lebensentscheidender Weise.

Diese inneren Zustände verdanken wir dem Überlebenswillen (und manchmal auch einer Portion Glück), und sie brachten die Menschheit mit all ihren Gefühlen und Schwächen hervor.

Die modernen Neurowissenschaften eröffnen sogar die Möglichkeit, diese menschlichen Schwächen und damit auch menschliches Leid zu lindern. Aus den neuen Erkenntnissen zu den Ursachen bestimmter emotionaler Zustände auf Zellebene lassen sich möglicherweise therapeutische Behandlungsformen entwickeln. Oder man könnte herausfinden, welche Rolle bestimmte mit psychiatrischen Störungen in Verbindung stehende Gene in Gehirnschaltkreisen spielen, und damit Patienten neue Hoffnung geben. So verändert der wissenschaftliche Fortschritt die klinische Praxis, doch in meinem Fall wirkt die klinische Arbeit auch auf meine Forschung. Denn auch die Psychiatrie ist ein Motor der neurologischen Forschung. Ein faszinierender Gedanke: Die Leiderfahrung von Menschen auf der einen Seite und die Untersuchung an Gehirnen von Mäusen und Fischen auf der anderen durchdringen einander. Neurowissenschaften und Psychiatrie entwickeln einander weiter und stehen auf einer tiefen Ebene in Beziehung zueinander.

Im Rückblick kann ich mich fragen, ob ich wirklich keinen persönlichen Bezug zur Psychiatrie hatte, wie ich früher meinte.

Wenn ich mich an die unerwartete Begegnung in der psychiatrischen Abteilung erinnere – das Geschrei, die Angst, meine Verwundbarkeit angesichts der furchteinflößenden Wahrnehmungen eines anderen –, dann frage ich mich manchmal, ob ich nicht unbewusst bereits offen war für diesen Moment, der für viele verständlicherweise nicht mehr als eine verstörende Begegnung gewesen wäre. Wie die wissenschaftliche Entdeckung kann auch die persönliche Inspiration aus unerwarteten Richtungen kommen; daher sehe ich meinen Kurswechsel in diesem Moment als ein Gleichnis über die Gefahren der Voreingenommenheit und die Notwendigkeit der unmittelbaren Erfahrung, die nötig ist, um dem Menschlichen auf die Spur zu kommen.

Die Sache hat einen weiteren allegorischen Aspekt, denn die Geschichte der Optogenetik bietet unserer Gesellschaft eine Lektion über den Wert der vermeintlich zweckfreien Forschung. Die Entwicklung der Optogenetik und die neuen Erkenntnisse zu Emotionen und psychischen Krankheiten, die sie ermöglicht hat, basieren auf Untersuchungen zu Algen und Bakterien, die über ein Jahrhundert zurückreichen – und diese neuen Anwendungen waren seinerzeit nicht absehbar. Wie andere wissenschaftliche Durchbrüche zeigt auch die Optogenetik, dass Wissenschaft nicht ausschließlich nach ihrer unmittelbaren Anwendbarkeit beurteilt werden darf. Je mehr wir Forschung lenken wollen (etwa durch Konzentration von Fördermitteln auf konkrete medizinische Verfahren), umso eher bremsen wir den Fortschritt und umso eher bleiben Dinge unentdeckt, die Wissenschaft und Gesundheit wirklich voranbringen können. Ideen und Einflüsse aus unerwarteten Richtungen sind wesentlich – für die Medizin, für die Naturwissenschaften und für uns alle, weil sie uns neue Wege durch unsere Welt eröffnen.

Manchmal stelle ich mir vor, wie ich diesem Patienten mit der schizoaffektiven Störung von damals noch einmal begegne und wir uns zu einem friedlichen Gespräch zusammensetzen. Das Wesen von Krankheiten auf dem Schizophreniespektrum könnte man auch als »Empfänglichkeit für das Unwahrscheinliche« beschreiben; deshalb würde er sich vielleicht gar nicht wundern, dass er mit seinem Auftritt im Schwesternzimmer zum Fortschritt der Psychiatrie und Hirnforschung beigetragen hat. Unser Gespräch würde aber auch für uns beide bekräftigen, dass bei allem Leid sein Werft parallel zu unserem verläuft und Teil des gemeinsamen Stoffs der menschlichen Erfahrung ist, in dem er genauso wenig krank ist wie die Menschheit selbst.

1 TRÄNENHORT

Die Linien liegen klar zwischen den Sternen.
Die Nacht ist nicht der Hort, um den sie heulen,
Die Heuler, die in Tiefseesätzen gründeln.
Die Linien sind zu dunkel und zu scharf.
Der Geist kommt hier zur Einfachheit.
Kein Mond, kein einzig silbrig Blatt
Der Körper ist als Körper nicht zu sehn,
Sondern nur Auge, das sein schwarzes Lid besieht.

WALLACE STEVENS, *STARS AT TALLAPOOSA*

Die Geschichte, die mir Mateo erzählte, konnte ich nur abstrahiert erfassen, indem ich mein mentales Bild von ihr zusammenklappte wie eine Falttrage und zwischen all die anderen schob, die ich schon gehört hatte. Es half mir, wenn ich mir nicht allzu bildhaft ausmalte, wie lange er in seinem Sicherheitsgurt kopfüber im überschlagenen Wagen gehangen hatte, und mir keine Gedanken darüber machte, wie hilflos er sich gefühlt haben musste, während seine Familie um ihn herum starb, sondern ihn mir stattdessen in einem einzigen Moment vorstellte, in einem Schnappschuss.

Oder indem ich stattdessen Mateo selbst vereinfachte, ihn auf eine einzige Dimension reduzierte und den Raum verkürzte, den er einnahm – indem ich seine menschliche Textur einebnete. Dann konnte ich seine Geschichte zu den anderen heften, die ich gehört und gesehen hatte – zusammen waren sie wie ein Stapel alter, nicht voneinander zu unterscheidender und von Tränen verklebter Zeitungen. So ließ sich das Leid bündeln wie ein fügsamer Stapel von zehn oder zehntausend Leben. *Ich*

29

weiß nicht, warum ich nicht weinen kann. Mit diesen Worten hatte er begonnen. Und als alles gesagt und zusammengeschnürt war, war es nicht mehr und nicht weniger als jedes andere Ende einer menschlichen Welt.

Im Studium lernen Mediziner nicht, in diesen besonders vernichtenden Momenten ihr verwundbares Herz zu schützen. Ärzte, Soldaten oder Krisenhelfer müssen sich alle selbst Abwehrmechanismen aneignen, um unter den Extremen des menschlichen Leids zu überleben. Es ist nicht nur das Ausmaß des Schmerzes, sondern dass er einfach kein Ende nimmt – ein erbarmungsloser Abstieg in den Abgrund, Tag für Tag, Jahr für Jahr, der ohne Schutzmaßnahmen nicht zu ertragen wäre.

Wenn ein Mensch einen persönlichen Verlust erlitten hat, ist es unsere natürliche Reaktion, eine tiefe Verbindung zu ihm zu suchen und in unserer Vorstellung ein vollständiges und komplexes Abbild des anderen zu erspüren, um seine Tragödie nachzuvollziehen. Doch im Angesicht von extremem Leid kann es sinnvoll sein, den Blick stattdessen zu verengen, um sich das Mitgefühl zu bewahren, und innerhalb des umfassenden Lebensgeflechts des Patienten einen Punkt zu suchen, an dem die Fäden zusammenlaufen und an dem man die Formen und Farben nacherleben kann.

Es ist gut zu wissen, dass der Blick auf das Ganze verfügbar wäre, doch alles nachzuempfinden ließe uns die Tragödie nicht verstehen – aufgewühlte Emotionen sind bei Präzisionsaufgaben in Krisenmomenten nicht zuträglich, gleich, ob es sich um eine schwierige Rückenmarkspunktion handelt oder um ein psychiatrisches Gespräch, bei dem unaussprechliche Gefühle zum Ausdruck gebracht werden sollen. Unser Blick weitet sich, sobald er die Gelegenheit dazu bekommt, manchmal auch ohne jede Vorwarnung – mit einem plötzlichen Schluchzen auf dem Nachhauseweg oder bei unseren Kindern. Bis dahin bleiben die Fäden des Lebens und der Träume des Patienten – von den

Wurzeln und Ursprüngen durch die Reisen und Beziehungen bis zum Moment dieser Katastrophe, in dem sie zusammenlaufen – unsichtbar, doch greifbar.

Jede Tragödie wird nach wie vor intensiv erlebt und jeder leidende Mensch sorgsam im Herzen verwahrt, wie viele im Laufe der Jahre auch noch hinzukommen mögen – jeder Vater, der nach einem Autounfall betäubt und sprachlos ist, jede Mutter, die um Worte ringt, nachdem die Ärzte ihr mitgeteilt haben, dass ihr Kind Krebs hat. Dabei ist Selbstschutz entscheidend; solange die Liste der Fälle noch kurz ist, etwa zu Beginn der medizinischen Ausbildung, kann schon eine einzige Begegnung unser Innerstes überrennen und dorthin vordringen, wo wir Repräsentationen von Menschen sehen und spüren, strukturierte Bilder von geliebten Menschen, die wir wie Wandteppiche liebevoll in unseren innersten, warm leuchtenden Hallen aufgehängt haben, den verborgenen Räumen des Selbst, unserem inneren Burgfried.

Ich hätte mich wappnen sollen, doch ich ahnte nicht, wie angreifbar mein Burgfried war. Als ich in die Notaufnahme gerufen wurde, um Mateo als Stationsarzt der Psychiatrie zu begutachten, war ich seit Jahren nicht mehr von meinem eigenen Mitgefühl ernsthaft verletzt worden, nicht seit meiner Zeit als unerfahrener junger Medizinstudent. Damals war jedoch alles anders gewesen – meine Gefühle waren schlicht Gefühle gewesen, nicht Gefühle zu Gefühlen, eine sicherere Form, die sie erst später annahmen. Als Student war ich verwundbarer gewesen, ich durfte keine Anweisungen geben und keine Behandlungen verordnen, und ich lernte erst die Sprache des Fachs, während ich gleichzeitig außerhalb des Krankenhauses als alleinerziehender Vater einen Sohn aufzog.

An meinem ersten und schmerzlichsten Abend, lange vor meiner Begegnung mit Mateo, hatte ich Nachtdienst im Kinderkrankenhaus. Der Abend war ruhig. Meine erste Aufgabe – und ein Vorspiel dessen, was noch auf mich zukommen sollte – war die Aufnahme einer Familie mit einer Mukoviszidose-Vorgeschichte. Die Patienten waren dreijährige Zwillinge, die mit Luftnot eingeliefert worden waren.

Die Familie war in der Klinik bekannt, die Kinder waren in der Vergangenheit schon mehrfach aufgenommen worden. Die Eltern hatten eine gewisse Routine und beantworteten meine Fragen, noch ehe ich sie richtig gestellt hatte. Außerdem befanden sie sich in Scheidung.

Bei der Geburt der Zwillinge hatten sie eine verborgene Schwachstelle ihrer Verbindung erkannt. In den meisten Fällen von Mukoviszidose haben die Eltern selbst keine Symptome, auch wenn sie beide ein geschädigtes Gen tragen. Säugetiere haben fast jedes Gen in zwei Ausführungen, sodass es folgenlos bleibt, wenn eines davon geschädigt ist.

Sowohl Vater als auch Mutter können also gesunde Träger eines Mukoviszidose-Gens sein; die Krankheit kommt erst zum Ausdruck, wenn ihr Kind zwei geschädigte Exemplare des Gens erbt und damit eine viel schwerere Bürde trägt. Es ist eine simple Rechnung, und an diesem Abend erfuhr ich, dass die Eltern, beide noch recht jung, die scheinbar einfache und praktische Entscheidung getroffen hatten, sich zu trennen und neue Partner zu suchen, mit denen sie gesunde Kinder zeugen konnten. Doch bevor sie ihren Kampf gegen die blinden Kräfte der Vererbung aufnahmen, musste ich inmitten des Aufruhrs der verschleimten und schreienden Zwillinge geduldig die Fakten zur Krankheitsgeschichte erfragen, um ihre Aufnahme abzuschließen.

Gegen Mitternacht war endlich wieder Ruhe eingekehrt, als wir von einem Notfall erfuhren, der aus einem anderen Krankenhaus zu uns verlegt worden war. Ein vierjähriges Mädchen namens Andi mit einem Befund am Hirnstamm.

Die folgenden Ereignisse sollten mich noch über Jahre hinweg begleiten und eine tiefe Wunde reißen, vielleicht tiefer als ich ahne, vielleicht bis auf den Grund. Ich war bei der Aufnahme von Andi dabei – ein charmantes und verträumtes Mädchen mit Pferdeschwanz, das auf dem Krankenhausbett kniete und seine Puppen um sich herum aufbaute, wobei ein Auge ein wenig nach innen schielte. Es war kaum aufgefallen, als sie am Abend mit ihren Eltern Fangen gespielt hatte, eine Kleinigkeit, die fast unterging in der Aufregung, länger draußen bleiben zu dürfen. Lediglich ein bisschen Doppeltsehen in der Abenddämmerung, dann ein leiser Anflug von Sorge.

Ich ließ mich schnell hineinziehen, obwohl ich der Unbedeutendste in der kleinen Gruppe von Leuten war, die sich des Falls annahmen und im Stationszimmer drängten. Zu Beginn der Besprechung hatte ich an der Wand gelehnt, doch sobald sich die emotionale Wucht der Szene vor mir offenbarte, war an hinsetzen nicht mehr zu denken. Ich war nicht einmal mehr imstande, auch nur das Gewicht von einem Fuß auf den anderen zu verlagern. Wie erstarrt stand ich da, bis draußen schon fast die Sonne aufging.

Die Eltern hatten ein rechteckiges Stückchen Zelluloid mitgebracht, das Negativ einer Aufnahme des Hirnstamms – ihre Fahrkarte, die sie aus dem Krankenhaus weiter oben im Tal zu uns gebracht hatte. Den ganzen Abend lang hatten sie sich an die verhasste Aufnahme geklammert, bis sie nun in diesem fensterlosen Raum an einem Leuchtkasten klemmte wie ein von hinten beleuchtetes graues Sterbebildchen. Andis Eltern, die Augen geschwollen von unterdrückten Tränen, saßen mir gegenüber, als befänden sie sich in einer anderen Dimension, allein im überfüllten Raum. Der behandelnde Arzt, ein pädiatrischer Neuroonkologe, saß direkt links von mir und beugte sich nach vorn. Er war aus dem Bett gerufen worden, nicht um zu operieren, und auch nicht, um eine Entscheidung zu treffen –

es gab in dieser Nacht nichts mehr zu tun –, sondern um den Eltern den Befund der Untersuchung und der Aufnahme zu erklären.

Das einzige Instrument, das dem Arzt in dieser Nacht blieb, waren Worte. Stundenlang saß er nach vorn gebeugt, nicht ein einziges Mal lehnte er sich zurück oder sah mich oder einen anderen aus dem Team an. Seine Worte galten allein zwei Menschen in diesem überfüllten Raum, dem Vater und der Mutter, nur diesen beiden, die ganze Nacht hindurch. Wir wussten, was die Doppelsicht bedeutete. Wir sahen die Aufnahme. Über ihre Hirnbrücke war ein Schatten gefallen.

Am Hirnstamm, an der Schädelbasis, befindet sich eine Verdickung von Zellen und Fasern namens Hirnbrücke – sie ist dicht und vital und verbindet alles, was uns im Hirn darüber zu Menschen macht, mit dem Rückenmark und den aus dem Schädel kommenden Nervensträngen darunter. Wenn die Fasern in dieser Hirnbrücke gestört sind, erkennt dies ein Arzt auch ohne Computer- oder Kernspintomografie. Er muss dem Menschen nur in die Augen sehen.

Andi schielte, aber nur eines ihrer beiden Augen blickte ein wenig nach innen, weil ein winziger Muskel seitlich ihres linken Augapfels, der laterale Augenmuskel, ausgefallen war. Eine feine Muskelfaser erhielt keine Anweisungen mehr vom Gehirn, weil der für sie zuständige Kommunikationsstrang, ihr Nerv, verstummt war.

Der sechste Hirnnerv (von den insgesamt zwölf) trägt den Namen Abduzens. Die überforderten Medizinstudenten lieben ihn, weil er im Vergleich zu den Windungen und Wirrungen der übrigen Hirnnerven einen ungewöhnlich gradlinigen Verlauf nimmt. Der Abduzens ist für einen einzigen Muskel zuständig, den lateralen Augenmuskel, und dieser Muskel hat wiederum nur eine einzige Aufgabe, nämlich die Ausrichtung des Auges. Der Abduzens verläuft seitlich des Hirnstamms, seine Fasern laufen mitten durch die Hirnbrücke und verrichten ihre einfache Aufgabe.

Doch an diesem Abend übernahm der Abduzens eine andere Aufgabe: Er vermeldete etwas Ungewöhnliches im Hirnstamm und verwies auf etwas, was nicht in Ordnung war. Die Aufnahme bestätigte es uns, sie zeigte eine dunkle Ausformung, die sich über die Hirnbrücke gelegt hatte. Die Nervenstränge auf der einen Seite der Brücke waren unterbrochen, sodass sich die Augen nicht mehr zugleich bewegten und nicht mehr auf ihr gemeinsames Ziel ausgerichtet waren.

Die Koordinierung der Augen ist eine wunderbare Sache, solange sie funktioniert und solange sie bei Primaten wie uns zusammen in die Welt blicken. Beide erhalten dieselbe Anweisung vom Gehirn, dem Ball nachzublicken, den der Vater in der Dämmerung wirft. Doch die beiden Augen mit ihren leicht unterschiedlichen Formen und Winkeln stehen nicht direkt miteinander in Verbindung. Vieles muss perfekt aufeinander abgestimmt sein, damit sie sich gemeinsam bewegen und dasselbe Motiv nicht doppelt sehen.

Bioingenieure lieben diese Aufgabe, weil sie unterstreicht, wie wichtig Konstruktion ist. In der Biologie stehen Synchronität und Symmetrie für Vertrauen, Wahrhaftigkeit und Gesundheit. Zwei Sensoren, zwei Augen, sind gemeinsam auf dem schmalsten Grat der Zeit ausbalanciert. Biologische Systeme sind immer fehlerhaft – Rauschen, Abweichungen, Chaos und selbst Täuschung können ja auch ihre Vorteile haben –, weshalb jedes System Rückkopplungen benötigt, um sich selbst zu kontrollieren und zu justieren. Zu Beginn des Lebens, ehe wir uns dessen bewusst werden, dient die Doppelsicht als Fehlermeldung, mit deren Hilfe unser Gehirn die Abweichung korrigiert, die Anweisungen durch den Hirnnerv an die Augenmuskeln berichtigt und sorgfältig kalibriert, bis sie verschwindet und wir die Welt als Einheit wahrnehmen.

Bis bei einigen Menschen der Fehler wiederkehrt – wie bei diesem Mädchen. Nur ließ er sich hier nicht mehr beheben. Wenn eines der beiden Augen auch nur geringfügig verrutscht, wird ein Eindringling erkennbar und eine Krankheit sichtbar. Der Schatten breitet sich aus, und die durch die Hirnbrücke laufenden Nervenstränge werden immer weiter gestört. Kein anderer Nerv konnte verantwortlich sein, es war der Abduzens, der sechste der zwölf Hirnnerven. In dieser Art von Hirnstammkrebs ist es immer der sechste, eine Grenzwache, die unerbittlich das ferne Hufgetrappel des Feindes vermeldet.

Der Arzt war sehr darauf bedacht, in dieser Nacht keine abschließende Prognose zu stellen, doch aus meinen Seminaren und vom Stationsdienst wusste ich, dass der Todesmarsch begonnen hatte. Es handelte sich um das DIPG, das diffuse intrinsische Ponsgliom, und Andi hatte noch sechs bis neun Monate zu leben. Ihre Eltern spürten es, doch sie wussten es nicht. Auch ohne Daten fühlten sie, wie etwas ins Wanken geraten war, wie diese Faser des Eindringlings in ihr Innerstes vordrang, jeden ihrer Gedanken umschlang und den Atem des Lebens selbst abschnürte. Ihre Worte waren verdorrt, wie erdrosselt, und rangen sich zäh aus ihrer Kehle.

Ich wusste etwas viel Schlimmeres, das sie in diesem Moment noch nicht ahnen konnten: Ich wusste, welcher Tod dem Mädchen bevorstand. In wenigen Monaten würde Andi nicht mehr sprechen und sich nicht mehr bewegen können. Mit weit geöffneten Augen würde sie gelähmt sein, und dabei immer noch so aufgeweckt, munter und aufnahmefähig wie an diesem Abend. Locked-in, in sich eingesperrt – ein Zustand wie aus dem schlimmsten Albtraum –, während die Brücke zur Welt zusammenbrach.

So schnell hatte sich alles geändert. Bloß ein Besuch beim Hausarzt am Abend eines gewöhnlichen Wochentags, weil das Mädchen doppelt gesehen hatte. Mein Sohn war damals etwa in demselben Alter, knapp vier, doch daran konnte ich in diesem Moment nur flüchtig denken. Jedes Mal, wenn mir an jenem Abend dieser Gedanke kam, wurde er ängstlich von einem anderen inneren Prozess zurückgedrängt, und ein schweres Tor wurde zugeschlagen. Eine primitive und unreife Verteidigungsstrategie, wie mir selbst damals bewusst war – schau nicht hin, fühle nichts. Doch für den Moment wirkte sie.

In den folgenden Tagen machte ich Bekanntschaft mit einer neuen Art der Trauer. Während ich lernte, das Tor einen einen Spaltbreit offen zu halten, um ein wenig Licht hindurchzulassen und Andis Verbindung zu meinem Sohn zu erkennen – und auf diese Weise auch die Trauer der Eltern, die meine Vorstellungskraft weit überstieg –, brach ich in zornige Tränen aus und empfand eine unsinnige Wut auf diese Krankheit und die Tatsache, dass es so etwas wie das Ponsgliom überhaupt gab. Es musste doch Hoffnung geben, seiner Bösartigkeit beizukommen; es musste doch Hoffnung für Andi geben.

Auf dem Tiefpunkt kam mir ein unerwarteter Gedanke, der von diesem Kind eingepflanzt und von meinem Zorn genährt worden war: Manche Ärzte mochten mit so etwas fertigwerden, aber ich konnte es nicht. Ich war nicht für Medizin gemacht. Ich würde gehen, mich in den Schutzraum der Forschung flüchten, der mir so vertraut war und in dem keine kleinen Mädchen starben.

Doch mit der Zeit verzog sich dieser Sturm aus Trauer, Wut, falschen Hoffnungen und Fluchtgedanken. Neue Erfahrungen drängten in den Vordergrund. Ich heilte – wenn auch immer noch unreif, indem ich den Schmerz schrittweise versiegelte wie ein Abszess, der einen Infektionsherd einkapselt. Im Lauf der Zeit gab ich die Hoffnung einfach auf; ich musste immer daran denken, dass die Welt mehr von mir benötigte als Hoffnung.

Für Andi konnten wir nichts tun. Es gibt keine Operation, die den Weg um die Fasern des Lebens der Atmung und der

Bewegung in der Hirnbrücke herum findet, und keine Chemotherapie oder Bestrahlung, die dauerhaft wirken würde. Genau wie ihre Eltern war ich machtlos gegenüber dem, was sie heimgesucht hatte, eingehüllt ins Dunkel des Hirnstamms, in aller Heimlichkeit unter Haut und Schädel und unter der zarten Hirnhaut, die ihr Gehirn umschloss. *Pia mater* nennen wir diese Haut: die liebende Mutter.

Mit der Hoffnung versiegten auch meine Tränen. Ich richtete meine Aufmerksamkeit nach draußen, auf die anheimelnden Kleinigkeiten unseres Lebens. Mein Turnus auf der Kinderstation ging zu Ende, und ich sah Andi nie wieder. Es war nicht zu ertragen, doch ich ertrug es, ich kannte ihr Ende, aber ich erlebte es nicht mit. Doch bis heute trage ich sie in mir.

Noch immer erfassen diese Gefühle fast jeden Teil von mir, enden inzwischen jedoch kurz vor den Tränen. Dieser innere Zustand ist stets da, stets bereit zurückzukehren, auch wenn er heute subtiler und komplexer ist – die Welt ist eine andere, ich bin ein anderer. Tief in mir befinden sich mehr Abbilder anderer Menschen, die mit Andi verbunden sind und sie stützen.

Die Erinnerung ist heute auch gefärbt durch den Fortschritt der Wissenschaft und die Entwicklung der Optogenetik, mit deren Hilfe ich dem Gehirn beim Funktionieren zuschauen und erforschen kann, wie innere emotionale Zustände auf der Zellebene entstehen, um zu untersuchen, welche Rolle diese Bausteine spielen. Das optogenetische Verfahren basiert darauf, ein Stück eines Lebewesens in einem anderen neu entstehen zu lassen, und zwar derart, dass es im anderen weiterlebt und integriert wird. Im Wirt bewirkt dieses neue Stück, ein Gen, neue Vorgänge und Verhaltensweisen – genau wie eine neue Erkenntnis oder Erfahrung dies können.

In der Biologie kommt es häufig vor, dass ein Organismus die Grenze zu einem anderen überschreitet – manchmal spontan, manchmal vorsätzlich. Dabei kann es sich um eine einzelne Zelle handeln, die die universelle Essenz des Lebens – die DNA, ein genetisches Programm und eine lebende Säure – in einem Fettmantel mitbringt. Das ist nichts anderes als die Geschichte des Lebens auf der Erde, und sie spielt sich auf alle möglichen Arten ab. Vor allem wenn große Entfernungen und Hürden zu überwinden sind, eröffnen sich auf beiden Seiten der Grenze schier unbegrenzte Möglichkeiten.

Jede Pflanze, jedes Tier und damit auch jeder Mensch verdankt seine Existenz solchen Reisenden aus fernen Reichen. Es handelt sich dabei um die Angehörigen einer urzeitlichen Klasse von Mikroben, den sogenannten Archebakterien, die einst die geheimnisvolle Fähigkeit entwickelten, aus Sauerstoff Energie zu gewinnen, als sie vor zwei Milliarden Jahren in unsere einzelligen Vorfahren eindrangen und sich dort einnisteten. Waren diese Reisenden Aggressoren, die Grenzen niederrissen, um zu vernichten? Oder waren unsere eigenen genetischen Vorfahren die Aggressoren, die diese winzigen, frei lebenden Sauerstoffverbrenner jagten und verschlangen?

Am Ende zählt nicht die Absicht, sondern die räumliche Struktur. Das Entscheidende ist, dass ein Lebewesen eine Grenze überwunden hat. Die Wanderung ist für beide riskant, doch wenn der größere Organismus vom kleineren lernt und ihn erhält, statt ihn zu zerstören, kann aus dem gefährlichen Grenzübertritt ein neues Lebewesen hervorgehen. Uns brachte er den Atem des Lebens selbst.

Nach ihrer Verschmelzung entwickelten sich die beiden Organismen gemeinsam weiter und passten sich an die Einschränkungen und Eigentümlichkeiten des anderen an. Da die Vereinigung nicht sofort zur Katastrophe führte, hatten sie reichlich Zeit dazu, und sie nahmen sich Hunderte Jahrmillionen für die Entwicklung der neuen Verbindung. Dabei folgten sie denselben Darwinschen Gesetzen der Auslese, die das

Leben selbst und zunächst jeden der beiden Einzelpartner hervorgebracht hatten.

Subkulturen können in Einheit erhalten bleiben. Aus den kleinen Sauerstoffverbrennern gingen unsere Mitochondrien hervor, die Kraftwerke in jeder unserer Zellen. Der Ursprung dieser Mitochondrien liegt so weit zurück, dass ihr Erbgut eine andere Sprache spricht, die sie sich über die Jahrmilliarden des Zusammenlebens mit uns erhalten haben. Gleichzeitig haben sich diese Mikroben in zahllosen Anpassungen in unsere Kultur eingefügt, mit dem gemeinsamen Ziel des Überlebens. Auch wir haben uns gut angepasst und sind genauso absolut auf die Sauerstoffverbrenner angewiesen wie sie auf uns – sie sind heute ein fester Bestandteil von uns, und wir werden nie wieder voneinander getrennt sein.

Diese mikroskopischen Migrationen von Mikrobe zu Tier oder zu Pflanze sind von globaler Bedeutung. Sie verändern die Energieströme des ganzen Planeten, von Sonne zu Pflanze zu Tier, und damit die gesamte Landschaft der Erde. Diese Migrationen ereigneten sich immer wieder, und einige davon haben sich erhalten. Die Erfolgsquote ist winzig, doch das Universum hatte viele Jahrmilliarden Zeit – und über solche Zeiträume werden selbst geringe Wahrscheinlichkeiten zu Gewissheiten.

In den vergangenen fünfzehn Jahren hat ein weiteres Mal die DNA von Mikroben Eingang in tierische Zellen gefunden, diesmal über den Umweg der menschlichen Hände und der Optogenetik. Die Gene der Mikroben zielen diesmal nicht auf unseren Körper, sondern auf die Zellen von Labortieren, und sie finden ihren Weg von einem Reich ins andere nicht zufällig, sondern gesteuert von Wissenschaftlern, die diesen Informationstransfer beschleunigen, indem sie gewaltige genetische und gedankliche Räume überwinden und von einem Zweig am Baum des Lebens zum anderen springen.

Wenn wir heute versuchen, die Gehirnzellen präziser zu

steuern, um zu erkennen, wie das wunderbare Wirken des Gehirns aus elektrischen Impulsen in der Zelle entsteht, schlüpfen wir in die Rolle der Evolution. Weil wir nicht Jahrmilliarden lang warten wollen, nehmen wir Gene eines uralten DNA-Datenstroms, der in natürlich vorkommenden Mikroben bis heute besteht, und setzen sie direkt in die Gehirnzellen von Säugetieren ein. Damit wollen wir uns die Alchemie zunutze machen, die diese Klasse von Mikroben entwickelt hat und mit der sie nicht Sauerstoff, sondern Licht in Energie und Information umwandelt. Entscheidend sind spezialisierte Gene (sogenannte mikrobielle Opsine), mit deren Hilfe Licht in einen Strom von Ionen auf der Zelloberfläche verwandelt wird. Und Ionenströme, also der Fluss geladener Teilchen, sind zufällig auch das natürliche Signal zum Ein- und Ausschalten von Hirnzellen.

Die meisten Hirnzellen reagieren nicht auf Licht. Doch alles, was sie dazu benötigen, ist ein einziges fremdes Gen, das mikrobielle Opsin. Es genügten einige wenige Handgriffe, mit denen die Wissenschaftler die Opsine nur in die für sie interessanten Gehirnzellen einsetzten, sowie einige wenige Geräte, die Laserlicht über Glasfasern oder Hologramme in die gewünschte Zellstruktur transportieren, und schon war die Optogenetik geschaffen.

Durch dieses Verfahren können wir mithilfe von Licht Hirnzellen von Tieren aktivieren, während diese komplexen alltäglichen Verhaltensweisen nachgehen, so wie ein Dirigent einem Orchester Musik entlockt. Wenn die Gehirnfunktion die Musik ist – Fühlen, Denken und Handeln –, dann sind die Hirnzellen die einige Mikrometer großen Musiker, ein millionen- bis milliardenköpfiges Orchester. Der Taktstock ist eine Glasfaser von einem halben Millimeter Stärke, die Licht ins Gehirn bringt und Handlung bewirkt. Die Optogenetik dirigiert die Aktivität der neuronalen Schaltkreise mittels Licht und entlockt der Natur ihre Musik: Ein Tier handelt nach seinen Anweisungen, Form und Funktion entspringen gemeinsam einzelnen Zellen und Zelltypen im Gehirn.

Die Optogenetik führte auch diese beiden Patienten zusammen – ein kleines Mädchen und einen jungen Mann, Andi und Mateo. Wie zwei Noten eines Mollakkords verband sie diese beiden Menschen, deren Krankheiten ihre natürliche innere Harmonie störten, und zwar fast an der gleichen winzigen Stelle tief in der ältesten Region des Säugetierhirns.

»Warum bin ich hier?«, fragte Mateo. Er nahm seine Brille ab und legte sie behutsam auf die Trage. »Weil, ich weiß nicht, warum ich nicht weinen kann.«

Er betrachtete seine Hände, besah sich nacheinander seine beiden Handflächen und schien sich zu wundern, dass sie leer waren. Dann richtete er den Blick auf mich, und langsam floss seine Geschichte aus ihm heraus, passiv, wie durch die Schwerkraft angezogen.

Er war von seinen drei Brüdern in die Notaufnahme gebracht worden, die nun im winzigen Wartezimmer am anderen Ende des Flurs saßen. Auf den ersten Blick hatte Mateo auf mich wie ein Kind gewirkt. Er war erst 26 Jahre alt, aber wie er da mit seiner glatten Haut und seinen dunkelbraunen, hinter einer dicken, schwarzumrandeten Brille verborgenen Augen allein im Sprechzimmer saß, wirkte er jünger. Er machte den Eindruck, als hätte er seinen Schulranzen verloren oder als würde er sich Sorgen wegen seiner Hausaufgaben machen. Doch dieser Eindruck währte nur einen kurzen Augenblick.

Acht Wochen zuvor war seine schwangere Frau, die er erst ein Jahr zuvor geheiratet hatte, im Auto der beiden ums Leben gekommen, erzählte er mir. Sie war ihm genommen worden, als sie auf einer Landstraße durch die Dunkelheit fuhren. Sie waren auf dem Rückweg von einem Wochenendausflug in einer

Pension in Mendocino gewesen, als ihnen auf ihrer Fahrspur ein weißer Lieferwagen entgegenkam.

Mateo konnte nicht rechtzeitig bremsen, der Lieferwagen kam drohend näher, und mit ihm der Tod. Im letzten Moment wehrte er sich so heftig wie jedes Säugetier. Er riss das Lenkrad herum, der Wagen überschlug sich und prallte gegen einen kleinen Baum, der dort fünfzig Jahre lang still auf diesen Moment gewartet hatte. Eine Stunde lang hingen sie kopfüber darin, der unverletzte Mateo neben dem zerschmetterten Körper seiner Frau. Still schaukelte die junge Familie in ihren Sicherheitsgurten, mit dem Ungeborenen, das langsam mit ihr kalt wurde, ungeborgen in ihrer weichen Umarmung.

Nun starrte er an die Wand, die Arme leer. Zwei Monate später trug er immer noch das Entsetzen im Herzen, doch auch eine unerbittlich dürre Isoliertheit und Einsamkeit. *Ich weiß nicht, warum ich nicht weinen kann.* Geleitet von seinen Worten, fragte ich nach und erfuhr in der kommenden Stunde mehr über ihn, seinen Beruf und seine Einwanderung aus Barcelona. Er war Architekt und spielte gern Schach; an seinem Hochzeitstag hatte er geweint, als er seine Braut auf dem Gartenweg um die Ecke kommen sah, und er hatte wenig später wieder geweint, als er erfuhr, dass sie schwanger war.

Er war ein Mensch, der sein Inneres, seine Emotionen nach außen trug, doch diese Dimension war nun wie abgeschnitten. Selbst seine Sätze waren dürr und kahl. Er schien wie beiseitegelegt, aus der Zeit genommen, nur in eine Richtung blickend. Als ich ihn nach seinen Plänen fragte, war da nur Leere. Er konnte nicht einmal ein paar Minuten weit in die Zukunft blicken, die wie eine unsichtbare, unmögliche, formlose weiße Wand vor ihm stand.

So leer die Zukunft war, so detailliert litt Mateo an der Vergangenheit. Ein ganz bestimmter Faden verfolgte ihn. Sein aufgewühltes Gehirn kreiste um einen Moment einige Jahre zuvor, als er ein intelligentes Tier, einen Waschbären, angefahren und getötet hatte – auch auf einer Landstraße. Er war allein gewesen und in der Morgendämmerung mit hoher Geschwindigkeit über die breite Piste gefahren. Der Waschbär hatte wie angewurzelt auf der Überholspur gesessen und ihn angestarrt. Mateo war nicht ausgewichen, er hatte der Masse vertraut, der großen Maschine, und war sich bewusst, wie gefährlich es gewesen wäre, bei dieser Geschwindigkeit auszuweichen – also war er einfach weitergefahren, weil es das Beste war, und vor allem, weil er die Entscheidung treffen konnte, weil er das Leben des Tiers in der Hand hatte. Der Aufprall war kurz, ein dumpfer Schlag. Die Familie wartete daheim im Bau auf Futter, doch der Waschbär würde nicht kommen, nie mehr. Sein Auto fuhr weiter, über das Tier hinweg, und brachte Mateo – und nur Mateo – sicher nach Hause.

Er versuchte ernsthaft zu verstehen, was passiert war. Wie viel von dem, was er einmal getan hatte, spielte später eine Rolle? Wieder und wieder ging er die Entscheidungen seines Lebens durch. War er diesmal schärfer ausgewichen, weil er bei dieser früheren Gelegenheit nicht ausgewichen war und das Leben des Tiers nicht verschont hatte? Sein Verstand versuchte, frühere Entscheidungen zu entwirren und Bewegungen und Beziehungen aufzudröseln, doch es war nur unauflösliche Grübelei. Er war allein auf dem Schachbrett, der einsame König, in einem sinnlosen Patt. Er wollte auf die Erde einprügeln und von Gott wissen, warum er noch da war. *Ich weiß nicht, warum ich nicht weinen kann.*

Das überraschende Ausbleiben der Tränen eines frisch Verheirateten, der seine Frau verloren hat; die überraschenden Tränen eines jungen Medizinstudenten – und all die anderen Momente, in denen wir von Tränen überrumpelt werden: Diese Komplexität und Subjektivität scheinen sich der Wissenschaft zu entziehen. Um sich solchen und anderen Geheimnissen auch nur annähern zu können, müssten Wissenschaftler eine Möglichkeit finden, sie zu reduzieren, zu vereinfachen, und ein Verfahren entwickeln, mit dem sich das Subjektive abtrennen und etwas Messbares herauspräparieren lässt. Doch hier scheint das Subjektive alles zu sein.

Diese Schwierigkeit muss der Suche nach Erklärungen kein Ende setzen; die wenigsten modernen Forschungsgebiete fanden anfangs leichten Eingang in das Gespräch und den Kanon der Wissenschaften. Neue Ideen fristen lange ein Nischendasein, doch irgendwann finden sie Eingang in einen akzeptablen wissenschaftlichen Diskurs, sofern sie etwas Relevantes zuverlässig messen können. Dank einer der jüngeren und spektakuläreren Volten der Wissenschaft wissen wir jetzt beispielsweise, dass sich unsere Spezies, der *Homo sapiens*, in vorgeschichtlicher Zeit mit dem Neandertaler paarte, neben dem sie in Eurasien jahrtausendelang lebte. Noch vor wenigen Jahrzehnten war diese Frage Gegenstand von Spekulation und Fiktion, doch in den letzten Jahren ist sie zur unumstößlichen Gewissheit geworden. Heute wissen wir nicht nur, dass sich unsere Vorfahren mit Neandertalern paarten, sondern wir wissen auch, welcher Anteil des eurasischen Erbguts aus dieser Begegnung hervorgeht, nämlich rund zwei Prozent. Der Übergang von Fiktion zu Wissenschaft verdankt sich einer neuen Messmethode und einem ganz neuen Forschungsgebiet, der Paläogenetik, die aus einer Mischung von Technik (zur Sequenzierung der DNA aus fossilen Knochenfunden) und menschlicher Neugierde (in Form moderner Gentechniklabors) entstand.

Fragen, wer wir sind und woher wir kommen, lassen sich nun klarer beantworten, seit wir um diese zwei Prozent wissen. Dennoch bleiben noch viele ungeklärte Einzelheiten (die sich zum Teil mithilfe der DNA-Sequenzierung erforschen lassen) rund um das Drama von Vermischung und Verschwinden eurasischer und afrikanischer Menschenarten vor bis zu vierzigtausend Jahren – vor nur vierzehnhundert Generationen, als der letzte Neandertaler in einer klammen Höhle in der Nähe der iberischen Küste seinen letzten Atemzug tat.

Mit diesen Messungen und dem Befund der Zahl von zwei Prozent wurde das Rätsel um den langen Marsch der Menschheit paradoxerweise nicht etwa gelöst. Wissenschaftliche Erkenntnis erweitert den Horizont der menschlichen Vorstellungskraft, weshalb die Fantasie nun bei tieferen Schichten der natürlichen Welt ansetzt. Den gleichen Weg nehmen auch andere Neulinge der Wissenschaft, zum Beispiel die Erforschung von inneren Zuständen wie Zorn, Hoffnung und Schmerz, die wir früher nur aus unserer persönlichen Erfahrung kannten und die ungebeten kommen wie Licht und Wetter, wie Stürme, Dämmerungen und Sonnenuntergänge.

Der wissenschaftliche Prozess beginnt fast immer mit Messungen – und auch innere Zustände können sich, obwohl sie subjektiv erlebt werden, in messbarer Form äußern. Wie Experimente der Optogenetik gezeigt haben, können sie in den Axonen, den Fäden des dreidimensionalen Gobelins des Säugetiergehirns, physische Gestalt annehmen. Die Fäden der Angst waren einer der ersten Gegenstände dieser neuen Form der wissenschaftlichen Untersuchung.

Angst ist ein komplexer Zustand, dessen Symptome wir aus der Selbstbeobachtung kennen: Veränderungen von Körperfunktionen (beschleunigter Puls, Kurzatmigkeit), des Verhaltens (Sorge und Sprunghaftigkeit sowie Risikovermeidung selbst ohne unmittelbare Bedrohung) und schließlich subjektiv ein negativer oder aversiver, also unangenehmer innerer Zustand (man fühlt sich schlecht, könnte man sagen).

Man würde nun vermuten, dass diese unterschiedlichen Symptome von unterschiedlichen Zellen im Gehirn hervorgerufen werden. Die Optogenetik (im Verbund mit anderen

Methoden) zeigt, wie sich dieser komplexe und allseits bekannte Zustand durch unterschiedliche Hirnzellen und ihre Verknüpfungen im Gehirn zusammensetzen und auseinandernehmen lässt. Mit diesem Verfahren wurden für jeden dieser Bausteine der Angst (Atemfrequenz, Risikovermeidung und Schlechtfühlen) potenziell verantwortliche Axone entdeckt, angesprochen und unabhängig voneinander angesteuert. Und das geht so:

Stellen Sie sich eine Stelle tief im Gehirn vor, einen einzelnen Ankerpunkt, von dem viele Fäden ausgehen wie vom Warenbaum eines Webstuhls zum Kettbaum, wobei jeder mit einem anderen Zielpunkt im Gehirn verknüpft ist. So ähnlich gehen neuronale Verknüpfungen (in Form von Axonen) von einem Angstkontrollzentrum aus, einer Hirnstruktur namens Amygdala, oder genauer einem Anhang namens *Nucleus striae terminalis* (*NST*).

Diese Fäden strecken sich und reichen tief hinein ins Gehirn, um die für alle Aspekte der Angst benötigten Hirnzellen zu finden. Einer reicht sogar zur Hirnbrücke, an die Stelle, die bei Andi überschattet war.

Woher wollen wir wissen, dass diese konkreten Fäden inmitten der verwirrenden Verflechtungen des Gehirns überhaupt eine Rolle spielen? An dieser Stelle kommen die Gene der Mikroben ins Spiel, mit deren Hilfe wir der Logik jedes Fadens auf die Spur kommen können. Ins stille Dunkel des Schädels bringen wir das Verhalten eines fremden Lebewesens ein. Einer Verbindung nach der anderen bringen wir bei, auf Licht zu reagieren.

Wir borgen uns ein einsames Gen einer einzelligen Grünalge; dieses Gen ist die Bauanleitung für ein lichtempfindliches Protein namens Kanalrhodopsin, das positiv geladene Ionen in die Zellen lässt (was für die Neuronen ein Reiz ist, der sie anregt, ein elektrisches Signal abzugeben). Dieses Gen schmuggeln wir in den NST von Mäusen, und zwar mithilfe eines Virus, das in der Lage ist, DNA in die Hirnzellen von Säugetieren zu befördern. Die mit dem Algengen versehenen NST-Zellen produzieren nun das Kanalrhodopsin der Alge, wie angewiesen von der DNA, dem in der universellen Sprache des irdischen Lebens geschriebenen Bauplan.

Wenn nun blaues Licht auf die NST-Zellen trifft, geben diese Aktionspotenziale ab, wie man die elektrischen Signale von Neuronen auch nennt (das Licht wird mittels einer Glasfaser eingebracht, die so in das Gehirn eingeführt wird, dass sie Laserlicht direkt in den NST transportiert). Damit verfügen sie über eine ganz neue Fähigkeit, mit unserer Hilfe erlernt das Tier eine neue Sprache von der Alge. Doch in unserem Angstexperiment lassen wir das Licht zunächst ausgeschaltet. Wir warten, und es entwickelt sich eine noch ergiebigere Sprache.

Über die nächsten Wochen füllt das Kanalrhodopsin (das wir mit einem gelben fluoreszierenden Protein verknüpft haben, damit wir seine Entstehung sehen und es verfolgen können) nicht nur die Zellen des NST, sondern auch die Axone, die ja auch zur Hirnzelle gehören. Jede Hirnzelle im NST hat ihr eigenes abgehendes Axon, ihren eigenen Faden, und unterschiedliche Zellen schicken ihren Faden in unterschiedliche Hirnregionen. Wie die Strahlen der Sonne recken sich die gelb fluoreszierenden Fäden nach einigen Wochen durch den dunklen Innenraum des Schädels und erreichen sämtliche Hirnregionen, die ein Signal des Angstzentrums empfangen müssen.

Nun werden die neuen Fähigkeiten sichtbar. Die Glasfaser wird nicht in den NST selbst gelegt, sondern in Außenregionen, genauer gesagt in sämtliche seiner Zielregionen im Gehirn. Das Laserlicht, das durch diese Glasfaser geschickt wird, kann nun etwas ganz Besonderes. Der einzige lichtempfindliche Teil der Zielregion – zum Beispiel der Hirnbrücke – sind die Axone aus dem NST. Das Licht, das nun zur Hirnbrücke am Hirnstamm geschickt wird, aktiviert nur eine einzige Zellart im Gehirn, nämlich diejenige, die im NST vorkommt und ihre Axone zur Hirnbrücke sendet. Ein einziger Fadentyp des Gewebes, der durch Anker und Ziel definiert wird, lässt sich nun direkt durch Licht steuern.

Bei Mäusen entdeckten wir bei dieser Untersuchung eine Verbindung vom NST zur Hirnbrücke, wo sich neben Andis Abduzens unter anderem auch eine Region namens *Nucleus parabrachialis* befindet, die bei Aktivierung die Atemfrequenz steuert, aber darüber hinaus offenbar keine weitere Funktion hat. Wird dieser Pfad optogenetisch stimuliert, verändert sich die Atemfrequenz wie beim Angstzustand, doch andere Angstsymptome bleiben aus – so zeigen die Mäuse zum Beispiel keine Risikoscheu.

Diese wird von einem anderen Faden kontrolliert, der Verbindung zwischen dem NST und dem lateralen Hypothalamus. Werden diese Zellen mittels Optogenetik angeregt, meidet die Maus Freiflächen, auf denen sie Fressfeinden besonders ausgeliefert ist, während ihr übriges Verhalten (etwa die Atemfrequenz) unverändert bleibt. Auf diese Weise lässt sich ein zweiter, durch andere Zellen definierter Aspekt der Angst sauber herauspräparieren, und allmählich wird klar, dass unterschiedliche Aspekte eines inneren Zustandes mit unterschiedlichen Verbindungen in Zusammenhang stehen.

Aber wie steht es um einen dritten Aspekt der Angst, das schlechte Gefühl? Dies bezeichnen wir als »negative Valenz«, im Gegensatz zur »positiven Valenz«, einem guten Gefühl, wie etwa das der Erleichterung nach der Angst. Auf den ersten Blick scheint dieser Aspekt kaum messbar, denn die Maus kann schließlich nicht sprechen; auch bei Menschen könnten sich Schwierigkeiten ergeben, weil wir in unseren Beschreibungen unpräzise und damit unzuverlässig sind. Dennoch kann ein innerer Zustand wie dieser, auch wenn er noch so subjektiv ist, messbare äußere Auswirkungen haben.

In einem unserer Experimente namens »Ortspräferenz« darf ein Tier zwei ähnliche und miteinander verbundene Räume frei erkunden, so wie ein Mensch Räume in einer neuen Wohnung. Wenn der Mensch beim Betreten eines der beiden Räume dazu animiert würde, sofort intensives Wohlbefinden zu verspüren (als würde er zum Beispiel den Rausch eines leidenschaftlichen Kusses empfinden, ohne tatsächlich geküsst zu werden), das mit Verlassen des Raums augenblicklich endet, dann würde dieser Mensch vermutlich sehr schnell so viel Zeit wie möglich dort verbringen wollen. Eine einfache Größe – die Wahl des mit ebendiesem Gefühl verknüpften Raums – verrät dem Beobachter etwas über einen unsichtbaren inneren Zustand. Zwar weiß er nicht, wie sich dieses Gefühl genau anfühlt, er weiß nur, dass es eine positive Valenz hat, und diese Schlussfolgerung lässt sich durch weitere Tests bestätigen.

Auch negative Valenz lässt sich messen. Würde der Mensch beim Betreten des Raums urplötzlich von einem negativen Gefühl befallen (etwa wie beim plötzlichen Tod eines nahen Angehörigen), dann würde er diesen Raum meiden, und auch dies ließe sich beobachten. Bei Mäusen und Fischen lässt sich die negative Valenz ebenfalls auf diese Weise nachweisen. Und die Optogenetik bietet die Mittel, sofort eine bestimmte Valenz herzustellen, ohne auf komplexe positive und negative Reize aus der Natur zurückgreifen zu müssen.

In der Mäuseversion des Zimmertests darf das Tier also zwei ähnliche Räume erkunden, und zwar zunächst ohne optogenetischen Input. Dann kommt der Laser hinzu, der automatisch aktiv wird, sobald das Tier zum Beispiel den linken Raum betritt. Die Wissenschaftler stellen schnell fest, dass die Maus den linken Raum meidet, wenn die Stimulation des fraglichen Fadens eine aversive oder negative Wirkung hervorruft. Die Maus hat genauso wenig Lust wie wir, sich in einem Raum aufzuhalten, den sie mit negativen Empfindungen assoziiert. Wenn sie den Raum jedoch mit positiven Empfindungen verbindet, dann wird sie sich bevorzugt dort aufhalten wollen.

Welcher aus dem NST kommende Faden tief im Gehirn reguliert diese wichtige mit der Angst einhergehende Eigenschaft – der mit der positiven oder der negativen Valenz, vielleicht entsprechend dem subjektiven Empfinden unseres eigenen inneren Zustands? Überraschenderweise ist es keine der beiden bisher genannten Verbindungen vom *Nucleus striae terminalis* zur Hirnbrücke oder zum lateralen Hypothalamus. Es ist vielmehr ein dritter Faden vom NST zu einer Stelle, die fast so tief liegt wie die Hirnbrücke – dem sogenannten ventralen tegmentalen Areal (ATV), dessen Zellen einen Neurotransmitter namens Dopamin erzeugen. Diese Zellgruppe hat eine Vielzahl von Aufgaben, doch letztlich hängen sie alle mit Belohnung und Motivation zusammen.

Die Aktivierung der anderen beiden Fäden zur Hirnbrücke und dem lateralen Hypothalamus scheint die Mäuse kalt zu lassen – sie bewirkt lediglich eine Beschleunigung des Atems beziehungsweise Risikoscheu, aber keine positiven oder negativen Assoziationen, zumindest nicht in dem Test zur Ortspräferenz. Und dieser dritte Strang zum ATV erledigt seine Aufgabe offenbar ohne Auswirkungen auf die Atemfrequenz oder die Risikobereitschaft. So lässt sich ein komplexer innerer Zustand in unabhängige Aspekte zerlegen, die durch jeweils eigene physische Verbindungen (durch Ursprung und Ziel definierte Stränge) im Säugetierhirn angesprochen werden können.

Dieser Ansatz beschränkt sich nicht auf die Untersuchung der Angst, sondern wurde später auch auf die Erforschung des Säugetierverhaltens ganz allgemein angewendet. Selbst das komplexe Elternverhalten, die innige Fürsorge der Säugetiere für ihre Jungen, ließ sich bald in seine Bestandteile zerlegen und auf Verbindungen im Gehirn zurückführen. Diese Entdeckung stammt von einer Gruppe anderer Wissenschaftler fünf Jahre später mit demselben optogenetischen Verfahren. Natürlich bleiben noch viele Fragen offen. Wenn wir den inneren Zustand der Angst aufdröseln, finden wir noch immer keine Antwort auf die uralte Frage, warum wir überhaupt positive oder negative Empfindungen haben. Dass sich in unserem Experiment die Vorliebe für einen Ort so klar vom Risikoverhalten trennen lässt, wirft eine scheinbar einfache Frage auf: Warum muss sich ein innerer Zustand überhaupt gut oder schlecht anfühlen? Wenn das Verhalten bereits darauf angepasst ist, das Überleben zu sichern, wenn also der laterale Hypothalamus bereits dafür sorgt, dass Risiko gemieden wird, welchen Sinn hat dann die Vorliebe, das subjektive Gefühl, das aus der Verbindung zum ATV kommt?

Wir glauben, dass die Evolution durch natürliche Auslese über Handlungen in der Welt wirksam wird – dass also das Überleben eines Tiers von seinem Handeln abhängt, und nicht von seinem Fühlen. Deshalb meinen wir, dass die Gefühle des Tiers keine Rolle spielen sollten, wenn bereits für die Handlung gesorgt ist. Wenn die Maus das Risiko einer ungeschützten Freifläche meidet, wie vom Überleben verlangt und von der emotionslosen Verbindung zwischen NST und lateralem Hypothalamus gesteuert – welchen Zweck sollen dann die Verbindung zum ATV und die damit einhergehenden Gefühle haben? Das schlechte Gefühl ist doch überflüssig, und mehr noch, es bereitet unnötiges Leid. Viele psychiatrische Störungen rühren letzten Endes gerade aus der subjektiven Negativität von Zuständen wie Angst oder Depression.

Eine Erklärung könnte sein, dass das Leben Entscheidungen zwischen vollkommen unterschiedlichen Kategorien verlangt, die sich nicht direkt miteinander vergleichen lassen. Die Subjektivität – ein gutes oder schlechtes Gefühl – könnte eine Art Universalwährung in der Ökonomie des Gehirns sein, mit deren Hilfe sich der positive oder negative Wert unterschiedlicher Aktivitäten von Essen über Schlafen und Sex bis zum Leben selbst miteinander vergleichen lassen. Damit ließen sich schnell auch schwierige kategorienübergreifende Entscheidungen treffen und Handlungen wählen, die dem Überleben eines Tiers und der Erhaltung seiner Art am besten dienen. Andernfalls könnte man in einer sich schnell verändernden Welt leicht falsche Entscheidungen treffen – man erstarrt, wenn man weglaufen sollte, und rennt weg, wenn man besser stehen bliebe. Möglicherweise wirkt die Evolution des Verhaltens ja auch auf diese Umrechnungsfaktoren. Denn der relative Wert (in der Universalwährung der Subjektivität), den das Gehirn bestimmten Zuständen zuweist, hat zwangsläufig Auswirkungen auf existenzielle Entscheidungen eines Lebewesens. Der Wechselkurs muss allerdings flexibel sein und sich im Laufe eines Lebens und der Evolution verändern können, denn Werte bleiben nicht konstant. Und diese Flexibilität könnte eine physische Form annehmen, wie etwa Veränderungen in der Stärke der Verbindung zu bewertenden Hirnregionen wie dem ATV.

Die Erkenntnis unserer optogenetischen Untersuchungen der Angst bestand darin, dass sich die subjektive Bewertung (positiv oder negativ) und äußerlich messbare Größen (Atmung, vielleicht auch Weinen) mit geradezu unheimlicher Präzision von Hirnzuständen entfernen oder ihnen hinzufügen ließen. Doch das sollte ich erst Jahre später verstehen, lange nachdem Mateo in mein Leben getreten und wieder daraus verschwunden war. Bei unserer Begegnung in der Notaufnahme hatte ich noch keine Ahnung, dass sich ein Element unseres inneren Zustands so präzise herauspräparieren lässt und dass dies der physischen Form dieses Zustands geschuldet ist (genauer, der elektrischen Aktivität in einer Verbindung zwischen zwei Hirnregionen). Bei meiner Begegnung mit Mateo fehlten mir noch die Mittel zu verstehen, warum er nicht weinen konnte, obwohl ihm das Weinen ansonsten nicht fremd war und alle anderen Aspekte tiefer Trauer vorhanden waren.

Bis heute entziehen sich viele der Geheimnisse unserer inneren Zustände der Forschung, und wenn sich Wissenschaftler mit Liebe, Bewusstsein oder Weinen beschäftigen, stoßen sie oft auf Unverständnis. Aus gutem Grund, denn solange es keine objektiven Verfahren gibt (wie die Paläogenetik für Einblicke in die Geschichte der Neandertaler oder die Optogenetik für die Aufdeckung der Prinzipien von Hirnfunktionen und deren Steuerung), sind Antworten nicht in Reichweite.

Im Falle des Weinens sollte ein Biologe annehmen, dass die präzise getimte und je nach Spezies mit ganz konkreten Umständen zusammenhängende Absonderung von Flüssigkeit aus einer Drüse einen evolutionären Grund haben muss und dass es sich dabei um einen für die Wissenschaft hinreichend objektiven Gegenstand handelt. Denn wenn die Drüsentätigkeit mit heftigen Gefühlen einhergeht, also einem subjektiven inneren Zustand, dann könnte diese Kombination von subjektiv und objektiv für die Wissenschaft interessant sein, sowohl für die Psychiatrie als auch für jede andere Disziplin, die den menschlichen Körper und Geist erforscht.

Weinen ist in der Psychiatrie bedeutungsvoll. Unsere Patienten erleben heftige Emotionen, und mit diesen Emotionen arbeiten wir – mit den Zusammenhängen, in denen sie sich äußern, ihrer Identifizierung und ihrem Ausdruck. Auch Krokodilstränen kennen wir, vom bescheiden hervorgedrückten Tränchen bis zur professionellen Manipulation. Doch eine Wissenschaft der Tränen steckt noch in den Kinderschuhen.

An Tieren können wir emotionales Weinen nicht beobachten. Selbst unsere nächsten Verwandten, die Menschenaffen, kennen keine derartigen Gefühlsäußerungen. Warum das so ist, wissen wir nicht. Tränen stärken die emotionale Bindung. Werden auf Fotos von menschlichen Gesichtern durch Bildbearbeitung Tränen hinzugefügt oder entfernt, wirkt sich dies massiv auf die Sympathie aus, die Betrachter für die Person empfinden –

mehr als jedes andere Merkmal. Wir sind auch nicht sozialer als unsere Vettern, die Schimpansen oder Bonobos, doch nur wir allein weinen, und wir weinen auch allein.

Mittels dieses sonderbaren äußerlichen Signals stellen wir unseren inneren Zustand zur Schau, ob mit oder ohne Publikum; ungewollt machen wir unsere Gefühle für Beobachter oder auch nur für uns selbst sichtbar. Aber nicht nur unsere äffischen Vettern vergießen keine emotionalen Tränen, sondern auch viele unserer Artgenossen. Diese Menschen stehen ein wenig abseits. Allerdings scheint nur die Produktion der Flüssigkeit betroffen, denn auch wenn sich ihr Körper nicht in dieser Sprache äußert, sind die Betroffenen sehr wohl in der Lage, emotionale Tränen zu verstehen und auf sie zu reagieren. Trotzdem scheint das Fehlen dieser einen menschlichen Ausdrucksform seinen Preis zu haben: Menschen, die nicht weinen, neigen zum Rückzug, sie beschreiben ihre Beziehungen als weniger eng und erleben ihre sozialen Beziehungen als negativer.

Dass Menschenaffen und auch einige Menschen dieses unfreiwillige Signal emotionaler Tränen nicht kennen, könnte auf eine evolutionäre Neuerung hinweisen, die unvollständig geblieben ist – entweder weil sie keinen allgemeinen Nutzen hat oder weil es sich um ein relativ junges Zufallsexperiment handelt, das sich in der menschlichen Familie erst durchsetzen muss oder eben nicht. Jeder Schritt der Evolution beginnt mit einem Zufall, und auch das emotionale Weinen könnte mit einer zufälligen Verschiebung von Axonen begonnen haben. Genau wie die verschiedenen Verbindungen des NST erhalten die Axone während der Entwicklung des Gehirns die Anweisung, in verschiedene Richtungen zu wachsen; geleitet werden sie dabei von einer Vielzahl steuernder Moleküle, die so stark sind wie die Fadenleiter eines Webstuhls – winzige Wegweiser, die ein langsam wachsendes Bündel von Axonen in die nächste Hirnregion weiterschicken, es umlenken, wenn es zu weit gewachsen ist, oder in die andere Hirnhälfte und die andere Seite des Körpers dirigieren. Wie alles in der Biologie ist auch dies das Ergebnis zufälliger Mutationen im Laufe von Jahrmillionen und kann durch neue zufällige Mutationen auch neue Funktionen erhalten.

Es genügt schon eine einzige Mutation an jedem dieser Punkte – in jedem Gen, das die Position der wegweisenden Moleküle steuert und damit die langen Fäden, die Axone, im Gehirn umlenkt. Die aus den emotionalen Regionen des Gehirns kommenden Fasern weichen minimal von ihrem üblichen Weg ab, und schon wird ein neuer Mensch mit einer neuen Art des Gefühlsausdrucks geboren.

Neuerungen wie diese hätten das Potenzial, vollkommen neue Kommunikationsmittel zu schaffen – mit beachtlicher Effizienz, wenn man bedenkt, wie geringfügig die dazu benötigten biologischen Veränderungen sind: Eine Gruppe von Axonen übersieht einen Wegweiser und streckt sich ein bisschen zu weit. Wie fast immer in der Evolution sind die wichtigsten Akteure und Strukturen bereits vorhanden, sie müssen nur eine neue Regel lernen und dadurch eine neue Rolle schaffen. In diesem Fall mussten die betreffenden Axone – vermutlich diejenigen, die bereits Frontalregionen wie den NST mit tieferen und älteren Stammregionen wie dem *Nucleus brachialis* verbinden – wohl nur minimal zu einem neuen Ziel umgeleitet werden.

In der Nähe des *Nucleus parabrachialis* entspringen zwei Hirnnerven – nicht nur der sechste, der Abduzens, der von Andis Krebs zerfressen wurde, sondern auch der siebte, der Gesichtsnerv. Diese Strukturen – der sechste und siebte Hirnnerv und der *Nucleus parabrachialis* – drängen sich an einer schmalen Stelle der Brücke zwischen Gehirn und Rückenmark zusammen. Im Fall der Tränen wäre jedoch der siebte Hirnnerv entscheidend. Beim emotionalen Ausdruck übernimmt dieser Nerv eine Schlüsselrolle: Er ist der Großmeister des Gesichtsausdrucks und steht in regem Austausch mit den vielen

Gesichtsmuskeln und Hautsensoren. Er ist auch der Gebieter der Tränendrüse.

Das Tränensystem entstand vermutlich, um Schmutzpartikel aus dem Auge zu spülen. Durch eine winzige Verschiebung von Verbindungen zwischen Hirnzellen könnte es unabsichtlich von einem Gefühlsausbruch gekapert worden sein, möglicherweise zusammen mit anderen Strängen wie dem *Nucleus parabrachialis*, die mit dem Atmungszentrum verbunden sind und uns mit einer befreienden Kontraktion des Zwerchfells aufschluchzen lassen.

Welchen Eindruck mag der erste weinende und vielleicht sogar schluchzende Mensch auf seine Umgebung gemacht haben, auf Freunde, Verwandte oder auch Konkurrenten, die so etwas noch nie gesehen hatten? Kommunikation mithilfe der Augen spielte vermutlich schon lange eine Rolle, denn diese vermitteln viele Informationen und stehen immer im Mittelpunkt der menschlichen Aufmerksamkeit. Die Neuerung wäre damit also zufällig an einem für die Kommunikation wichtigen Ort erfolgt. Doch in diesem Moment waren wir wohl noch nicht in der Lage, emotional auf Tränen zu reagieren. Der erste weinende Mensch blieb vermutlich unverstanden, so groß das Interesse an diesem ungewöhnlichen und auffälligen Signal auch wahrscheinlich gewesen war. Bedeutung und Wert für Überleben oder Fortpflanzung erhielt es vermutlich erst viele Generationen später.

Wenn Weinen überhaupt einen evolutionären Sinn hat, dann in Situationen, in denen es Schlüsse zulässt. Weil dieses Signal weit weniger der bewussten Kontrolle unterliegt als das Lächeln oder Grimassieren, ist es ein recht zuverlässiger Informant, der über einen inneren Zustand und seine Ursachen Auskunft gibt. Wissenschaftler haben sich mit der Bedeutung der Tränen für die soziale Kommunikation beschäftigt, doch wir weinen auch, wenn wir allein sind, und scheinen damit ein bestimmtes Bedürfnis zu befriedigen.

Weil es riskant sein kann, unsere wahren Gefühle zu zeigen (und wir in komplexen sozialen Zusammenhängen davon profitieren können, wenn wir falsche Gefühle vermitteln), scheint die mangelhafte Beherrschbarkeit dieser Gefühlsäußerung zunächst eher von Nachteil zu sein – etwas, was von der Evolution eigentlich eher getilgt werden sollte. Umso interessanter ist es, dass dieses Signal an andere und uns selbst weitgehend unfreiwillig und somit wahrhaftig geblieben ist.

Wird das Weinen unter dem Druck der Auslese mehr oder weniger beherrschbar? Wird der Mensch das Weinen irgendwann genauso im Griff haben wie das Lächeln? Möglicherweise, es sei denn, diese Unbeherrschbarkeit bringt dem Einzelnen mehr Vorteile als die Beherrschbarkeit. Heute kennen die meisten unserer Artgenossen das Weinen als Signal der Aufrichtigkeit, Tränen wirken stärker als das Lächeln und andere leicht zu spielende Gesichtsausdrücke. Damit ist ihr Einfluss auf unsere Mitmenschen größer, sie motivieren andere eher, uns Wärme und Unterstützung zu geben, und das gerade in den Momenten, in denen wir sie besonders nötig haben.

In diesem Fall könnten sich hier zwei Verhaltensweisen – das Weinen und die Reaktion darauf – gleichzeitig in der Spezies entwickeln. Es wäre ein Code, der für das Individuum und die Gruppe gleichermaßen bedeutsam ist, sich aber wie alles in der Biologie auch manipulieren lässt. Täuschung lohnt sich bis zu einem gewissen Punkt immer, aber solange die Täuschung die seltene Ausnahme bleibt, behält das Programm des Weinens und der Reaktionen darauf seinen Wert als Siegel der Authentizität.

Für die menschliche Spezies wie für den Einzelnen könnte dieses Signal nützlich geworden sein, sobald wir zu komplexen, sozial erkenntnisfähigen Wesen wurden, die zur Täuschung und Leugnung in der Lage waren und ihre Mimik unter Kontrolle hatten. Denn wenn jede Gefühlsäußerung manipulierbar ist, bedeutet sie wenig, und die soziale Kommunikation büßt erheblich an Wert ein. So kommt es zu einem Wettlauf zwischen Wahrheit und Täuschung: Er legt eine Pause ein, wenn ein neues Signal endlich der kognitiven Kontrolle unterworfen ist (was dem Einzelnen, der dies beherrscht, Vorteile bringt, der Art als ganzer jedoch Nachteile, weil es seinen Wert als Signal der Aufrichtigkeit verliert), und flammt Jahrmillionen später wieder auf, wenn ein fehlgeleitetes Axon plötzlich auf eine neue Zellstruktur im Gehirn trifft, welche vielleicht Hautreaktionen steuert, und nun für Erröten und Weinen sorgt oder was auch immer als Nächstes kommen mag.

Da emotionales Weinen gleichmäßig über die gesamte Menschheit verteilt ist, können wir davon ausgehen, dass wir es nicht von den Neandertalern erworben haben, die ihre Gene vor allem in eurasischen Linien hinterlassen haben. Ob auch Neandertaler geweint haben, ist unbekannt – wäre allerdings sehr wahrscheinlich, sollte das Weinen seinen Ursprung in einem gemeinsamen Vorfahren haben. Neandertaler lebten in festen Gemeinschaften, pflegten kulturelle Traditionen, hinterließen Symbole und bestatteten ihre toten Kinder. Deswegen stelle ich mir vor, dass sie genauso Tränen vergossen haben wie wir.

Mateo war nicht selbstmordgefährdet, dennoch diagnostizierte ich eine schwere Depression. Das schien zwar eine grobe Vereinfachung, doch er zeigte unter anderem starke Hoffnungslosigkeit, die sich in seiner Unfähigkeit äußerte, in die Zukunft zu blicken, und dies ist eines der wesentlichen Symptome. Ohne Hoffnung blieb Mateo nur der Blick in die Vergangenheit.

Auch an diesem Abend weinte er nicht um seine Frau und sein ungeborenes Kind. Als ich mir über die Gründe Gedanken machte, aus denen wir weinen, wunderte ich mich über die sonderbare Verbindung zwischen unseren Tränen der Trauer und unseren noch geheimnisvolleren Freudentränen. Wir vergießen

Tränen, wenn Hoffnung und Schwäche zusammentreffen. Ich unterließ es allerdings, dies in seiner Akte zu notieren – und auch, dass Mateo keine Hoffnung mehr hatte, um die er weinen konnte.

Die meisten Menschen weinen nicht über kleinere materielle Erfolge, die kein neues Selbstbild und keine Neubewertung der Situation verlangen. Doch wenn wir vor Freude weinen, etwa wenn wir bei einer Hochzeit von einem Gefühl menschlicher Wärme überwältigt werden oder in einem Kind ein unerwartetes Maß an Mitgefühl sehen, kann dies einen Hoffnungsfunken aufglimmen lassen für unsere Zukunft in dieser kalten Welt. Wir weinen bei Hochzeiten und Geburten, weil wir tiefempfundene Erwartung und Sehnsucht verspüren und gleichzeitig um die Zerbrechlichkeit von Leben und Liebe wissen: Ich hoffe, dass die Freude, die ich hier sehe, nie erlischt, ich hoffe, dass die Welt so gütig ist, dies für immer zu erhalten. Ich hoffe, dass diese Gefühle bestehen bleiben – aber ich weiß, dass es auch anders kommen kann.

Auslöser scheint eine Art Angst zu sein, selbst im Fall der Freudentränen, denn wir wissen um Gefahren, auch wenn sie nicht unmittelbar präsent sind, und spüren die Bedrohung.

Auch am anderen, wirklich negativen Pol der Empfindungen vergießen Erwachsene keine Tränen der Trauer um kleinere Verluste, die sich aus allseits bekannten Gefahren ergeben. Wir weinen aber sehr wohl, wenn uns plötzlich eine schmerzliche Erkenntnis trifft, die eine Reaktion verlangt, etwa der Schock über einen Verrat, wenn unsere in die Zukunft gesetzte Hoffnung und unser Weltbild erschüttert werden und wir die Karte unserer möglichen Lebenswege (eine Karte *ist* Hoffnung) neu zeichnen müssen. Doch selbst wenn wir aus Kummer weinen, können wir hoffen. Dann signalisieren wir aufrichtig und unfreiwillig die Zerbrechlichkeit unserer Zukunft, und die Tatsache, dass sich im Moment der Erkenntnis unser Weltbild ändert – das zeigen wir unserer Art, unserer Gemeinschaft, unserer Familie und uns selbst.

Interessiert sich die Evolution für Hoffnung? So abstrakt das klingen mag, die Hoffnung ist ein Gut, das sorgfältig reguliert und so sparsam dosiert werden sollte, dass es vernünftiges Handeln motivieren kann. Ein Übermaß an Hoffnung kann schädlich, womöglich tödlich sein. Wann müssen wir uns anstrengen, und wann ist es besser, Kräfte zu sparen, Risiken zu vermeiden und das Ende des Sturms abzuwarten? Rackern oder ruhen? Kämpfen oder Winterschlaf halten? Weinen oder nicht? Das ganze Leben scheint aus solchen Entscheidungen zu bestehen, in denen wir die Kälte unserer Umwelt kalkulieren. Und wenn die Herausforderung zu groß ist, ziehen wir uns zurück. Hoffnung will gut gesteuert sein, ihr Schaltkreis muss gut funktionieren. In der Hitze unseres Primatenlebens – das Gehirn verbrennt allein ein Viertel unserer Kalorien – könnte der alte Fluchtschaltkreis unserer Spezies mit einem Verlust der Hoffnung verbunden sein, nur dass er nicht auf unsere Muskeln, sondern auf unser Gehirn wirkt.

Bei der Entwicklung dieser Fähigkeiten konnte die Evolution auf uralte Hirnschaltkreise aufbauen – selbst kaltblütige Fische haben in schwierigen Situationen die Wahl, sich aktiv oder passiv zu verhalten. Im Jahr 2019 untersuchten wir die Hirnzellen des winzigen Zebrafischs (als Wirbeltier ein Verwandter von uns, mit Rückenmark und einem ähnlich aufgebauten Gehirn, aber klein und transparent genug, um mittels Licht Einsicht in die meisten seiner Zellaktivitäten zu gewähren). Dabei beobachteten wir, wie zwei Tiefenstrukturen seines Gehirns, die Habenula und die Raphe, gemeinsam den Wechsel von einer aktiven zu einer passiven Reaktion auf eine Herausforderung steuerten (in letzterem Zustand unternimmt der Fisch keine Anstrengungen mehr, um eine Aufgabe zu bewältigen).

Aktivität in der Habenula (angeregt durch Optogenetik) begünstigte eine passive, Aktivität in der Raphe (Hauptproduzent des Neurotransmitters Serotonin) dagegen eine aktive Reaktion. Durch die optogenetische Stimulation oder Hemmung der Habenula konnten wir die Wahrscheinlichkeit beeinflussen, mit der dieser Fisch Energie zur Bewältigung einer Aufgabe aufwendet, die Manipulation der Raphe hatte den jeweils entgegengesetzten Effekt.

Einige Jahre zuvor waren diese beiden Strukturen bei Säugetieren untersucht worden, mit ähnlichen Ergebnissen. Die Tatsache, dass sich die gleichen Ergebnisse bei dem sehr entfernt verwandten Zebrafisch einstellten, ließ den Schluss zu, dass die Unterdrückung von Handlung bei schlechten Erfolgsaussichten ein uraltes Phänomen ist und vermutlich für das Überleben eine wichtige Rolle spielt.

Ein kleines Tier kann eine Spalte oder Höhle finden und einfach jede Bewegung einstellen, um einer gefährlichen Situation zu begegnen. Selbst der winzige Nematodenwurm *Caenorhabditis elegans* scheint mit der ganzen Rechenleistung seiner 302 Hirnzellen abzuwägen, ob es sinnvoller ist, aktiv nach Nahrung zu suchen oder sich nicht vom Fleck zu rühren. Größere Gehirne können deutlich mehr mögliche Handlungen und Ergebnisse einbeziehen, hochgradig verästelte Entscheidungsdiagramme aufstellen und weit in die Zukunft projizieren. Womöglich ist auch eine Passivität des Denkens nötig, eine grundlegende Entwertung des eigenen Handelns und Denkens. Hoffnung verbraucht Ressourcen unseres Aufmerksamkeits- und Gefühlshaushalts, und vielleicht ist es sinnvoller, sich die Mühe und die Tränen zu sparen, wenn ohnehin keine Hoffnung mehr besteht.

An diesem Abend in der Notaufnahme wusste ich nicht recht, was ich für Mateo tun konnte. Im Krankenhaus herrschte Hochbetrieb, und wir hatten kein Bett für ihn. Da er nicht selbstmordgefährdet war und nicht bleiben wollte, konnte ich ihn schlecht in die geschlossene Abteilung einweisen, und die offene Station war belegt. Ich hätte ihn in ein anderes Krankenhaus überweisen können, doch nach einem Gespräch mit Mateo und seinen Brüdern schickte ich ihn schließlich mit ihnen nach Hause und verschrieb eine ambulante Therapie und Medikamente. Doch ich wollte ihn nicht gehen lassen, ohne zuvor eine erste psychotherapeutische Sitzung in der nächtlichen Notaufnahme durchgeführt zu haben.

Nach Möglichkeit nehmen wir uns in der Psychiatrie fast instinktiv die Zeit dafür, selbst wenn Hochbetrieb herrscht und wir in einen winzigen Raum gepfercht sind, wie an diesem Abend. Wenn es darum geht, einem Menschen zu helfen, können wir uns genauso schwer zügeln wie ein Chirurg, der das Messer zückt. Es ist unsere Berufung.

Ohne die richtige Grundlage funktioniert in der Psychiatrie gar nichts. Ohne Zugang zu den Kettfäden lässt sich kein neues Muster weben. Instinktiv versucht man als Psychiater zu verstehen, was Genesung für diesen konkreten Menschen bedeuten würde, welche biologischen, gesellschaftlichen und psychologischen Räder ineinandergreifen müssen, und zwar immer im Bewusstsein, dass viel Zeit nötig ist, um etwas Starkes und Stabiles entstehen zu lassen. Das tun wir auch dann, wenn uns klar ist, dass wir diesen Menschen nie wiedersehen werden, wie ich an diesem Abend annehmen musste: Ich würde Mateo in die Obhut seiner Angehörigen entlassen und an die Ambulanz überweisen. Ich würde meinen Krankenhausdienst fortsetzen, Mateo würde seinen Weg durchs Universum gehen, und wahrscheinlich würden sich unsere Wege nie wieder kreuzen.

Doch diesmal nahm ich mir sehr viel Zeit, wie ich nach einer knappen Stunde bemerkte. Erst als meine Schicht zu Ende war und mir im Auto die Tränen kamen, erkannte ich ein größeres

Bild und erkannte, dass es auch um einen anderen Menschen, einen anderen Patienten ging.

Wenn ich mir an diesem Abend so viel Zeit für Mateo genommen hatte, dann deshalb, weil ich nicht auf ihn und auf seine ganz spezielle Hölle vorbereitet gewesen war – wie es mir zuvor schon einmal bei einer anderen Gelegenheit passiert war. Die Therapie war also auch für mich gewesen, für meine eigenen Tränen, die mich nun überwältigten. Über Raum und Zeit hinweg hatte mein Gehirn eine Verknüpfung hergestellt. Erst mit den Tränen sah ich die Verbindung zu Andi, die mich Jahre zuvor an genau diesen Punkt gebracht hatte und auf die ich ebenso wenig vorbereitet gewesen war. Das kleine Mädchen mit dem Schatten am Hirnstamm, vor langer Zeit und auf einer Reise, auf die niemand sie begleiten konnte.

Diesmal hatte ich allerdings etwas tun können, dachte ich. Nicht viel, aber immerhin etwas. Und darauf kommt es an – zu erkennen, dass man jederzeit und überall aufgefordert ist, das zu sein, was ein Mensch für einen anderen sein kann. Das ist eine ganze Menge.

Jahre später, in der Folge unserer optogenetischen Untersuchungen und der Erforschung des Angstsystems, stieß ich auf eine noch tiefere Beziehung zwischen Andi und Mateo. Es gab eine sonderbare Gemeinsamkeit zwischen diesen beiden Menschen, die für mich die traurigsten Momente meiner medizinischen Laufbahn verkörperten. Was die beiden ins Krankenhaus gebracht hatte, war das Versagen von Fasern an mehr oder weniger derselben Stelle des Nervensystems. Bei dieser Stelle handelte es sich um den Hirnstamm, von wo aus Augenbewegungen, Tränen und Atmung gesteuert werden. Bei Andi war der sechste Hirnnerv betroffen, bei Mateo der unmittelbare Nachbar, der siebte.

Es ist schwer zu sagen, ob das etwas zu bedeuten hat, und

wenn ja, was. Ich weiß nur, dass diese Region sehr tief im Hirn liegt und sehr alt ist.

Der Anthropologe und Naturforscher Loren Eiseley schrieb, dass »ein einmal festgelegtes Symbol das menschliche Bedürfnis nach Symbolen nicht mehr befriedigen« könne. Eiseley sammelte Beobachtungen aus der Natur und hielt die Gedanken fest, die diese Bilder als Symbole in ihm auslösten – etwa das einer Spinne, die den Winter überlebt, weil sie ihr Netz in der Nähe einer künstlichen Wärmequelle, einer Lampe an der Hauswand, gesponnen hat. Dieses Bild bewegte ihn, obwohl er sich sicher war, dass »ihr Kampf gegen die blinde Macht des Winters, ihr Zugriff auf diese wärmende Glühbirne, nichts bringt und hoffnungslos ist ... Hier ist etwas, was man an diejenigen von uns weitergeben sollte, die den letzten eisigen Kampf gegen die Leere ausfechten ... *und an eisigen Tagen eine schwache Sonne suchen.*« Hoffnung, repräsentiert durch eine komplexe Lebensform, die im Angesicht unentrinnbarer Kälte weiterkämpft, bewegte Eiseley genauso wie andere Wissenschaftler und Künstler. Es ist nahe am Kern dessen, was uns zu Tränen rührt.

Mateo hatte keine Hoffnung mehr, die ihn zu Tränen rühren konnte, denn seine Frau und sein ungeborenes Kind waren tot. Seine tränenlosen Augen standen auch für seine Zukunftsblindheit. Doch ich war überzeugt, dass er wieder lieben könnte, wenn der richtige Moment gekommen war. Die Hoffnung war nicht tot, obwohl er das nicht sah, und so kamen die Tränen mir, nicht Mateo.

Das wahre Ende der Hoffnung zeigt sich nur als Aussterben, wenn der letzte Angehörige einer empfindungsfähigen Art einsam in den Staub sinkt. In der Vorgeschichte unserer Spezies und den abgestorbenen Verästelungen unseres Stammbaums war dies vermutlich öfter der Fall. Die Neandertaler und andere erlebten in ihren letzten Tagen diese Tragödie, für die alles andere nur Metapher ist.

Aussterben ist normal. Eine Säugetierart kann mit einer durchschnittlichen Lebenserwartung von einer Million Jahre rechnen, wobei sie unterwegs einige Male nur knapp davonkommt. Der moderne Mensch hat bislang erst ein Fünftel dieses Wegs hinter sich, doch wie wir unserem Genom entnehmen können, haben wir bereits einige mysteriöse Krisen hinter uns, in denen die fortpflanzungsfähige Bevölkerung auf ein paar Tausend einbrach.

Solche demografischen Katastrophen könnten erklären, warum sich rätselhafte Merkmale ohne erkennbaren Sinn erhalten haben – sonderbar ungeschliffene Verhaltensweisen wie das Weinen, die sich nicht in der gesamten Bevölkerung durchgesetzt haben, weil sie nur von begrenztem Nutzen sind. Nach dem Durchgang durch eine Art Flaschenhals, den nur ein kleiner Teil der Population überlebt, genießen die Eigenschaften der zufällig Überlebenden lange eine unverhältnismäßige Verbreitung, unabhängig davon, ob sie etwas zum Überleben beitragen oder nicht. Das könnte auch auf das Weinen zutreffen und erklären, warum es anscheinend nirgends sonst im Tierreich zu finden ist.

Andererseits brauchten wir dieses Signal der Aufrichtigkeit vielleicht mehr als verwandte Arten, um immer größere und komplexere soziale Strukturen zu errichten. Vielleicht war das Weinen ursprünglich nicht mehr als eine Verirrung des Hirnstamms, doch mit dem Aufstieg unserer Vorfahren in Ostafrika, als wir anfingen, mit Händen und Hirnen Hütten zu bauen und Gemeinschaften zu gründen, könnten sich die verantwortlichen Genvarianten durchgesetzt haben. Vielleicht brauchten wir das Weinen, weil wir die letzte Täuschung zu gut beherrschten und unsere Mimik zu gründlich im Griff hatten. Hütten müssen auf festem Untergrund errichtet werden, und Gemeinschaften auf einem Fundament der Aufrichtigkeit.

Der letzte Neandertaler – ein grobschlächtiger, beinahe schon moderner Mensch mit großem Gehirn, der letzte Vertreter eines Zweigs aus unserem Stammbaum, der seine Angehörigen mit einem Ritual bestattete – starb vor wenigen Augenblicken. Er hielt sich in Höhlen in der Nähe der iberischen Küste auf, versteckt und geschützt vor »den ersten Bogenschützen, großen Künstlern und furchtbaren Wesen seines Blutes, die nie Ruhe gaben«, wie Eiseley schrieb. Vielleicht weinten Neandertaler bei Hochzeiten und Geburten – doch als der letzte verhungernde Neandertaler zusehen musste, wie das letzte Baby verzweifelt an der ausgetrockneten Brust saugte, da gab es keine Hoffnung mehr und keine Zukunft, die er erörtern oder fürchten konnte. Und es gab keine Tränen mehr unter dem schweigenden Mond – nur ein trockenes Flussbett fern des Meers.

2 AUSBRUCH

Und schnell, nicht mehreres drohend,
Gibt sie dem Haupt das Gehörn des uralt werdenden Hirsches,
Streckt in die Länge den Hals, und spitzt die gegipfelten Ohren;
Auch zu Füßen die Händ', und zu ragenden Beinen die Arme,
Wandelt sie ihm, und kleidet mit fleckigem Balge die Glieder;
Ängstlichkeit fügt sie hinzu: es entflieht der Autonoe Sprößling,
Mitten im hurtigen Lauf die eigene Schnelle bewundernd.
Aber sobald er im Wasser das Antlitz gesehn und die Hörner:
Wehe mir, weh! so begann er den Ruf; stumm haftet das Wort ihm.
Seufzer vertreten das Wort; und ihm stürzet die Trän' auf die Wangen,
Ach, nicht seine! hinab: nur bleibt ihm die alte Besinnung.
Was zu tun? Heimkehren vielleicht zum Königspalaste?
Oder sich bergen im Wald? Hier Furcht, dort schrecket die Scham ihn.
Ihn, den Zweifelnden, schauten die Hund', und der erste, Melampus,
Gab, mit dem Spürer Ichnobates, gleich laut bellend das Zeichen.
Gnosier war von Geburt Ichnobates, Sparter Melampus.

Alle nun kamen daher wie die stürmenden Winde geflogen: [...]
Sie all, in Begierde des Raubes,
Eilen durch Fels und Geklipp, und des Zugangs mangelnde Zacken,
Schwierige Bahnen sowohl, als Ungebahntes, durchstürmend.
Jener entflieht durch Örter, wo oft zu verfolgen er pflegte;
Ach, selbst flieht er das eigne Gesind'! Ausrufen nun wollt' er:
Schonet! ich bin Aktäon! Erkennt ihr eueren Herrn nicht?
Worte gebrachen dem Geist.

OVID, *AKTAION*

Ein Bild kann Wurzeln fassen und aufgehen. Zum Beispiel das eines jungen Vaters mit seiner zweijährigen Tochter an Bord einer Boeing 767, die abdreht und unaufhaltsam auf ein brennendes Hochhaus zufliegt – das Bild des Moments, in dem er endlich die unmögliche Wahrheit erkennt. Sein Puls hämmert, während sie vollkommen ruhig bleibt inmitten des Tumults, weil ihr Papa doch gesagt hat, dass es keine Ungeheuer gibt. Mit beiden Händen nimmt er das Gesicht der Tochter – ein flüchtiger Funken Wärme inmitten eines eisigen Universums – und sieht ihr fest in die Augen, in einem Moment der wortlosen Kommunikation vor dem Verdampfen.

Ein Mädchen und sein Vater, die Gnade beieinander suchen, während das Flugzeug in den zweiten der beiden Zwillingstürme donnert – dieses Bild wurde über die ganze Welt ausgesät und landete auch im fruchtbaren Geist eines Mannes namens Alexander, der sich gerade auf einem Segeltörn in den Kykladen befand. Dort keimte das Bild, versenkte seine Wurzeln im Boden seines Denkens und saugte unersättlich seine Seele aus.

Kurz vor diesem 11. September waren die Grundregeln von Alexanders Leben umgeschrieben worden, und so könnte es gut sein, dass sein seit Jahrzehnten brachliegendes Gehirn bereit war, als die Welt umgepflügt wurde. Im Herbst 2001, als die kürzer werdenden Tage kühlere Winde auf die Halbinsel von San Francisco brachten, schied der 67-jährige Alexander aus dem Versicherungsunternehmen aus, für das er jahrzehntelang gearbeitet hatte. Er war recht erfolgreich im mittleren Management tätig gewesen, allerdings ohne die geistige Beweglichkeit, die man braucht, um es an der Westküste ganz nach oben zu schaffen. Als Wirkungsstätte blieb ihm nun nur noch sein Zuhause unter den Mammutbäumen der Pazifikküste, ein Haus, das er und seine Frau zwanzig Jahre zuvor in einem nebligen Tal gebaut hatten – groß genug für ihre drei Söhne und vielleicht noch ein paar Enkel. Er war ein stattlicher Mann, leicht gebeugt unter der sich ausbreitenden Ruhe.

In seinem Leben hatte es nie ein Warnsignal gegeben, keine Geschichte, die mir seine Angehörigen als Erklärung anbieten konnten, als sie ihn sechs Wochen nach dem 11. September zu mir in die Notaufnahme brachten. Zu diesem Zeitpunkt war seine ganze Welt zum Einsturz gebracht worden – nicht durch explodierendes Flugbenzin, sondern durch einen wilden, überschäumenden und durch nichts aufzuhaltenden Wahn, wie es ihnen bis dahin noch nie begegnet war. Es war der erste Ausbruch – der Moment, in dem die Beziehung zur Wirklichkeit im Sturm einer Belastung, eines Traumas oder einer unbekannten Anspannung reißt und der Mensch den Halt verliert. Der erste Bruch, in dem Menschen mit Manie oder Schizophrenie durch ihre Krankheit aus der Verankerung gerissen und fortgespült werden.

Im September, als die Herbststürme aufzogen, hatten Alexander und seine Frau seinen Ruhestand mit einem Segeltörn durch die Ägäis und einer Reise in die Antike begangen. Als er keine zwei Monate später von der Polizei und seiner Familie in die Notaufnahme gebracht wurde, war er nicht wiederzuerkennen. Dem Mann, der, noch aufgewühlt von den Turbulenzen der Aufnahme, allmählich vor mir zur Ruhe kam, war auf den ersten Blick nichts anzumerken. Ich kannte ihn nicht und sah nur einen klaren und hellwachen Mann, der mit übereinandergeschlagenen Beinen neben seiner Krankenliege saß und konzentriert die Zeitung studierte.

Dann nahm das kaum fassbare Mysterium der Psychiatrie seinen Lauf – die Suche danach, was sich für diesen Menschen geändert hat und warum. Es gibt kein Messgerät, auf das sich die Diagnose stützen könnte. Wir haben zwar Skalen zur Beurteilung von Symptomen, doch auch diese Zahlen sind dehnbar. Also arbeiten wir mit Worten – mehr haben wir nicht zur Verfügung. Sätze werden zusammengebaut und zu einer Erzählung gefügt.

Die Beteiligten sprachen in unterschiedlichen Zusammensetzungen: Patient, Polizeibeamte auf dem Flur, Angehörige im Wartezimmer. Alle suchten sie nach dem passenden Muster. Weder in der Familie noch in seiner Vergangenheit gab es Hinweise auf Manie: Warum also ausgerechnet er? Und warum ausgerechnet jetzt? Er hatte den fraglichen Tag, den Terroranschlag auf das Herz seines Landes, doch auch nicht intensiver erlebt als alle anderen.

Auch sein Schmerz und sein Mitgefühl mit den Opfern boten keine Erklärung für diese ungewöhnliche Auswirkung. Für bewusste Lebewesen ist der Tod ein Schock und war es schon immer. Das Unvorstellbare ist ein Gemeinplatz, doch die Manie ist es nicht. Trotzdem erfasste sie Alexander, wenn auch mit Verzögerung.

In der Woche nach dem 11. September gab sich Alexander stoisch und brachte lediglich das allgemeine Entsetzen und den Schmerz seiner Umgebung zum Ausdruck. Er las Geschichten über die Opfer, doch dann heftete sich sein Blick auf zwei, einen Vater und seine kleine Tochter, eine Kombination, die er selbst nicht kannte. Er hatte eine Szene vor Augen, er malte sie sich immer weiter aus und sprach mit seiner Familie darüber, wie er sich ihre letzten Momente vorstellte. Da hatte im Gehirn schon ein heimlicher Umbau begonnen. Auf eine Weise, die wir noch nicht verstehen, entstanden neue Synapsen, und alte Verbindungen wurden gekappt. Elektrische Muster verschoben sich, Skripte wurden überschrieben. Eine Woche lang lernte sein Körper seine neue Sprache, dann kam sie zur Anwendung.

Die ersten Äußerungen waren körperlicher Natur. Er schlief fast nicht mehr, sondern war vierundzwanzig Stunden am Tag aufgeladen und hellwach. Alexander war nie der Gesprächigste gewesen, doch nun konnte er nicht mehr an sich halten, eine wahre Flut von Worten brach aus ihm hervor, stürmisch und abgehackt, doch zunächst noch zusammenhängend. Auch was er sagte, änderte sich – er war kerniger, charismatisch, mitreißend und klar. Doch nicht nur seine Sprache, sondern sein ganzer

Körper war betroffen: Er brannte förmlich vor jugendlicher Kraft und war mit einem Mal heißhungrig und hypersexuell. Er war kein alter Ochse, der auf der Weide sein Gnadenbrot erhielt, sondern ein junger Stier, zu allem bereit, seine Haut vibrierte. Das Leben war reicher, verlockender, dringlicher.

Er schmiedete Pläne, kühn, prickelnd und mit einem Hauch der Gefahr. Er kaufte sich einen neuen Truck mit Anhängerkupplung. Er lief die ganze Nacht herum, las den ganzen Tag, beschäftigte sich mit Kriegstheorie und machte sich seitenweise Notizen über Truppenbewegungen und Nachschub. Das Thema »Opfer bringen« tauchte auf und wurde stärker; er schrieb Briefe an die Marine, um sich freiwillig zum Dienst zu melden, und eines Nachts entdeckte man ihn dabei, wie er sich vom Stamm eines Mammutbaums abseilte, um für den Kriegseinsatz zu trainieren. Er brach den Kokon seines Lebens auf und verwandelte sich in einen Monarchfalter.

Die Verwandlung hatte durchaus einen gewissen Charme, doch dann wandte er sich Gedanken von Gut und Böse, Tod und Erlösung zu. Bis dahin war er ein stiller Lutheraner gewesen, der sich hin und wieder um seinen Glauben gekümmert hat, wie man eine Topfpflanze gießt. Mit einem Mal sprach er nun mit Gott – erst ruhig, dann außer sich, schließlich rasend. Zwischen seinen Gebeten hielt er anderen Predigten, in denen er aufbrausend wurde, und pendelte zwischen Rausch und Tränen.

In der Nacht seiner Einweisung war er mit einem Gewehr aus dem Haus gelaufen und hatte mit Ästen und Rindenstücken nach seinen Söhnen geworfen, als diese ihn aufhalten wollten. Zwei Stunden später fand ihn die Polizei im Dickicht in der Nähe eines trockenen Bachbetts, wo er sich durchs Gebüsch hackte. Die Polizisten nahmen ihn mit und versuchten, ihn mit medizinisch-juristischen Beschwörungsformeln zu beruhigen, doch in seinen Augen brodelte die Energie weiterhin wie Tränen.

Im Krankenhaus schien sein Wahn in den nächsten Stunden äußerlich abzuflauen. Als ich schließlich mit ihm sprach, beobachtete ich ein rhythmisches Bewegungsmuster, wie das eines Panthers, der hinter Gitterstäben auf und ab geht. Dazu wiederholte er immer wieder denselben Refrain: *Ich versteh das einfach nicht.* In seiner unerschütterlichen Selbstgewissheit begriff er die Reaktion seiner Familie nicht, er sah nicht ein, warum sie sein Handeln nicht als absolut logisch erkannten, als ein Vorbild für sie. Seine Festigkeit war so bemerkenswert wie echt. Alexanders erster Bruch war ein sauberer Schnitt, ohne weitere Brüche durch Psychosen oder Drogen. Er war aus der Verankerung gerissen.

Was tun mit diesem neuen Krieger? Vielleicht ein Dopaminantagonist? Er wollte keine Hilfe, sah die Notwendigkeit nicht ein und verweigerte die Behandlung. Im geschlossenen Dampfkochtopf seiner Vorstellungen herrschten reinste Klarheit und explosive Gefahr. Unschlüssig hörte ich mir an, wie er mir sein Bild des Mädchens im Flugzeug beschrieb, ihr Gesicht in den zärtlichen Händen des Vaters, der ihren Blick festhält, sodass sie nur ihn ansieht bis zum Schluss.

Bilder und Assoziationen stiegen in mir auf. In den Abstraktionen der Psychiatrie – einer Wissenschaft mit den Mitteln der Sprache, einer Medizin aus Text, auf der hochgradig effektive Behandlungen aufbauen – verbrachte ich jeden Tag in Worten, Bildern, Erzählungen und Allegorien, im Dialog mit der Geschichte, der Neurowissenschaft, der Kunst und meiner Erfahrung. Die erste Geschichte, die mir einfiel, vielleicht angestoßen vom Bild Alexanders auf einem Segelboot in der Ägäis, war Ovids Jäger Aktäon, der Sohn eines Hirten, der die Göttin Artemis beim Baden überrascht und zur Strafe von ihr in einen Hirsch verwandelt wird. Er hat nun neue Kräfte, neue Gewandtheit, eine neue Gestalt, doch es ist der falsche Ort, auch der falsche Zeitpunkt, und er wird von seinen eigenen Hunden in Stücke gerissen. Vielleicht sah ich diesen von der Mondgöttin verwandelten Aktäon vor mir, und vielleicht waren die Polizisten und ich seine Hunde, die ihm im Blutrausch über Felsen und Steilhänge nachjagten, über die keine Wege mehr führen.

Andererseits – während die neue Gestalt für Aktäon den Tod bedeutet, sah Alexander in der seinigen durchaus einen finsteren Nutzen. In seinem Opfer hatte er eher etwas von einer Johanna von Orléans, die wie er nicht zum soldatischen Leben geboren worden war. Sie lebte auf einem kleinen Bauernhof in der Lorraine, als das Mysterium zu ihr sprach. Ohne eine historische Gestalt diagnostizieren zu wollen – stets eine große Versuchung für einen Psychiater, in der Regel allerdings nicht ratsam –, muss ich mir dennoch vorstellen, inwiefern ihre Verwandlung kurzzeitig von Nutzen für sie war. Sie war siebzehn Jahre alt, als die Franzosen den Krieg gegen die Engländer zu verlieren drohten und sie in eine neue Seinsform schlüpfte – nicht desorganisiert wie in der Schizophrenie, sondern zielgerichtet und mit festem Blick auf Politik und militärische Strategie. Sie redete sich an die Seite des Dauphins, in der festen Überzeugung, dass es allein auf sie ankam, und mit einem machtvollen Gottvertrauen, das ihrem Kampf einen göttlichen Atem einhauchte, ihr Banner durch den Pfeilhagel trug und sie durch ihr eigenes Blut zur Krönung führte.

Auch Alexanders Verwandlung begann in der ländlichen Idylle eines gefährdeten Landes, ja sie wurde durch diese Gefährdung angestoßen, und seine neue Gestalt passte zur Krise. Einige Kleinigkeiten waren nicht stimmig, die aktuelle Kultur passte nicht zu dem, der er nun war, und er war der falsche Bote. Aber war er wirklich weniger geeignet als ein siebzehnjähriges, militärisch und politisch unbelecktes Bauernmädchen? Als Johanna von den Engländern gefangen genommen und auf dem Scheiterhaufen verbrannt wurde, hatte sie ihr Land bereits befreit und den Krieg gewonnen. Und wir wollten Alexander heilen, seine Krankheit wegätzen und seinen Geist ausbrennen? Als tölpelhafter Psychiater stand ich mit meinen mittelalterlichen Instrumenten bereit.

Und in diesem unschlüssigen Moment – wir beide gefangen in einem winzigen persönlichen Strudel, verloren in einer globalen Atmosphäre, die über Monate hinweg nach verbranntem Fleisch stank – stieg ein hauchfeiner Erinnerungsfaden aus meiner eigenen Geschichte an die Oberfläche.

Ich stand an einen Zaun gelehnt, die Absperrung eines oberirdischen Bahnsteigs der Bostoner U-Bahn. Es war kurz vor Mitternacht an einem kühlen Oktobertag. Nach einem langen Tag im Labor und einem gescheiterten Experiment war ich müde und gereizt. Der Bahnsteig war leer, nur am anderen Ende standen zwei Männer im fahlen Neonlicht und unterhielten sich ruhig miteinander. Zwei Umrisse nur, einer groß, einer klein. Eine friedliche Minute lang schloss ich die Augen und senkte den Kopf.

Als ich die Augen wieder öffnete, um nach dem Zug Ausschau zu halten, erblickte ich eine zwanzig Zentimeter lange, filigrane Klinge, die im Licht des Bahnsteigs golden glänzte. Fast zärtlich berührte sie mein Hemd. Ich sah nur diese wunderschöne Schneide, mit unglaublicher Detailschärfe, alles andere war ausgeblendet. In diesem Moment war ich mir aller Ereignisse und Schritte bewusst, mit denen mich die Welt hierhergebracht hatte, und schien zu verstehen, dass sie mir dieses Schicksal mit Sorgfalt und Liebe vorbereitet hatte. Es hatte mich meiner Bestimmung zugeführt, und mich überkam ein sonderbares Gefühl des Friedens.

Ich händigte meinen Rucksack aus und wartete, während der große Schatten ihn ausleerte. Dabei hielt ich den Blick fest auf die Klinge in der Hand des anderen gerichtet. Meine süße Misericordia, das feine Stilett, mit dem man nach mittelalterlichen Schlachten wie denen von Orléans oder Azincourt den Sterbenden den Gnadenstoß gab. Im unwirklichen Licht des Bahnsteigs schien die Klinge zu pulsieren, und jede Zelle meines Körpers fiel in ihren Rhythmus ein.

Der Inhalt meines Rucksacks regnete auf den Boden – ich wusste, dass es nur ein Lehrbuch zur Entwicklungsbiologie und 75 Cent für die U-Bahn waren –, danach zerfällt meine Erinnerung in Bruchstücke. Wütende Stimmen wurden laut, die Klinge zuckte in ungewisser Absicht, und schlagartig war ich nicht mehr passiv. Ich erinnere mich an meinen linken Arm, der nach vorn und oben fliegt und einen schmalen Raum schafft, durch den ich nach rechts ausbrechen kann. In meiner nächsten bewussten Erinnerung bin ich viele Straßen entfernt, ich weiß nicht, wo, und renne einsam durch die sternenklare Nacht.

In den darauffolgenden Wochen spürte ich ein Energiehoch, aufwallende Wut und Euphorie und ein Gefühl in der Brust wie ein Geysir kurz vor dem Ausbruch. Anschließend folgten ein oder zwei Wochen eines leisen Drucks, der sich in einem Gefühl der ruhigen Klarheit löste, und dann ... nichts mehr. Es war weg und kam nie wieder, ein kleine Maßabweichung, real, aber nie durchschlagend.

Was Alexander betraf, kam es mir so vor, als sei sein Gehirn im Gegensatz zu meinem bereit gewesen – der Boden war brach und fruchtbar gewesen und hatte nur auf die Saat gewartet. Vielleicht wäre er der Manie entkommen, wäre da nicht der 11. September gewesen. Manie hat einen hohen Preis, sein Gehirn hatte die Schwelle hoch angesetzt, sodass es nur auf eine vermeintliche Existenzbedrohung für sein Bezugsfeld und einen Angriff auf seine Gemeinschaft reagierte. Seine phlegmatische Odyssee des Nützlichen und Guten endete erst mit den brennenden Zwillingstürmen, und die Verwandlung erfolgte schnell und bestimmt, eine zweite Pubertät, die ihn ein letztes Mal neu verkabelte. Steroidhormone fluteten sein

Gehirn wie Juvenilhormone eine Raupe, sie spülten das sich windende und hilflose Friedensstadium hinweg, die alten Neuronen der Larve beseitigten sich erbarmungslos selbst. Auf in die Manie – Flügel für die Seele. Metamorphose.

Möglicherweise fehlten mir die Gene, das Temperament, die Seelenlandschaft für diese Verwandlung. Oder vielleicht unterschieden sich meine Umstände auch einfach von denen Alexanders. Ich war allein gewesen, der Angriff hatte sich ausschließlich gegen mich gerichtet und nicht gegen mein soziales Bezugsfeld. Und ich hatte weglaufen können, ein zweiminütiger Adrenalinschub hatte ausgereicht, um die Gefahr hinter mir zu lassen. Eine längerfristige, über Wochen und Monate anhaltende Verhaltensänderung wäre sinnlos gewesen. Manie, zumindest in Fällen, in denen wie bei Alexander Symptome und Bedrohung zusammenfallen, ist anscheinend eher eine längerfristige und soziale Raserei, die willentlich oder zufällig anhält, um ein zielführendes Handeln zum Schutz des Bezugsfelds zu generieren, dies jedoch nur, wenn eine neue Seinsform erforderlich ist, ein überhöhter, übersteigerter Zustand. Ein solcher Rausch kann die Energie liefern, die zur Festigung sozialer Gefüge nötig ist – zumindest so lange, bis Erdwälle zum Schutz vor dem herannahenden Feind aufgeworfen sind, der Stamm in Gewaltmärschen aus dem Dürregebiet geführt ist oder der Winterweizen vor der Ankunft des Heuschreckenschwarms eingebracht ist. Mit diesem aufgeladenen Zustand einher geht ein Gefühl der Befriedigung, das nötig ist, um bestehende Prioritäten kurzzeitig außer Kraft zu setzen und das gesamte Wertesystem eines Menschen auf die Bewältigung einer Krise auszurichten.

Doch in unserer Welt ist Manie bedrohlich und schadet Patienten und Gemeinschaft, und ihre Symptome scheinen lediglich in Ausnahmefällen angemessen. In der Moderne mit ihren komplexen Ritualen und Regeln steckt der halb verpuppte

Monarchfalter in einem teils aufgebrochenen und verhärteten Kokon fest, die neuen Flügel eingeklemmt und eingerissen im wütenden Befreiungskampf.

Als ich mit ihm sprach, spürte ich, wie sich der Raum mit seiner aufgestauten Energie auflud. Während Alexander in seiner Verärgerung und Erregung vor mir saß, stiegen in meiner Vorstellung unwillkürlich Szenen aus seinem Leben auf, die sich in meinem Kopf festsetzten wie die Bilder aus dem Flugzeug in seinem – unausgesprochen, aber sonderbar klar und detailliert. Ich ließ diese Bilder wachsen und sah ihn, wie er nach der Rückkehr von seiner Odyssee in seinem Wohnzimmer saß und die Augen öffnete. Auf dem Teppich vor sich sah er einen kastrierten Hund mit seinem geschwollenen Unterleib, der rasselnd keuchte, während auf der Stereoanlage Pachelbel lief. Dieser Hund war der Alexander der letzten dreißig Jahre: kraftlos, entmannt, aus dem Takt. Er musste das dringende Bedürfnis verspürt haben, aufzuspringen, um sich zu schlagen, etwas zu tun.

Seine Frau schlug eine Wanderung an der Küste vor, einen Ausflug zu den eleganten Reihern, doch Alexander interessierte sich eigentlich für die Würger und Metzgervögel der Wüste, die Stahlvögel über Masar-e-Scharif. Gerufen, um zu dienen. Kandahars Zeit war erneut gekommen – um wieder (wie einst Alexander der Große) aus Mazedonien gen Osten zu marschieren. Er muss eine aufsteigende Wut verspürt haben. Nein, Lust. All seine inneren Gänge und Kanäle müssen sich angefühlt haben, als seien sie prall gefüllt mit Flüssigkeit, einer Muskelspannung gegen alles, was sich seit Jahrzehnten darin aufgestaut hatte. Er presste hervor, was er hatte, was er zu geben hatte. Explosiv wie Flugbenzin.

Die Geburt dieses neuen Wesens war so unaufhaltsam wie die eines Kindes, und ohne Behandlung kann eine Manie Wochen und länger anhalten. Im Krankenhaus lässt sich jeder Geburtsvorgang dagegen verlangsamen oder aufhalten. Als Alexander verlangte, die Notaufnahme zu verlassen, geriet seine Familie in Panik, und unter meiner Obhut wurden ihm kurzfristig seine Freiheit und seine Rechte genommen. Derart an den Mast gebunden, bekam er Olanzapin, das Serotonin und Dopamin reguliert und den Sirenengesang der Manie verstummen lässt. Innerhalb einer Woche normalisierte sich sein Zustand, wie wir das sagen.

Das Ergebnis war jedoch nichts, worauf ich stolz gewesen wäre. Diese Normalisierung war kein unzweideutiger Erfolg. Bei Visiten äußerten sich die Ärzte wenig zufrieden, und im Stationszimmer wurden nachdenkliche Gespräche geführt über die Bedeutung der Manie und die Ethik ärztlicher Eingriffe.

Manie darf nicht verharmlost oder romantisiert werden. So interessant der Zustand ist – und so euphorisch die Patienten sein mögen, und so mitreißend ihr Glaube an grenzenlose Möglichkeiten momentan wirken kann –, so verheerend ist er auch. Bei Menschen mit bipolarer Veranlagung ist die Manie keine Reaktion auf eine Gefahr und hat nicht den geringsten Nutzen; sie ist vielmehr unberechenbar und kann Psychosen, den Zusammenbruch des Denkprozesses, selbstmörderische Depression und Tod zur Folge haben.

Manie hat keinen konstanten Wert, konstant ist nur der Zustand des Energiehochs: ein Erbe der menschlichen Geschichte, das über alle Kulturen und Kontinente hinweg gleich ist. Dabei weisen diese Zustände nicht immer die gleiche Form auf. Abwandlungen sind zum Beispiel *amok* in Malaysia, ein Zustand tiefen Brütens, gefolgt von Verfolgungswahn und Raserei. Oder *bouffée délirante* in Westafrika und Haiti, ein Zustand plötzlichen getriebenen Verhaltens, Erregung und Paranoia. Diese beiden Formen sind wie die auf der ganzen Welt bekannte Manie selbst möglicherweise nur feine Scheibchen einer breiteren und komplexeren mehrdimensionalen Struktur, eines Bündels von möglichen Verhaltensweisen und veränderten Bewusstseinszuständen. Jede Kultur nimmt einen anderen Querschnitt aus einem anderen Winkel, um diese Verhaltensweisen zu beschreiben.

Die menschliche Evolution hat offenbar nicht die eine Idealstrategie für eine anhaltende Hochstimmung hervorgebracht, wenn es so etwas überhaupt geben kann, und an der bipolaren Störung sind zahlreiche Gene beteiligt. Unser Genom erzählt die Geschichte der Kämpfe unserer Evolution und ist voller improvisierter Lösungen, die eine Feinabstimmung vertragen könnten. Außerhalb der Psychiatrie beschäftigen sich Mediziner schon lange mit der Frage, warum eine bestimmte genetische Krankheit existiert und wie sie sich verbreiten konnte. Um uns den Fortbestand der Sichelzellenanämie zu erklären, können wir zum Beispiel auf den Malariaerreger *Plasmodium* verweisen, der sich zusammen mit uns entwickelt hat und seit Jahrmillionen einen schmerzhaften Anpassungswettlauf mit unseren Blutzellen und Immunsystemen führt.

Die Sichelzellenanämie und die damit verwandte Krankheit Thalassämie (ein klassischer Name, der von ihrer Verbreitung im Mittelmeerraum herrührt) sind eine Bürde, die viele moderne Menschen mit genetischer Herkunft im Äquatorgebiet tragen, denn hierher kommen der Parasit Plasmodium und sein Träger, die Anophelesmücke. Diese Bürde hat die Form einer Mutation des Hämoglobins, des Proteins in unseren roten Blutkörperchen, das Sauerstoff zu den Mitochondrien transportiert (wie Plasmodium waren auch unsere Mitochondrien ursprünglich eingewanderte Mikroben, sind heute jedoch symbiotische Partner und unabdingbar für unser Überleben). Plasmodium lebt in unseren roten Blutkörperchen, und das mutierte Hämoglobin wirkt gegen diesen uralten Feind und unterdrückt die Malaria, indem es die Verbreitung von Plasmodium im Blut verhindert. Allerdings geht diese Mutation auch mit der Gefahr einer krankhaften Veränderung der roten Blutkörperchen einher, die zu Schmerzen, Infektionen und Schlaganfällen führen kann.

Wie bei der Mukoviszidose haben Menschen mit nur einem mutierten Gen in der Regel keine Symptome; erst wenn zwei mutierte Gene zusammenkommen, entsteht die Sichelzellenanämie. Doch anders als die Mukoviszidose hat das Sichelzellengen einen Nutzen, weil es die Malaria unterbindet. Dahinter steht ein kostspieliger evolutionärer Tauschhandel: Damit Menschen mit nur einem mutierten Gen nicht an Malaria leiden, zahlen diejenigen mit zwei Genen einen hohen Preis. Solche Mutationen sind improvisierte Lösungen und Basteleien, an denen die quälend langsame natürliche Evolution noch feilt.

Von der Sichelzellenanämie lernen wir, dass Krankheiten und Kranke nur im Zusammenhang mit der menschlichen Familie und ihrer Evolution zu verstehen sind. Solche evolutionären Erklärungen sind nicht immer leicht zu finden, doch sie sind wichtig, denn mit ihrer Hilfe befreien wir uns aus der Umklammerung von Mystifizierung und Schuld. Die Psychiatrie muss allerdings ohne solche Erkenntnisse auskommen. Obwohl psychische Erkrankungen mehr Todesfälle, Behinderungen und Leid verursachen als jede andere Krankheit, bleiben uns Erklärungen dieser Art bislang versagt.

Dennoch stehen die Neurowissenschaften heute an einer entscheidenden Schwelle. Zum ersten Mal sind wissenschaftliche Erklärungen für diese Krankheiten in Reichweite. Es heißt, die gesamte Biologie werde nur verständlich, wenn man sie im Licht der Evolution betrachtet. Wie für die Sichelzelle und alle anderen Krankheiten sollte es auch für psychische Erkrankungen evolutionäre Erklärungen geben.

Doch die Frage nach Überlebens- und Reproduktionsvorteilen kann in die Irre führen, wenn sie naiv oder falsch gestellt wird. Psychische Krankheiten verursachen Leid, und worin sollte denn bitte schön der evolutionäre Vorteil bestehen, der den

Fortbestand dieser Eigenarten erklärt? Im Falle der Sichelzellen sind Leidtragende und Nutznießer nicht dieselben. Könnte dies auch bei psychischen Krankheiten der Fall sein, dass es irgendeinen Nutzen nur für nahe Angehörige gibt? Oder sollten psychisch Kranke vielleicht doch einen direkten Nutzen haben? Wenn ja, wie sollte der aussehen?

Wir müssen die Möglichkeit einbeziehen, dass die Gegenwart keine Antwort auf diese Fragen geben könnte – die Evolution ist langsam, Kulturen hingegen verändern sich schnell, und eine Gesellschaft steht nie still. Vielleicht sind wir daher nur ungenügend an unsere Welt angepasst. Doch es gibt Hoffnung, dass wir verstehen können: Unsere Eigenarten und Bewusstseinszustände könnten bis vor Kurzem noch lebenswichtig gewesen sein. Was für das Überleben keine Rolle spielt, verschwindet schnell wieder und hinterlässt nur schwache Spuren, Fußabdrücke im feuchten Sand des Genoms, die von den Wellen nachfolgender Generationen fortgewaschen werden. In der Linie der Säugetiere schwanden die Gene für Eigelb, sobald sich die Milch entwickelt hatte (auch wenn Bruchstücke von Eigelb-Genen selbst in unserem Erbgut noch zu finden sind). Höhlenfische und Salamander, die in finsteren Kolonien unter der Erdoberfläche leben, verlieren innerhalb weniger Generationen ihre Augen – das einzige Überbleibsel der nicht mehr benötigten Sinnesorgane sind über die Augenhöhlen gespannte Häutchen.

Um diese sonderbaren Einbuchtungen in seinem Schädel zu verstehen, müsste der Höhlensalamander etwas kennen, was seinen Verständnishorizont übersteigt: die Lichtwelt seiner Ahnen und ihre Gefahren. Womöglich ließen sich auf unserem langen Weg zu unserer heutigen Gestalt ähnlich unerklärliche Abgründe in unserem Seelenleben finden. Doch es ist Vorsicht geboten – nicht nur, weil wir keine Fakten haben, sondern auch, weil unsere Vorstellungswelt subjektiv und unsere Sicht eingeschränkt und voreingenommen ist. Die Grenze zwischen »gestört« und »normal« kann sich verschieben, verschwimmen und ganz verschwinden, während wir uns ihr annähern.

Wir sind noch weit davon entfernt, etwas über die Rolle der Evolution bei psychischen Krankheiten sagen zu können. Doch Herkunft und Evolution des Menschen müssen Teil des psychiatrischen Denkens sein, so wie die Biologie alle über Generationen hinweg ausgetragenen Konflikte und Kompromisse reflektiert und untersucht hat. Jäger und Sammler, die vor über hunderttausend Jahren lebten, brauchten die Dauerintensität der Manie womöglich nicht und waren womöglich besser damit bedient, Verluste abzuschreiben, Gefahr und Konflikt den Rücken zu kehren und sich neue Jagdgründe zu suchen. Aber wer wie wir seit geraumer Zeit Hütten, Bauernhöfe errichtet und Gemeinschaften, Mehrgenerationenfamilien und Kulturen gründet, der könnte einer Existenzbedrohung vielleicht mit einer Hochstimmung begegnen, selbst wenn diese nur von kurzer Dauer ist.

In der Erforschung von Manie beziehungsweise Bipolarität ist die Neurowissenschaft noch nicht sonderlich weit. Wir wissen allerdings, dass beide auf einem Spektrum von unterschiedlich schweren manischen Symptomen liegen. Das heißt, Manie ist nicht schwarz-weiß, sondern reicht von milder Hypomanie (eine leichte Hochstimmung mit gesteigertem Antrieb, die keinen Klinikaufenthalt erfordert) bis hin zu wiederholt auftretender spontaner Manie (die mit jeder Episode an Heftigkeit zunimmt und psychotische Formen annehmen kann, in denen die Realitätswahrnehmung gestört ist, und die unbehandelt in einem demenzartigen Zustand enden kann).

Neurowissenschaftler, die sich mit der Manie beschäftigen, haben bestimmte Hirnzellen untersucht, die für die Kernsymptome von Bedeutung sind. Dopaminneuronen stehen schon länger im Blickpunkt, weil ihre Steuerungsrolle bei Motivation und Belohnung bekannt ist. Diese Nervenzellen sind im Fall der Manie überreichlich vorhanden, vor allem bei sogenannten »gesteigerten zielgerichteten Aktivitäten«, wie sie in den zahllosen Projekten und Plänen von Alexanders Wiedergeburt zum Ausdruck kamen. Auch mit dem Tagesrhythmus in Zusammenhang stehende Schaltkreise wurden untersucht, denn eines der auffälligsten Symptome der Manie, das auch zur Diagnose herangezogen wird, ist ein deutlich verringertes Schlafbedürfnis. Das ist vor allem deshalb interessant, weil die Manie keine Schlafstörungen (mit Begleitproblemen wie Konzentrationsschwäche, Lethargie und Reizbarkeit) bewirkt. Sie reduziert vielmehr wie bei Alexander das Schlafbedürfnis selbst, während Gehirn und Körper weiter auf hohem Niveau funktionieren, obwohl sie kaum Erholung bekommen.

Sind diese Schaltkreise für Dopamin und Tagesrhythmus die Schlüssel zum Geheimnis der Manie? 2015 wurden die beiden Systeme mithilfe der Optogenetik zusammengebracht. Mäuse mit einer Mutation eines Gens namens CLOCK, das mit dem Tagesrhythmus in Zusammenhang steht, wiesen Verhaltensweisen auf, die man als manisch bezeichnen könnte, etwa in Form von langen Phasen extremer Bewegungsaktivität. Dieser Zustand fiel mit einer erhöhten Aktivität der Dopaminneuronen zusammen. War der Anstieg des Dopaminspiegels die Ursache für die wilde Aktivität der Mäuse? Mithilfe der Optogenetik fanden die Wissenschaftler heraus, dass die erhöhte Aktivität der Dopaminneuronen tatsächlich eine Art manisches Verhalten bewirken konnte und dass sich durch eine Unterdrückung der Aktivität dieser Hirnzellen der manische Zustand umkehren ließ. Wir sind noch weit entfernt von einem gründlichen Verständnis der Manie, doch mit der Optogenetik konnten zwei der wichtigsten Hypothesen zum Mechanismus der Schaltkreise zusammengeführt werden. In Zukunft könnte es interessant werden, dass Dopaminzellen kein monolithischer

Block sind, sondern dass es viele unterschiedliche Zelltypen gibt, die sich schon früh in der Entwicklung des Säugetierhirns erkennen lassen; künftige Forschung könnte die für die Manie relevanten Untertypen untersuchen, etwa die Neuronen, die mit Hirnzentren für die Planung und Durchführung von Handlungen in Verbindung stehen.

Welche weiteren Gene könnten mit der Manie in Zusammenhang stehen? Die bipolare Störung ist erblich, doch es gibt nicht das eine Gen, das für diese Störung verantwortlich wäre. Wie bei der Körpergröße sind es vielmehr Dutzende Gene, die ihr Scherflein beisteuern. Einige von ihnen zeigen sich recht konstant in Genomanalysen von Typ-I-Bipolarität, einer Störung mit spontanen und schweren manischen Episoden und einer der erblichsten psychiatrischen Erkrankungen. Eines dieser Gene ist das ANK3, das die Produktion eines Proteins namens Ankyrin-3 (auch Ankyrin-G) steuert. Dieses wiederum organisiert die elektrische Infrastruktur des ersten Axonabschnitts – des ersten Bereichs jenes fadenförmigen Fortsatzes, über den eine Hirnzelle elektrische Signale an andere sendet.

Diese Mutation, die bei manchen Menschen zu bipolaren Störungen führt, verursacht vermutlich eine unzureichende Produktion von Ankyrin-3. 2017 wurde eine Mauslinie gezüchtet, die zu wenig von diesem Protein hatte. Tatsächlich wiesen bei diesen Tieren die Anfangsabschnitte der Axone interessante Fehlorganisationen auf. Hemmende Synapsen, die sich normalerweise hier befinden und Übererregung dämpfen, fehlten. Tatsächlich wiesen die Mäuse einige manische Eigenschaften auf: gesteigerte körperliche Aktivität, und zwar sowohl allgemein als auch bei der Bewältigung von konkreten Aufgaben, sprich, gesteigerte zielgerichtete Aktivitäten. Erstaunlicherweise ließ sich dieses Verhalten der Mäuse mit der Gabe von Lithium blockieren, das auch in der Behandlung bipolarer Störungen beim Menschen höchst wirksam ist.

So interessant ANK3 für Psychiater und Neurowissenschaftler ist, ist seine Mutation noch keine ausreichende Erklärung für die Manie, und die bipolare Störung selbst ist noch bei Weitem nicht ausreichend erforscht. Was wir ebenfalls noch nicht verstehen, ist der Zusammenhang zwischen Manie und Depression – den »Gegenpol« der Bipolarität. Manische Phasen enden oft in tiefer Niedergeschlagenheit, und viele Patienten pendeln zwischen Hoch und Tief. Niemand kennt den Grund dafür, und auch die Erforschung von ANK3 bietet keinen Aufschluss. Gibt es eine Hirnressource, die von der Manie aufgezehrt wird, was das Abgleiten in die Depression bewirkt? Oder verursacht die Manie die Übersteuerung eines Systems, das die Manie abschalten soll, sobald die Gefahr vorüber ist, dann aber bisweilen übers Ziel hinausschießt? In der Tat eine stümperhafte Bastelei, die von unserer Art als Ganzes in der Vergangenheit aber offenbar toleriert werden konnte, so unerträglich sie für die Betroffenen sein mag.

Die Zivilisation verändert sich viel schneller als unser Körper. Mit der globalen Reichweite, die wir als Einzelne inzwischen haben, werden Hypomanie und Manie immer gefährlicher und zerstörerischer. Einige historisch bedeutsame Gestalten hatten offenbar eine ähnliche Bürde zu tragen wie Alexander und fühlten sich im Umgang mit den Herausforderungen ihrer Epoche zeitweise in ein Hoch der Tatkraft, des Optimismus und des Charismas versetzt, das man auch als überhöhtes menschliches Potenzial verstehen könnte. Für viele endete dies vermutlich in einer Katastrophe. Und Alexander, der in der falschen Zeit und am falschen Ort lebte, hatte keine Möglichkeit, seine Metamorphose zu vollenden und seinem inneren Ruf zu folgen.

Bei der Entlassung aus dem Krankenhaus nehmen alle Patienten eine Art Abschiedsgeschenk mit, manchmal sogar ein neues Herz. Psychiatriepatienten dagegen gehen ganz einfach nach Hause. So auch Alexander: Zwangsbehandlung, Normalisierung, Rückkehr in den Schoß seiner Gemeinschaft – das Ziel aller, die sich Sorgen um ihn machten.

Bei einer Nachuntersuchung ein Jahr später meinte seine Frau, es gehe ihm »besser denn je«. Der Schatten der Krankheit war »das Dunkel, das im Hellen leuchtet«, wie es James Joyce in *Ulysses* beschreibt – eine Dunkelheit, die vom Licht nicht verstanden wird. Obwohl Alexander nicht mehr manisch war, konnte er sich nicht dazu durchringen, sich gegen seinen manischen Zustand und seine Handlungen während dieser Phase abzugrenzen. Er verstand noch immer nicht, warum wir so vorgegangen waren, wie wir es getan hatten. Fast schien er dem Zustand ein wenig nachzutrauern, doch immerhin hatte er eine Möglichkeit erhalten, wieder mit seiner Frau zusammenzuleben, seinen Ruhestand zu genießen und zu den Reihern zu wandern.

3 FASSUNGSVERMÖGEN

*Die Einzelstimme ist klanglich ein Dialekt; sie formt ihren eigenen Akzent,
ihr eigenes Vokabular und ihre eigene Melodie in Missachtung der imperialistischen
Vorstellungen von Sprache, der Sprache von Ozymandias, der Bibliotheken und Lexika,
der Gerichte und Kritiker, der Kirchen und Universitäten, des politischen Dogmas
und der Institutionen.*

DEREK WALCOTT, *NOBELPREISREDE (1992)*

In Paris hatte ich ein Teratom«, sagte Aynur. »Angefangen hat es mit einer Eizelle im Eierstock, die hat Zähne bekommen, und Hirnzellen und Haarbüschel, alles in einem Knäuel, in meinem Bauch. Die französischen Ärzte haben den Tumor rausgeschnitten, aber danach habe ich kaum noch gehen, mich bücken oder sitzen können. Ich habe allein gelebt, und ich habe alles ganz langsam machen müssen.

In dem Zustand habe ich von meiner Mutter einen komischen Brief bekommen, mit zwölf Fotos aus meiner Heimatstadt, ohne jede Erklärung. Ich kann mich erinnern, wie ich vorsichtig durch mein Zimmer gegangen bin und die Bilder auf dem Esstisch ausgebreitet habe.

Ich habe so was wie ein warmes Heimatgefühl gespürt. Es war, als hätte mich meine Mutter körperlich berührt, als hätte sie quer durch Asien und Europa die Hand zu mir ausgestreckt. Die Fotos waren von vertrauten Straßen, von Häusern mit ihren Bogenfenstern und schmiedeeisernen Balkonen, von Menschen, die sich wie Farbtupfer vom grauen Herbsthimmel abheben.

Die Farben unserer Kleider – so was würde man in Palo Alto niemals sehen, auch nicht in Paris. Tiefe Rottöne, sattes Indigo, leuchtende Gelbtöne, alles aus natürlichen Pigmenten, Dunkelbraun von der Walnussschale, Violett von der Tamariske. Vielleicht kennen Sie unsere Seide, wir Uiguren nennen sie *atlas*, elegante Seide. Sie ist weich, aber fest und wird für Frauenkleider verwendet, für Schleifen und Wandbehänge. Die Welt weiß nichts von uns, aber unsere Seide kennen alle. So färben wir unsere Alltagskleidung und sogar die Sachen aus der Fabrik – leuchtend Violett, Pfirsich, Orange und Gold, Massenwaren, die wir aus der Hauptstadt Ürümqi bekommen – alles in diesem Stil, so mögen wir es, der Kontrast von kräftigen Farben.

Aber es hat ein Problem gegeben. Je länger ich mir die Fotos angeschaut habe, und den kurzen Brief dazu, umso mehr habe ich das Gefühl bekommen, dass irgendwas nicht stimmt. Meine Mutter hat keine Erklärung zu den Fotos geschrieben, ihr Brief war nur eine dürre Antwort auf meine letzte Nachricht.

Ich hatte ihr eine lange E-Mail über meine Arbeit an der Uni geschrieben. Danach habe ich zwei Wochen lang nichts von meinem Mann gehört. Ich hatte sie gefragt, ob ich nicht zu einem Besuch nach Hause kommen soll. Ich habe den Brief meiner Mutter gelesen, und da stand: ›Du solltest nicht nach Hause kommen. Es ist immer noch zu heiß hier, und das bist du nicht mehr gewöhnt. Du hast so lange in Frankreich gelebt, bleib lieber da.‹ Aber in Frankreich hatten wir ja auch Hitzewellen, und ich hatte mich ja auch schon bei ihr darüber beklagt. In diesem Sommer war es in Paris heißer denn je, und wie ich auf den Fotos sehen konnte, hatten die Leute daheim schon Herbstsachen an.

Nach einer Weile ist mir noch etwas anderes aufgefallen: Auf der Straße waren keine jungen Männer zu sehen. Viele Kinder und Frauen und Motorroller. Aber nirgends Männer im Alter meines Mannes. Auf keinem der Fotos.

Ich weiß noch, wie ich mich beeilt habe, aus dem Haus zu kommen und ein offenes Internetcafé zu finden. Ich bin fast die steile Treppe runtergefallen. Schon an der Wohnungstür habe ich einen ersten Stich von meiner Operation gespürt, aber erst unten auf der Straße habe ich gemerkt, wie schlimm es war. Ich hab nicht mehr wieder raufgekonnt, ich hab nicht mal mehr gehen können.

Da, auf der Straße in Paris, da habe ich gemerkt, wie tief ich innen verletzt war. Es war dunkel, das Pflaster war nass. Meine Familie war in Gefahr, und ich war ganz allein. Und da hab ich gemerkt, wenn ich nicht mehr gehen kann, dann kann ich ja rennen.«

Aynur war lebhaft und quirlig, manchmal strahlte sie auf eine Weise, die in krassem Widerspruch zur finsteren Geschichte ihres zunehmenden körperlichen und emotionalen Leids stand. Ich fragte mich, welche Prozesse im Gehirn wohl dafür verantwortlich sind, in welchem Moment wir uns unseres Leids wirklich bewusst werden. Gleichzeitig bewunderte ich insgeheim ihre Bildhaftigkeit. Sie war so erfrischend und unangestrengt, ihre Geschichte war wie ein Fluss, der sich rasch in einen reißenden Strom verwandelte.

Das Bewusstsein von etwas, auch von unseren inneren Empfindungen, ist nichts, was man ein- und ausschaltet. Bewusstsein von Leid sammelt sich, es scheint schubweise und in Bögen von einem Moment zum anderen zu kommen.

Jedes Gefühl hängt eng zusammen mit einem An- und Abschwellen von neuronaler Aktivität und ist vielleicht sogar identisch damit. Die Zeitspanne dieses Gefühls misst sich auf der einen Seite in Zehntelsekunden, auf der anderen in Jahrmillionen. Wie Menschen sind Gefühle Wege durch die Zeit.

Unsere menschliche Subjektivität – das, was wir wann mit unserem bewussten Geist empfinden – existiert heute vielleicht nur insoweit, als diese Gefühle einst, in der fernen Vergangenheit, ein Anstoß für überlebensnotwendige Handlungen waren.

Für Aynur und mich, die wir auf entgegengesetzten Seiten des Planeten zu Hause waren, ging es um Gefühle, die wir gemeinsam hatten, doch genauso ging es darum, wie diese Gefühle vor vielen Jahrtausenden empfunden wurden. Dass wir unsere Verbindung erkennen konnten, schien mir wie ein Geschenk, das unsere Vorfahren vor eisigen Äonen erhalten hatten. Gleichzeitig war es ein Trost für uns heute, dass wir alle Beteiligten in diesem Familiengespräch anerkennen und Gefühle nicht einfach als mechanische Reaktion auf die Umwelt betrachten können, sondern als etwas, was uns über die weitflächig versprengte und lange ungeschriebene Geschichte der menschlichen Familie hinweg miteinander verbindet.

Auch am anderen Ende der biologischen Zeitleiste, an dem Aynur ihren aufsteigenden Schmerz erlebte, werden unsere individuellen Empfindungen durch den Takt der Zeit bestimmt – in Sekundenbruchteilen. Jede bewusste Erfahrung ist dynamisch und in ihren Zeitmaßstäben veränderlich. Sie setzt ein, erreicht einen Höhepunkt und klingt nach – mit einem ganz eigenen Rhythmus, der völlig unabhängig von ihrem Auslöser ist.

Das Bewusstsein braucht lange, um sich zu formieren – hundertmal länger als das elektrische Signal einer Hirnzelle, das sich in Tausendstelsekunden misst. Immer, wenn uns die Welt neue Informationen liefert – einen Schmerz, ein Geräusch, eine Berührung –, dann vergeht fast eine Viertelsekunde, ehe das Bewusstsein aufglüht. Unbewusste Reflexe erfolgen sehr viel schneller, doch das Bewusstsein lässt sich mehr Zeit.

Die individuelle subjektive Erfahrung im Moment unseres Bewusstwerdens ist also mehr als eine Reaktion auf Daten aus unserer Umwelt, und zwar sowohl aus evolutionärer wie neurobiologischer Sicht. Die Gezeiten des äußerlichen Ozeans von Sinneseindrücken dringen nicht nur tief ins Innere ein, sondern »sammeln sich zu Größe«, wie der Dichter Gerard Manley Hopkins von Gott sagte, und winden sich geheimnisvoll durch die Bäche und Moore des Gehirns, ehe sie sich schließlich vollständig offenbaren. Hier geht etwas ganz Besonderes vor sich.

Neurowissenschaftler sind diesem sonderbaren Säugetierbewusstsein in zahlreichen Experimenten auf die Spur gekommen, zumeist durch direkte Messungen der elektrischen Aktivitäten des Gehirns. Nach einem Reiz, etwa einem unerwarteten Geräusch oder Lichtsignal, vergehen zwei bis drei Zehntelsekunden, bis die Reaktion unserer Hirnrinde, dieser dünnen, runzeligen Außenhaut, die sich wie ein Schal um das Gehirn jedes Säugetiers legt, ihren Höhepunkt erreicht.

Das sind Ewigkeiten der Funkstille, nicht nur für Zellphysiologen wie mich, die wir Signale in Axonen und Synapsen in Tausendstelsekunden messen. Auch Laien wundern sich über diese Verzögerung. Wer je erlebt hat, wie eine Katze ihre Beute jagt, ein Boxer einem Schlag ausweicht oder ein lebhafter Wortwechsel verläuft, würde viel kürzere Zeiträume erwarten. Ein trainierter Boxer scheint mit geradezu unmöglicher Schnelligkeit auszuweichen und für seine Reaktion auf die herannahende Gefahr so wenig Zeit zu benötigen, dass das Bewusstsein nicht daran beteiligt sein kann. Angesichts dieser Zeitspannen scheint gerade menschliche Interaktion eigentlich kaum möglich zu sein. Wie unbeholfen und lahm wären wir, wenn wir auf jedes gesprochene Wort mit einer Viertelsekunde oder mehr Verzögerung reagieren würden!

Und das betrifft nur die Sprache. Wie viel rätselhafter ist erst die Fülle unserer sozialen Interaktionen mit all ihren Datenströmen? Wie integrieren wir zum Beispiel die dichten visuellen Eindrücke, die wir aus Augenkontakt, Gesten und Körperhaltung beziehen? Die unterschiedlichen Winkel des Mundes oder Veränderungen in der Körperausrichtung, die alle für eine angemessene Reaktion wesentlich sind? All diese unterschiedlichen Informationsströme sind wichtig, wenn wir eine Situation verstehen wollen. Und was ist erst mit Interaktionen in einem größeren Rahmen, in einer Mannschaft oder einer Bürgerversammlung? Menschliche Gruppen strotzen nur so vor widerstreitenden Begehrlichkeiten, gut- und bösartigen Lügen und wechselnden Allianzen. All diese Informationen treffen nicht nur gleichzeitig ein, sondern lassen sich nur mithilfe anderer Menschen verstehen, verlangen fortwährende Neu- und Mitinterpretation, während sich obendrein die Sprecher – und ihr Bild von der Welt und den anderen – in ständiger Veränderung befinden.

Tiefere Einsichten dürfen mehr Zeit beanspruchen und sehr viel später erfolgen, nachdem alle Informationen gesammelt sind und über Wochen und Monate reifen wie ein Schmetterling in seinem Kokon aus weißer Substanz, verborgen in der Seide des Axongeflechts – bis eines Tages dann eine neue Erkenntnis in voller Ausformung durchbricht.

»Danach hatte ich drei Monate lang keinen Kontakt zu meinem Mann«, erzählte mir Aynur. »Ich habe solche Angst gehabt. Meine Eltern auch, aber sie waren vorsichtig. Als ich sie dann endlich im Videochat hatte, haben sie nichts gesagt. Ich habe nicht gewusst, ob er noch lebt. Wenn sie etwas gehört haben, dann haben sie es mir nicht gesagt. Ich konnte nicht direkt nach den Fotos fragen – ich habe nicht gewusst, ob es verboten war, sie zu schicken, oder ob jemand mithört. Aber man sollte doch annehmen, dass eine Frau nach ihrem Mann fragt. Es wäre doch komisch, überhaupt nicht zu fragen. Aber egal, was ich meine Eltern gefragt habe, sie haben immer nur gesagt ›Wir wissen nichts‹. Das war alles.

Niemand hat etwas gewusst. Nach zwei Monaten der Ungewissheit konnte ich nicht mehr schlafen. Nicht nur, weil ich nichts gewusst habe, sondern auch, weil ich nichts tun konnte. Ich konnte meinen Lieben nicht helfen. Ich war gelähmt. Ich wurde bei lebendigem Leib von innen heraus aufgefressen – das können Sie nicht verstehen. Alles ganz anders als bei Ihnen, Sie haben alles im Griff.

Etwas war in mich reingekrochen, es hat mein Rückgrat angefressen und mich von innen raus ausgehöhlt. Ich habe nichts gewusst, ich hatte keine Kraft mehr, ich hatte nichts mehr in mir. Nichts zu tun und niemanden, mit dem ich reden konnte. Da habe ich zum ersten Mal an Selbstmord gedacht.

Ich bin aber nur langsam dahingekommen, schrittweise, meine ich. Als Erstes habe ich gedacht, dass es doch viel einfacher wäre, wenn es eine echte Gefahr wäre, ein konkreter Feind. Wenn man seinen Folterknecht kennt oder sogar seinen genauen Todeszeitpunkt, das wäre im Vergleich dazu das Paradies. Ich habe vom Tod geträumt, in Tagträumen, den ganzen Herbst und dann bis in den Winter rein. Und dann habe ich überlegt, wenn ich diesen Tod selbst in die Hand nehme und diejenige bin, die den Tag und die Uhrzeit für diesen letzten Schritt bestimmt, den niemand verhindern kann, dann würde ich die Kontrolle über mich wiederbekommen. Und nachdem mir das einmal in den Kopf gekommen ist, da habe ich es mir so gewünscht.

Ich weiß nicht, ob ich depressiv war. Ich glaube, das ist nur ein Begriff, den Sie verwenden, wenn Sie das Wort Selbstmord hören. Ich weiß, dass sie den in der Psychiatrie gern verwenden, hier im Westen, in Ihrem Westen. Das ist in Ordnung, Sie können es ruhig Depression nennen, wenn Sie wollen. Natürlich war ich nicht glücklich. Aber ich will Ihnen sagen, wie Sie das anders verstehen können.

In den Baumwollfeldern daheim, in unserem Westen, in Xinjiang, da haben die Bauern Probleme mit Blattläusen. In der Schule haben wir von Wespen gehört, die der Staat bringt, um diese Blattläuse zu bekämpfen. Viele Uigurenkinder, die sich für Biologie interessiert haben, sind darin angeleitet worden. Die Partei wollte moderne Arbeitsplätze schaffen für unser

Volk, aber nicht, weil sie sich für die Menschen interessiert, sondern weil sie die Radikalisierung verhindern will.

Dieser Wespenkrieg ist sinnvoll. Jede Wespe ist auf ganz bestimmte Arten spezialisiert, und deswegen ist die Gefahr gering, dass sie neue Probleme bringen. Das Weibchen legt sein Ei durch den Legestachel in die Blattlaus, manchmal zusammen mit einem lähmenden Gift. Aus dem Ei schlüpft die Wespenlarve, die sich von der Laus ernährt und ihr Inneres auffrisst, wobei sie darauf achtet, die lebenswichtigen Organe der Laus nicht zu beschädigen.

Dann bricht die Larve aus dem Bauch der Blattlaus heraus, aber immer noch ohne sie dabei zu töten, und bleibt am Unterleib haften. Da spinnt sie ihren Kokon, und die Laus ist ihr lebender Schutzschild. Die Laus ist gelähmt, aber wenn sich etwas nähert, kann sie sich noch bewegen, um ihren Eindringling zu schützen, ihren Mörder, bis die fertige Wespe aus dem Kokon schlüpft. Erst dann darf die Blattlaus endlich sterben.

Deswegen frage ich Sie: Wenn die Blattlaus ein Bewusstsein hätte, wenn sie ihre Situation verstehen könnte, dann würde sie sich doch den Tod schon früher wünschen, oder? Natürlich würde sie das. Und wenn die Blattlaus also tatsächlich ein Bewusstsein entwickeln könnte und wenn sie das ganze Ausmaß ihrer Tortur genauso spüren könnte wie ein Mensch, während sie über den Tod nachdenkt – würden Sie die Laus dann als depressiv bezeichnen? Wahrscheinlich, aber das Weiterleben hätte doch keinen Zweck, weil es keine Medikamente gibt, und keine Behandlung, selbst wenn man damit ihr Gefühl verändern könnte.

Es spielt keine Rolle. Es sind nur Worte. Ich wollte sterben, und ich habe meinen Tod geplant. Nur darauf kommt es an.«

Spätestens an diesem Punkt wurde mir klar, welche Verantwortung und welches Privileg es war, dieser Frau und ihrer Geschichte begegnet zu sein. Ich war es nicht wert, ihre Geschichte zu hören, doch das Schicksal hatte dafür gesorgt, dass sich unsere historischen, medizinischen und emotionalen Fäden kreuzten, und daher konnte ich sie nicht einfach abwürgen, als unsere Sitzungszeit um war. Ich wollte, dass sie ihre Geschichte zu Ende erzählte, dass ihre Bilder in mir Gestalt annahmen und ihre Erfahrung mit dem verknüpften, was ich aus Wissenschaft und Medizin wusste.

Vom ersten Moment unserer Begegnung an wirkte Aynur entspannt und schien das Bedürfnis zu verspüren, mir ihre Geschichte in allen Einzelheiten zu erzählen. Dazu wählte sie die Form eines Gesprächs, wie man es eher mit alten Schulfreunden bei einem Klassentreffen führen würde. Das ist oft ein Warnsignal für den Therapeuten und die therapeutische Beziehung, doch ich entdeckte keine der üblichen Fallstricke. So sah ich keinen Hinweis, dass ich für sie die Rolle eines männlichen Vertrauten aus der Vergangenheit einnehmen könnte, eines Lehrers, älteren Bruders oder Hausarztes, und sie weckte auch kein vergleichbares Muster aus meiner Vergangenheit. Es besteht immer die Gefahr, dass Patient und Psychiater einander Rollen aus der Vergangenheit zuweisen und Gefühle aus der Vergangenheit heraufbeschwören – in therapeutischen Beziehungen oft ein Problem, mitunter aber auch eine Lösung.

Es gab auch keine Anzeichen einer Persönlichkeitsstörung oder einer affektiven Störung. Ganz oben auf der Liste stünden im Prinzip ein Borderline-Syndrom oder eine histrionische Persönlichkeit, neben Hypomanie, einem stabilen Zustand einer milden Hochstimmung auf dem Spektrum der affektiven Störungen. Doch es gab nichts, was einen solchen Verdacht begründet hätte. Aynur erzählte mir diese äußerst persönlichen Geschichten ganz einfach in einem natürlich freundschaftlichen Rahmen, in einer Unverfälschtheit und Offenherzigkeit, wie sie mir so noch nie begegnet waren, ausdrucksstark und strukturiert, und das alles in der Sprache eines Landes, in dem sie seit weniger als einem Jahr lebte.

Aynur schien mir der Archetypus eines sozialen Zustands, wie ihn die Evolution unserer Art möglich gemacht hatte. Während ich ihr zuhörte, musste ich an den Preis denken, den wir dafür bezahlten: der hohe tägliche Energieverbrauch sowie die Hirnressourcen, die nötig waren, um diesen Zustand zu ermöglichen. Für die sozialen Säugetiere unter unseren Vorfahren, die in Verbänden lebenden Primaten, muss der Preis immens gewesen sein, denn in der gesamten Biologie ist nichts unsicherer und schwerer auszurechnen als soziale Interaktion – nicht einmal die Jagd nach einem listigen Beutetier. Die Katze weiß nicht, in welche Richtung die Maus fliehen wird, doch dafür gibt es nicht annähernd so viele Möglichkeiten wie in zwischenmenschlichen Interaktionen. Es gibt auch keine Hintergedanken: Die Maus will leben, aber was um Himmels willen bezweckt unser Gegenüber in einem Gespräch? Zudem kann die Maus ihren Lebenswillen auch nur in den drei Dimensionen des Raums zum Ausdruck bringen und davonlaufen, so wie sich der Boxer nur um zwei Fäuste und ihre möglichen Bahnen und Schlagfolgen Gedanken machen muss.

Das soziale Gehirn benötigt dagegen ganze neue Funktionen, denn es muss in einer Vielzahl von Dimensionen operieren. Es agiert in einem Umfeld, in dem schon ein winziger Informationsschnipsel – jede Abweichung vom herkömmlichen Modell, die vielleicht nur von einigen wenigen Zellen registriert wird – ausreichen kann, um unser Modell des Gegenübers zu optimieren und sein künftiges Verhalten besser vorherzusehen. Doch das Gehirn des Beobachters darf auch nicht übererregbar sein, es sollte Rauschen im System herausfiltern, um nicht zu einem falschen Modell zu wechseln.

Wie so oft in der Biologie lässt sich die Bedeutung eines Prozesses daran ablesen, was passiert, wenn er nicht funktioniert.

Wir wissen, welche Distanz und welches Misstrauen aufkommen, wenn der Blickkontakt auch nur einen Moment zu kurz ist. Und welcher Schauer uns über den Rücken läuft, wenn er ein wenig zu lang gehalten wird und dabei die sozialen Signale der Wärme fehlen. Die exakte Dauer ist bei sozialen Interaktionen ebenso entscheidend wie bei allem anderen in der Biologie – keine kleine Herausforderung für die Schaltkreise des sonderbar schwerfälligen und um zwei Zehntelsekunden hinterherhinkenden Bewusstseins.

Eine Möglichkeit, dieses Hin und Her zu beschleunigen, wäre ein Vormodell, ein unbewusster Vorlauf im Gehirn. Er wäre möglich, wenn das soziale Lebewesen eine Vielzahl von Modellen der Welt und seiner sozialen Gegenüber hätte, die gleichzeitig im Hintergrund ablaufen und die Handlungen und Gefühle des anderen bis weit in die Zukunft vorhersehen würden.

Die entscheidende Aufgabe der Hirnrinde von Säugetieren könnte in der Lösung dieses Vorhersageproblems bestehen, also in der Modellierung von Gegenwart und Zukunft mithilfe einer möglichst großen Menge von Kontextinformation. Gleichzeitig müsste dieses System hochsensibel auf kleine Überraschungen und Abweichungen vom Modell reagieren, die ihm signalisieren, dass es auf ein anderes Modell wechseln muss. Wären diese zahllosen Modelle gleichzeitig aktiv, müsste das Bewusstsein nicht mit jeder neuen Information die gesamte Situation neu bewerten und durchspielen, denn jedes Modell bietet in einer Art sozialem Hyperschach Optionen für Handlungen und Erwiderungen, Verzweigungen und Züge und Gegenzüge bis weit in die Zukunft.

Für den konstanten Ablauf dieser unbewussten Prognosemodelle wäre eine gewaltige Hirnleistung erforderlich. Womöglich ist es diese Ressource, die bei introvertierten Menschen schnell erschöpft ist, beziehungsweise bei Menschen (den meisten von uns), die bei längeren sozialen Interaktionen ermüden. Menschen mit einem großen Vorrat dieser Ressource wären dann die eigentlich Extravertierten, die durch menschlichen Kontakt aufblühen. So jemand war Aynur, wie schon zu Beginn unserer Sitzung klar wurde, die eigentlich nur eine schnelle Erstbeurteilung ihrer kurzen Phase der Selbstmordgefährdung sein sollte. Es war ein Gespräch, wie ich es bis dahin noch nicht erlebt hatte, nicht nur wegen ihrer schmerzlichen Erfahrung, sondern auch wegen ihrer intensiven Sozialneigung. Und im Mittelpunkt stand ein Mensch, der nicht mehr hatte leben wollen.

»Ich habe zwei Möglichkeiten gesehen«, erzählte Aynur. »In meiner Heimatstadt sind die Gebäude nicht hoch genug, damit ein Sprung tödlich wäre, doch in Kashgar ginge es, und in Paris natürlich auch. Die andere Möglichkeit, ja Atlasseide ist sehr fest. Ich habe viele schöne Schärpen, und man kann leicht einen Stapel Ziegelsteine oder Bücher unter einem Balken aufschichten und ihn dann wegtreten, oder vielleicht unter einer Pergola im Garten.

Warum ich es nicht gemacht habe? Meine Mutter, glaube ich. Selbst wenn ich meinen Traum vom Leben als Wissenschaftlerin aufgeben müsste und für den Rest meines Lebens von einem Stück Brot am Tag leben müsste, würde ich das hinnehmen, wenn ich dafür bei meiner Mutter sein kann.

Die Leute in Paris sagen, sie seien geselliger als die Amerikaner, und das sind sie auch, in gewisser Hinsicht. Sie verbringen mehr Zeit mit ihren Freunden und mit der Familie. Aber das ist nichts im Vergleich zu den Uiguren. Sie werden lachen, aber nach meiner Hochzeit habe ich noch monatelang zwischen meinen Eltern im Bett geschlafen, so wie mein ganzes Leben davor. In Ihrem Westen wäre das undenkbar. Nicht angemessen für eine Ehefrau oder noch schlimmer. Aber so nah sind wir uns. Wenn ich meinem Leben kein Ende gesetzt habe, dann wegen meiner Familie – weil ich den Menschen, die mir so nah sind, nicht wehtun kann. Ich kann diese Beziehungen nicht mit eigener Hand töten.

Also hab ich dann weitergelebt in Paris, von innen heraus aufgefressen. Und als ich nach drei Monaten immer noch am Leben war in diesem Abgrund von einem Winter, haben sie meinen Mann freigelassen, und er hat mich angerufen. Wie alle jungen Männer hatte man ihn in ein Konzentrationslager gesteckt. Vielleicht gibt es ja noch ein anderes Wort dafür, keine Ahnung, denn man hat sie ja nicht umgebracht, also nicht ganz.

Als sie ihn freigelassen haben, hat er mich angerufen, per Videochat. Er war abgemagert, sein Kopf war kahl geschoren und seine Stimme ganz schwach. Ich weiß nicht, ob sie ihn gefoltert haben, aber er war viel stiller, noch ausgehöhlter als ich, und er wollte mir nicht sagen, was passiert ist. Er hat mir gesagt, dass er aus Xinjiang umgesiedelt wird, um in einer Stadt in der Nähe der Küste zu arbeiten. Mehr konnte er mir nicht sagen, er würde nach Osten deportiert, und er hatte keine Ahnung, ob und wann wir uns wiedersehen würden. Das ist es jetzt. Er lebt wie eine leere Hülle mit linkischen Bewegungen.

Da stehen wir jetzt immer noch, mehr oder weniger. Das war letztes Jahr, bevor ich von Paris zum Studium hierhergekommen bin und als die Regierung noch behauptet hat, es gäbe diese Lager nicht. Jetzt geben sie zu, dass es sie gibt, aber sie nennen sie Erziehungszentren. Die Leute werden dahin geschickt, weil sie beim Lernen versagen und den Treueeid nicht auf Mandarin ablegen können. Oder weil sie doppelzüngig sind, wie sie sagen, also zwar die Worte korrekt sprechen, aber in ihrem Handeln nicht die richtige Leidenschaft aufweisen und kein tiefgehendes kommunistisches Bekenntnis zum Staat haben.

Ach ja, und alle Moscheen in meiner Stadt haben sie dem Erdboden gleich gemacht, während die jungen Männer in den Lagern waren.«

Da Aynur an diesem Morgen meine letzte Patientin war, musste ich die Sitzung nicht abbrechen, sondern musste nur meine Mittagspause opfern. Die Entscheidung fiel mir nicht schwer. Ich war längst zu einer Einschätzung gekommen: Ihre Probleme gehörten der Vergangenheit an – Angstsymptome und eine Anpassungsstörung aufgrund außergewöhnlich belastender Lebensereignisse –, und aktuell gab es keine psychiatrische Diagnose. Bei einer Patientin mit kognitiven Schwierigkeiten in nicht-sozialen Bereichen (die Aynur als Doktorandin der Evolutionsbiologie ganz offensichtlich nicht hatte) und mit bestimmten Gesichtszügen hätte ich das Williams-Beuren-Syndrom in Erwägung gezogen, ein Mikrodeletionssyndrom. Bei aller Angst und kognitiven Beeinträchtigung können Williams-Beuren-Patienten über beachtliche Sozialkompetenz verfügen: Sie haben oft ungewöhnliches erzählerisches Talent und gehen schnell persönliche Bindungen selbst zu Fremden ein (wenngleich von ungewisser Tiefe).

Das Williams-Beuren-Syndrom ist bis heute ein faszinierendes Mysterium. Mein Spezialgebiet war allerdings eher das andere Extrem der Sozialkompetenz, nämlich das Autismus-Spektrum und Menschen mit geringerer Veranlagung zu sozialer Interaktion. Dies war neben der Depression mein zweites klinisches Standbein. Seit meiner Zeit als Assistenzarzt begutachtete ich Patienten, die mit Verdacht auf Autismus aufgenommen wurden. Außerdem behandelte ich mit Vorliebe schwierige Autismuspatienten – Menschen, die bereits entsprechend diagnostiziert waren, wegen diverser Komplikationen von ihren Ärzten jedoch an uns überwiesen wurden (auf diesem Weg kamen auch die Depressionspatienten zu uns). So wurde ich zum Spezialisten für zwei nahezu unbehandelbare Störungen: Autismus und therapieresistente Depression.

Im Wissen, dass es für Autismus selbst keine Therapie gibt, wollte ich einer größer werdenden und unzureichend versorgten

Patientengruppe helfen: erwachsenen Autismuspatienten, die nicht mehr von ihren Kinderärzten betreut werden. Die meisten dieser Patienten leiden unter behandelbaren Begleiterscheinungen des Autismus wie etwa Angststörungen. Bei der Gründung dieser Klinik ging ich davon aus, dass diese Störungen oft vom Autismus selbst stark geprägt werden und deshalb von Ärzten behandelt werden sollten, die Erfahrung mit gestörten Sozialfunktionen haben.

Schwerer Autismus zeichnet sich durch eine ganz oder teilweise beeinträchtigte sprachliche Fähigkeiten aus. Doch auch Autisten am anderen Ende des Spektrums, die gute Sprachkompetenz mitbringen, haben ihre Probleme. Diesen Patienten fällt es schwer, soziale Situationen zu verstehen, weshalb sie im Alltag erhebliche Probleme bekommen können. Da sie über gute Sprachfähigkeit und Intelligenz verfügen und auf dem Arbeitsmarkt gut vermittelbar sind (in unserer modernen Welt oft sogar sehr gut), haben sie intensiven Umgang mit anderen Menschen. Doch diese Interaktionen können verwirrend sein, Ängste hervorrufen und in einigen Fällen zu neuen schweren Symptomen führen.

Zusammenleben und Gesellschaft werden von den Unwägbarkeiten des menschlichen Verhaltens bestimmt und können für diese Patienten ein Mysterium oder gar ein Minenfeld sein. Woher weiß ein Mensch, was er in diesem und jenem Moment zu sagen hat? Wie findet eine Gruppe zur Einigung? Wo soll ich hinschauen, wenn jemand spricht? Für diese Patienten sind die Hölle tatsächlich die anderen, wie Sartre sagte.

Menschen sind komplexe Systeme, wobei Komplexität an sich nicht das Problem ist, nicht einmal komplexe veränderliche Systeme, solange diese Veränderungen berechenbar sind. Programmzeilen, Züge, die auf vorgegebenen Gleisen und nach Fahrplan fahren, das gewaltige Straßennetz einer Großstadt – das alles ist komplex, kann aber aufgrund seiner Berechenbarkeit auch und gerade für Menschen mit Autismus attraktiv sein. Unberechenbarkeit, wie sie soziale Interaktion auszeichnet, kann dagegen starke Aversion auslösen, vor allem bei Menschen auf dem Autismus-Spektrum.

Ich hielt es für sinnvoll herauszufinden, wie das Unbehagen genau aussieht, das von der sozialen Interaktion ausgelöst wird, und zwar für die Neurowissenschaft ebenso wie für die Therapie. Vermeiden Menschen auf dem Autismus-Spektrum den Umgang mit anderen Menschen, weil eine Ressource erschöpft ist, etwa Energie oder Verarbeitungskapazität? Oder ist der Grund eine Art Angst vor der Unberechenbarkeit oder vor anderen Menschen? Oder ist etwas Subtileres am Werk, das sich nicht so einfach in Worte fassen lässt? Diese letztere Möglichkeit machte mir noch einmal deutlich, wie groß die Herausforderung des Autismus ist, zumal bei Patienten, deren sprachlicher Ausdruck eingeschränkt ist: Wie sollen sie erklären, was in ihnen vorgeht, wenn nicht einmal wir es in Worte fassen können oder wenn die Worte dafür gar nicht existieren?

Ich hatte schon länger die Chance genutzt, Patienten mit hoher Sprachkompetenz direkt nach ihrer Erfahrung zu fragen – allerdings erst nach Monaten der Therapie, nachdem wir eine therapeutische Beziehung aufgebaut und Begleiterkrankungen so weit wie möglich in den Griff bekommen hatten.

Wo sollte ich anfangen? Man kann Patienten schließlich nicht einfach auffordern, ihren Autismus zu beschreiben. Also fing ich ganz konkret an und fragte sie danach, wie sie ein bestimmtes körperliches Symptom erlebten. Von allen Verhaltensmerkmalen der Autismus-Spektrum-Störung schien mir die Vermeidung des Blickkontakts die interessanteste und vielleicht aufschlussreichste. Manchmal ein kurzer Kontakt, dann flackert der Blick, und die Augen sehen plötzlich Richtung Boden oder zur Seite.

Ein Patient namens Charles gab mir die beste Antwort. Charles war ein junger Informatiker mit Asperger-Syndrom, wie man es damals noch nannte. Das heißt, er befand sich auf dem Autismus-Spektrum, verfügte aber über eine ausgezeichnete Sprachkompetenz und mied jeglichen Blickkontakt. In meiner Klinik behandelte ich zwei Jahre lang seine Angststörung (erfolgreich, denn er überwand seine Panikattacken und seine Angst vor dem Arbeitsplatz). Auf seine autistischen Symptome hatte dies allerdings nicht den geringsten Einfluss. Irgendwann fragte ich ihn: »Was empfinden Sie, wenn Sie kurz Blickkontakt herstellen? Werden Sie nervös, oder macht es Ihnen Angst?«

»Nein«, erwiderte er. »Es macht mir keine Angst.«

»Überfordert es Sie?«

»Ja«, antwortete er, ohne zu zögern.

»Können Sie mir mehr davon erzählen?«

»Na ja, wenn ich Sie anschaue und mit Ihnen spreche und sich dann Ihr Gesicht verändert, dann muss ich überlegen, was das bedeutet und wie ich darauf reagieren soll und ob ich vielleicht etwas anders sagen soll.«

»Und dann?«, hakte ich nach. »Was genau lässt Sie wegschauen?«

»Na ja, das wird dann zu viel. Das überfordert den Rest von mir.«

»Das heißt, es ist zu viel Information, und das fühlt sich schlecht an?«

»Ja«, sagte er sofort. »Und wenn ich wegschaue, ist es einfacher.«

Für mich als Neurowissenschaftler und Arzt war dies ein Aha-Erlebnis. Charles hatte mir etwas mitgeteilt, was nur wenige Wissenschaftler mit solcher Deutlichkeit zu hören bekommen: Er mied den Blickkontakt nicht aus Angst. Diese Schlussfolgerung wurde nur dadurch bestätigt, dass sich die beiden Symptome Angst und Blickvermeidung in meiner Behandlung vollkommen eigenständig entwickelten: Ersteres ließ sich behandeln, Letzteres blieb absolut unverändert. Der Patient bestätigte auch, dass beides zumindest in seinem Fall nichts miteinander zu tun hatte – in den Worten eines Menschen, der sich an einem Punkt das Autismus-Spektrums befand, an dem er schwere Symptome hatte, gleichzeitig aber über ausreichende Sprachkompetenz verfügte, um sein inneres Erleben zu beschreiben. In gewisser Weise rechtfertigte dieser eine Moment für mich meine gesamte Laufbahn, die lange Ausbildung zum Facharzt, die Belastungen der praktischen Ausbildung, die Nachtschichten als alleinerziehender Vater und die Sorgen um meinen Sohn. Das allein war genug.

Statt Angst schien tatsächlich etwas Subtileres am Werk zu sein. Charles' Gehirn erkannte seine eigene Unfähigkeit, den sozialen Datenstrom zu bewältigen, während es sich gleichzeitig bewusst war, dass es ihn bewältigen sollte und dass es sich um eine Situation handelte, in der es auf die Verarbeitung der Daten ankam. Mehr noch: Sein Gehirn hatte eine Beziehung hergestellt zwischen dieser Herausforderung und einem inneren Zustand mit negativer Valenz, also einem schlechten Gefühl.

Wie immer blieben viele Fragen offen. Etwa die, ob dieses schlechte Gefühl angeboren oder erlernt war. Er konnte diese Verbindung von großen Informationsmengen und einem schlechten Gefühl im Laufe seines Lebens erworben haben, konditioniert durch wiederholtes emotional belastendes Scheitern der sozialen Interaktion. Oder war diese Aversion von Geburt an vorhanden? War das schlechte Gefühl ein evolutionärer Mechanismus, der Menschen half, der Informationsflut auszuweichen und sich aus Situationen zurückzuziehen, in denen korrekte Reaktionen auf diese Informationen verlangt waren und in denen falsche Reaktionen soziale Konsequenzen haben und vielleicht sogar schaden konnten? Wurde das schlechte Gefühl durch die Unberechenbarkeit der eingehenden Informationen ausgelöst und war somit im Wesentlichen eine Reaktion auf die schiere Flut der Information?

Diese Überlegungen konnten von Bedeutung sein, und der Anstoß dazu war von genau dem richtigen Patienten gekommen – jemandem, der am entgegengesetzten Pol von Aynur zur Welt gekommen war, sprachlich aber kompetent genug war, um seine Geschichte zu erzählen.

»Es ist so unfair«, fuhr Aynur fort. »Wir sind freundliche Menschen. Wir sind nicht nur unseren Angehörigen nahe. Wenn Gäste kommen, dann geben wir ihnen den Ehrenplatz am Kopfende des Tischs. Hier in Kalifornien würde das nie passieren, und in Frankreich auch nicht. Ich finde es komisch, wenn ich euch so sehe. Als hättet ihr Angst, euer Gast könnte euch das Haus wegnehmen.

Befürchtet ihr das wirklich? Es ist doch euer Haus. Das nimmt euch keiner weg. Wenn wir einen Gast haben, dann bekommt er den besten Platz. Das schafft eine starke Verbindung. In dieser Geste liegt so viel Kraft, sie kostet nichts und schafft eine Bindung, die für immer hält.

Ich frage mich, ob ihr diesen Teil unserer Kultur für schwach haltet. Aber es sind ja nicht nur die Uiguren, alle machen das so, alle quer durch die Mitte des Kontinents. Wir nennen es die Seidenstraße, ihr nennt das, glaube ich, auch so. Aber ich denke, deshalb haben wir überlebt, weil wir eine gesellige Kultur sind. Wir sind auch in anderer Hinsicht stark, nicht nur bei den sozialen Bindungen. Als ich dreizehn war, habe ich mich allein gegen sieben Han-Mädchen gewehrt.

Wir waren in unserem Schlafsaal, sie haben sich unterhalten und gedacht, dass ich sie nicht verstehe. Aber ich habe sie verstanden. Ich war viel besser in Sprachen, als alle gedacht haben – ich habe Mandarin gelernt und Französisch und Englisch, alles in ein paar Wochen, immer nur vom Zuhören und

Zuschauen. Diese Mädchen haben sich beschwert, dass jemand einen Teller im Gemeinschaftsraum stehen gelassen hat, und sie haben behauptet, ich wäre das gewesen. Dann hat eine, die im Bad vor dem Spiegel gestanden und sich gekämmt hat, etwas Furchtbares über meine Familie gesagt, die Menschen, die ich geliebt habe, obwohl sie sie nie gesehen hat. Sie hat gesagt, dass meine Mutter stinkt. Ich bin vom Bett gesprungen und hab das Mädchen an den Haaren aus dem Bad gezerrt. Die anderen sind auf mich los, aber sie haben gestaunt, dass ich stärker war als sie alle zusammen. Ich hab selbst gestaunt. Bis zu dem Moment hatte ich keine Ahnung, dass meine Beine so stark waren. Die sieben sind an mir abgeprallt wie Regentropfen. Den Rest des Jahres habe ich keine einzige Unverschämtheit mehr gehört.

Heute habe ich ein schlechtes Gewissen deswegen. Ich habe ja angefangen. Ich hatte das Gefühl, ich müsse meine Familie in Schutz nehmen. Aber heute, wo ich doppelt so alt bin, ist mir klar, dass es ja nur Kinder waren. Und vielleicht habe ich alles nur schlimmer gemacht, vielleicht haben sie meinetwegen einen schlechten Eindruck von meiner Kultur bekommen. Die Han sind auch gute Menschen, sie haben keine Schuld an ihrer Regierung. Aber ich frage mich, ob es einen Weg für sie gibt, für ihr Land, für einen Neuanfang, ohne dieses System. Können sie sich davon befreien, oder sind sie in etwas reingestürzt, aus dem sie nicht mehr herauskommen?

Für meinen Magister habe ich die Biologie der Blattläuse studiert und mich mit Wespen beschäftigt, der artenreichsten Familie im ganzen Tierreich. Warum sind sie so erfolgreich? Haben Sie gewusst, dass Ameisen, Bienen, Wespen und Hornissen alle dieselbe Wespe zum Vorfahren haben? Zur Zeit der Dinosaurier hatte eine kleine pflanzenfressende Fliege, eine Blattwespe, eine komische Mutation, die es ihr erleichtert hat, ihre Eier in andere Tiere abzulegen, mit einem Legestachel.

Und aus diesem einen Vorfahren ist eine riesige Artenvielfalt entstanden, weil es so wirkungsvoll war, Eier in andere Lebewesen abzulegen – in Spinnen, Läuse, andere Wespen.

Und die Wespentaille, diese schlanke Verbindung von Hinter- und Vorderleib, das ist auch eine zufällige Mutation. Dann ist die natürliche Auslese dazugekommen und hat die Verbreitung von Wespenarten beschleunigt, von Wespenartigkeit, denn durch ihre Taille konnte die Wespe ihren Unterleib verdrehen und immer längere Legestachel einsetzen, um die Eier in Käferlarven unter der Baumrinde oder tief in den Körper von Raupen zu legen.

Aber das Erstaunlichste ist, und darauf kommt es an, dass einige Zweige der Wespenfamilie – Ameisen und Hornissen und Bienen, alles staatenbildende Insekten – diese Lebensform abgelegt haben, diese parasitenartige Eiablage in andere Tiere, die sie überhaupt erst zu dem gemacht hat, was sie sind. Wenn komplexe Körperteile nicht mehr gebraucht werden, dann gehen sie in der Evolution schnell verloren und entstehen nie wieder. Es ist selten, dass Organismen, die einmal Parasiten waren und hochspezialisierte Körper entwickelt haben, aus dieser evolutionären Falle rauskommen. Aber die Wespen haben das geschafft, indem sie sozial geworden sind, indem sie miteinander kooperiert haben. Sie haben eine Möglichkeit gefunden, zusammenzuleben, und dieses Bekenntnis zum Sozialen hat sie befreit.

Die Wespentaille haben sie immer noch – das können Sie auch an den Ameisen sehen und an den schwarz-gelb gestreiften Wespen, die Sie hier haben. Aber die muss nicht mehr so schmal sein wie früher. Die Taille ist ein Kennzeichen ihrer Herkunft, und der Legestachel ist zu einem Giftstachel geworden, mit dem sie ihre Familie beschützen. Jetzt setzen sie starke soziale Strukturen und Bindungen ein, mit denen sie ihre Larven schützen, und müssen ihre Eier nicht mehr in andere Lebewesen legen.

Haben Sie das gewusst, dass die Wespen fünfzig Millionen Jahre gebraucht haben, um zu lernen, in Gruppen zu leben, sogar in Familien? Sozialverhalten ist schwer. Davor haben sie siebzehn Millionen Jahre darauf verwendet, die Wespentaille zu erfinden, dann nochmal dreißig Millionen, um aus dem Legestachel einen Giftstachel zu machen. (Das ist übrigens auch der Grund, warum die meisten Bienen weiblich sind: Der Stachel ist aus dem weiblichen Reproduktionsorgan entstanden, dem Legestachel, und deswegen können nur Weibchen ihre Familie schützen.) Aber auch dann war die soziale Herausforderung immer noch nicht gelöst.

Nachdem sie das Verhalten entwickelt haben, Wirte mit Gift zu lähmen und ihre Eier in oder bei ihnen abzulegen, haben sie fünfzig Millionen Jahre lang immer bessere Transportmöglichkeiten entwickelt, um den gelähmten Wirt an einen sicheren Ort zu bringen, Nester zu bauen, in denen ihre Jungen aufwachsen, und andere Nahrungsquellen zu erschließen, die arbeitsintensiver sind, wie Pollen oder Blätter, und schließlich um ihr Nest zu verteidigen, als Familie.

Sozialverhalten ist selten, und damit es funktioniert, müssen eine Menge Dinge zusammenkommen. Das fängt schon mit der längeren Brutpflege an. Aber der Erfolg hängt auch von vielen anderen Faktoren ab, denen man allen irgendwie gerecht werden muss. Zum Beispiel der Stachel, mit dem man die Investition der Gruppe schützt. Und wenn alles zusammenpasst und funktioniert, öffnet sich die ganze Welt.«

Hier machte Aynur eine Pause. Das kam nicht oft vor. Ich lehnte mich ein wenig zurück und legte die Hände in meinen Schoß.

»Ich hatte einen komplizierten Traum von einem Baby«, fuhr sie schließlich fort. »Nachdem ich nach Kalifornien gekommen bin.« Die Erinnerung schien ihr schwerzufallen.

Ich ließ ihr Zeit, denn ich wollte ihren Gedankenstrom keinesfalls stören. Während ich wartete, dachte ich – da ich ja kein Insektenexperte war – an Säugetiere in unserer Linie, deren Brutpflege ein Vorläufer unseres Sozialverhaltens gewesen sein könnte. Als Wissenschaftler 2018 mithilfe der Optogenetik das Brutpflegeverhalten von Mäusen aufschlüsselten, fanden sie einzelne Hirnzellen, die ganz konkrete Aspekte des Verhaltens steuerten, etwa Verbindungen, die eine hektische Suche nach den Jungen motivierten, und andere, die für konkrete fürsorgliche Maßnahmen zuständig waren. Jede dieser Handlungen wurde von einer anderen von einem Anker ausgehenden Längsverbindung durch das Gehirn gesteuert, so wie wir dies fünf Jahre zuvor bei der Angst beobachtet hatten.

Dieses intensive und archaische Elternpaar legte die Grundlage für Hirnschaltkreise, die sich auch für andere Formen der sozialen Interaktion nutzen ließen. Ein Insekt, das seinen Nachwuchs leichter versorgen kann, könnte mithilfe derselben Schaltkreise vielleicht zu einem Insekt werden, das sich um Mitbewohner im Nest kümmert. Bei Mäusen und frühen Primaten könnte das ähnlich gewesen sein. Auch die Techniken der Brutpflege selbst könnten durch eine Umwidmung von Hirnregionen entstanden sein (diese Art des Recyclings scheint vieles in der Evolution zu erklären), zum Beispiel durch eine Eingliederung des Nachwuchses in die eigene Bedürfnis- und Motivationsstruktur. Das wäre wie eine eingebaute Simulation und ein Trick, um mithilfe der Prozesse des Selbst schnell Rückschlüsse auf die Bedürfnisse anderer ziehen zu können.

Nicht-familiäres Sozialverhalten wäre allerdings erheblich komplexer. Innerhalb von Familien bleibt die Motivation von Versorger und Nachwuchs konstant. Bei sozialen Interaktionen außerhalb der Familie braucht man dagegen ein sich schnell veränderndes inneres Modell, das sich alle paar Zehntelsekunden anpasst, um Vorhersagen über das Verhalten eines Gegenübers mit völlig unklaren Absichten treffen zu können. Zwar kennen viele Säugetiere auch Sozialverhalten außerhalb der Familie, doch es ist eine sensible Angelegenheit: Soziale Säugetiere wie Löwen, Meerkatzen oder Mäuse sind oft nur einen Wimpernschlag davon entfernt, einander an die Gurgel zu gehen.

»In dem Traum war ich ich selbst«, sprach Aynur schließlich weiter. »Ein normaler Mensch, genau wie Sie. Und ich war Mutter, und das war komisch. Im wirklichen Leben habe ich ja nur ein Teratom gehabt. Aber im Traum waren auch die Babys anders – sie sind kleiner als mein Daumen zur Welt gekommen, so groß wie ein Pinienkern, winzig und fast ohne Haare, wie die Jungen von Beuteltieren, die fast wie rosa Tropfen mit Vorderpfoten zur Welt kommen und grade flink genug sind, um durch das Bauchfell der Mutter zu klettern, die Milch zu finden und zu überleben.

Im Traum waren die Menschenbabys alle so, nur noch hilfloser. Die Eltern in meinem Traum haben natürlich keinen Beutel gehabt, und kein Bauchfell, und es war so, dass man seine Babys in der Hand tragen musste.

Die waren so klein, dass sie alle fast gleich ausgesehen haben, wie Embryos. Aber wenn man ein Baby hatte, dann hat man definitiv gewusst, dass es das eigene Baby war. Auch, weil man es nie weggelegt hat. Man hatte es immer dabei, man hat es überallhin mitgenommen, auf jede Reise, am See entlang oder durch die Taiga, überallhin hat man diese kleinen Tropfen menschlicher Wärme mitgenommen.

In meinem Traum habe ich mein Baby verloren, auf dem Waldboden. Ich weiß nicht, wie und wann es mir runtergefallen ist. Ich hab den Weg abgesucht, den ich gekommen bin, aber der Boden war mit Herbstlaub bedeckt. Wie verrückt habe ich das Laub und die Nadeln durchwühlt, aber es war zwecklos: Der Wald war so groß, und das Baby war so klein.

Mein Kind war hilflos, es hat gefroren und ist irgendwo da auf dem Boden gestorben, weit weg von mir. Auf meiner Suche habe ich einen feinen Faden gefunden, der uns verbunden hat – das Baby war ich, ein Teil von mir, es war von mir getrennt und hat mich gebraucht, aber ich habe nicht sehen können, wohin der Faden führt. Aber in mir hatte der Verlust einen eindeutigen Ort, den ich spüren konnte. Es war in meiner Brust, hinter meinen Brüsten, in den tiefen Muskeln, die die Arme bewegen. Dieses innere Gefühl, dieser Verlust des Babys, war da irgendwie festgeschrieben – die Evolution hatte bestimmt, dass dieses Gefühl da zu spüren war, dass es sich so anfühlte und dass es mich dazu brachte, das zu tun, was zu tun war. Beim Graben hat es mich überkommen, und ich habe meine Arme bewegt, um nach dem Teil meines Herzens zu suchen, der so lange zu mir gehört hat. Es war ein Spalt, ein wilder Abgrund, und es hat mich dazu gebracht zu graben.«

Aynurs entspannter Umgang mit Komplexität betraf nicht nur das Soziale. Sie schien auf jede verfügbare Informationsquelle zuzugreifen – ihre Träume, ihre Erinnerungen, ihre wissenschaftliche Arbeit. Alles hing miteinander zusammen, alles war gleichermaßen bedeutsam, und sie verwob das alles mühelos miteinander. Am anderen Ende des Spektrums wehrte Charles nicht nur soziale Informationen ab. Wie viele Menschen auf dem Autismus-Spektrum hatte er generell Schwierigkeiten mit unvorhergesehenen Ereignissen (plötzliche Geräusche oder Berührungen mit Objekten lenkten ihn beispielsweise stärker ab als die meisten anderen Menschen, und er empfand sie sogar als schmerzhaft). Wo sich jemand auf dem Spektrum befindet, könnte also von der Verarbeitung von Informationen abhängen. Aber nicht nur im zwischenmenschlichen Bereich, auch wenn die Symptome hier besonders eindeutig sind, weil die Informationsdichte extrem hoch ist.

Wenn wir also annehmen, dass das Problem gar nicht die soziale Information an sich ist, sondern die Informationsmenge, dann wäre dies auch eine Erklärung dafür, warum Unberechenbarkeit Menschen auf dem Autismus-Spektrum solche Probleme bereitet. Berechenbare Information ist im Grunde gar keine: Wenn wir ein System so weit verstehen, dass wir jedes Ereignis korrekt vorhersagen können, hat Information keinen Neuigkeitswert mehr. Das Kernproblem des Autismus scheint also die Informationsfülle zu sein.

Ich wusste nicht, wie die Gehirne von Aynur und Charles Informationen darstellten, denn wir wissen generell nicht, wie das Gehirn dies tut – zumindest nicht mit der Gewissheit, mit der wir inzwischen wissen, wie genetische Informationen in der DNA kodiert sind. Wir wissen jedoch, dass Information durch elektrische Signale in stimulierten Zellen und chemische Signale zwischen diesen Zellen übermittelt wird. Und viele der Gene, die mit Autismus in Zusammenhang gebracht werden, haben mit diesen Prozessen elektrischer und chemischer Reizbarkeit zu tun – sie kodieren Proteine, die diese Signale erzeugen, weiterleiten und steuern.

Die genetischen Indizien bestätigten immerhin die Vorstellung, dass Menschen auf dem Autismus-Spektrum Information anders verarbeiten. Das reicht zwar noch nicht aus, um die Diagnose oder Behandlung zu erleichtern, doch es gibt weitere Hinweise, die auf einen gestörten Informationsfluss hinweisen. Diese Menschen weisen größere Reizbarkeit beziehungsweise reizbare elektrische Aktivität im Gehirn auf, wie etwa Epilepsie, eine Form der unkontrollierten Erregung in Gestalt eines Anfalls. Bei der Messung von Hirnwellen mit einem Elektroenzephalogramm (am Kopf angebrachte Elektroden, mit denen die synchronisierte Aktivität von Gruppen von Zellen in der Hirnrinde gemessen wird) weisen Menschen auf dem Autismus-Spektrum stärkere Gamma-Wellen auf, die im Frequenzbereich von 30 bis 80 Hertz schwingen.

Aufgrund dieser Beobachtung kam die Frage auf, ob der rote

Faden des Autismus nicht eine verstärkte Erregbarkeit der Hirnzellen sein könnte, zumindest im Verhältnis zu entgegenwir-
kenden Kräften wie der Inhibition, also der Hemmung. Diese
Hypothese fand weiten Zuspruch, auch aufgrund ihrer Flexibilität, denn dieses Ungleichgewicht von Erregung und Hemmung konnte zahlreiche Ursachen haben: Veränderungen bei
den Neurotransmittern, Synapsen, Zellen, Schaltkreisen bis hin
zum ganzen Gehirn. Da das Gehirn zum Beispiel sowohl Erre-
gungszellen hat, die andere Hirnzellen anregen und deren Aktivität verstärken, und inhibierende Zellen, welche die Aktivität
in anderen Hirnzellen hemmen, schien die Annahme attraktiv,
dass die Autismus-Symptome mit einem Ungleichgewicht zwischen diesen beiden Zelltypen selbst zusammenhängen.

Doch wie sollte man diese These überprüfen? Man kann zwar
die Hirnaktivität insgesamt dämpfen, etwa mit Medikamenten
zur Behandlung von Epilepsie und Angst (sogenannte Benzodiazepine), doch diese dämpfen die Aktivität sämtlicher Zellen,
nicht nur der erregenden.

Deshalb lassen sich die Kernsymptome des Autismus auch
nicht mit Benzodiazepinen behandeln. Autismus ist also offenbar mehr als eine gesteigerte Aktivität des Gehirns. Charles, der
auch unter Angststörungen litt, hatte jahrelang Benzodiazepine
eingenommen, doch diese Behandlung hatte keinerlei Auswirkungen auf seine Autismus-Symptome.

Mithilfe der Optogenetik ließ sich die These vom Ungleichgewicht von Erregung und Hemmung schließlich überprüfen.
Sollte dieses Ungleichgewicht zumindest bei einigen Formen
des Autismus mit erregenden und hemmenden Zellen zu tun
haben, dann war dieses Verfahren wie geschaffen für die Über-
prüfung dieser These. In ausgewählten Hirnregionen wie dem
präfrontalen Kortex, die mit höheren Denkfunktionen in
Zusammenhang stehen, konnten wir die Aktivität der erregenden und hemmenden Zellen verstärken oder verringern. Dazu

verwendeten wir wieder Ionenkanäle namens Kanalrhodopsine, die wir mithilfe von durch Glasfasern eingespeistem Laserlicht aktivierten.

Wie wir Menschen sind auch Mäuse lieber in Gesellschaft von Artgenossen als allein, selbst wenn es sich bei den Artgenossen nicht um Verwandte oder Partner handelt. Wenn sie die Wahl haben, ziehen sie ein Umfeld mit einer anderen (nicht bedrohlichen) Maus dem Alleinsein vor. Mäuse scheinen auch Interesse aneinander zum Ausdruck zu bringen, etwa in längeren Episoden des sozialen Kontakts und der Erkundung. Manipuliert man bei Mäusen nun Gene, die beim Menschen mit Autismus in Zusammenhang stehen, kann dies das Sozialverhalten der Mäuse stören.

Nach den ersten Erfolgen der Optogenetik wurde klar, dass sich mithilfe dieses Verfahrens auch das Sozialverhalten von Säugetieren erforschen ließ. 2011 konnten wir feststellen, dass die optogenetische Verstärkung der Aktivität von erregenden Zellen im präfrontalen Kortex das Sozialverhalten von ausgewachsenen Mäusen stark beeinträchtigte. Dieser Eingriff hatte keinerlei Auswirkungen auf nichtsoziale Verhaltensweisen wie die Erkundung unbeweglicher (und somit berechenbarer) Objekte.

Die Beobachtung bekräftigt die These des Ungleichgewichts zwischen verschiedenen Zelltypen. Mehr noch, wenn in den genetisch veränderten Mäusen auch die Aktivität der hemmenden Zellen gesteigert wurde, um das Ungleichgewicht zu korrigieren, glich sich das soziale Defizit wieder aus.

Entscheidend für das Experiment war die Entwicklung von erstmals durch rotes Licht gesteuerten Kanalrhodopsinen, als Ergänzung zu den bereits bekannten und von blauem Licht gesteuerten. Dank dieser Neuerung konnten wir in unserem Experiment nun die Aktivität der erregenden Zellen mit blauem Licht steuern und gleichzeitig die der hemmenden Zellen mit rotem. Das Experiment zeigte, dass die Steigerung der Aktivität von erregenden Zellen das Sozialverhalten von ausgewachsenen Säugetieren stören konnte und dass sich dieser Effekt durch eine gleichzeitige Steigerung der Aktivität von hemmenden Zellen wieder korrigieren ließ.

2017 (nach Abschluss der Behandlung von Charles und vor meiner Begegnung mit Aynur) wendeten wir diesen Ansatz auf untypische Mäuse an, also auf Tiere mit Genmutationen, wie sie bei menschlichen Formen des Autismus zu finden sind. Diese Mäuse (mit der Mutation eines einzelnen Gens namens CNTNAP2) hatten im Vergleich zu normalen Mäusen angeborene Schwächen beim Sozialverhalten. In unseren Experimenten stellten wir fest, dass sich dieses autistische Verhalten korrigieren ließ, indem man mithilfe der Optogenetik entweder die Aktivität der hemmenden Zellen steigerte oder die der erregenden Zellen dämpfte.

Besonders faszinierend war die Tatsache, dass dieses Verfahren auch bei ausgewachsenen Tieren funktionierte. Das war nicht von vornherein klar, denn es hätte durchaus sein können, dass sich das Ungleichgewicht in einem frühen Lebensstadium einstellte und danach nicht mehr umkehrbar war. In diesem Fall hätten die Erkenntnisse zwar ihre Gültigkeit behalten, doch es wäre schwieriger gewesen, daraus Behandlungsmöglichkeiten abzuleiten. Unsere Experimente schlossen zwar nicht aus, dass die Ursachen vor der Geburt liegen könnten. Doch sie zeigten auch, dass es zumindest in manchen Fällen möglich sein könnte, das soziale Defizit auch noch bei Erwachsenen zu korrigieren.

Die Experimente demonstrierten nicht nur, dass sich das Sozialverhalten verändern lässt, indem man Einfluss auf das Gleichgewicht von erregenden und hemmenden Zellen nimmt, sondern sie unterstrichen auch die Bedeutung des neuen wissenschaftlichen Verfahrens der Optogenetik. Die Psychiatrie hatte grundlegende neurowissenschaftliche Experimente angestoßen, mit denen sich Prozesse in untypischen menschlichen Gehirnen in der Psychiatrie klären ließen. Der Kreis schloss sich und trug sogar dazu bei, klinische Momente wie die soziologisch komplexe und eindringliche Erzählweise Aynurs zu erhellen.

»Ich weiß, wir haben eine Stunde überzogen«, sagte Aynur und beendete damit eine Pause, die ich erst in diesem Moment bemerkt hatte. »Es tut mir leid, dass Sie meinetwegen keine Mittagspause machen konnten. Ich danke Ihnen, dass Sie mir zugehört haben – ich wollte einfach nur erklären. Die französischen Ärzte meinten, ich sollte meine Therapie hier fortsetzen, aber ich habe keine Selbstmordgedanken mehr. Es war ein Moment der Schwäche, das ist alles.

Ich will das alles nicht überdramatisieren. Ich will damit nur sagen, ich könnte wieder so schwach werden. Ich weiß jetzt, dass ich meine Familie brauche und dass ich ohne sie nicht leben kann. Diese Bindungen, die das menschliche Leben ausmachen und die uns vielleicht das Überleben ermöglicht haben, die haben uns vielleicht auch verwundbar gemacht. Ich will nicht sagen, dass wir alle so reagieren, aber ich weiß, dass ich mich noch nie so schwach gefühlt habe wie in diesen drei Monaten. Ich wäre fast kaputtgegangen, und das hatte nichts mit Nahrung zu tun, oder mit Schutz oder Fortpflanzung. Ich wäre fast gestorben, obwohl es eigentlich gar nicht schwer gewesen wäre, im Westen zu leben und neue Freunde und Partner zu finden.

Das ist immer noch möglich. Ich sehe, wie mich manche Männer anschauen. Einen habe ich auch angeschaut.

Wir haben uns an einem Abend in einem Café neben dem Stadion kennengelernt. Es schien, als würde etwas explodieren. Will soll ich das beschreiben? Ich will sagen, es war eruptiv, aber ist das ein Wort? Randvoll? So viele Möglichkeiten. Ich habe damals noch nicht auf Englisch gedacht, das war vor über sechs

Monaten. Aber es ist egal, keine Sprache, die ich kenne, hat dafür ein passendes Wort.

Aber es ist nichts passiert. Wir haben Kaffee getrunken, aus lila Tassen. Und als ich weggegangen bin, da habe ich gemerkt, dass die sozialen Bindungen der Uiguren nur eine Kraft verstärken, die wir schon mitbringen.

Ich habe etwas gewusst, was dieser Mann nicht gewusst hat, nämlich dass diese soziale Struktur erst nach dem Giftstachel gekommen ist. Evolutionsbiologen meinen, dass dieser Stachel bei den Wespen entscheidend war für die Entwicklung des Sozialverhaltens, ein erstaunliches Maß an Schutz für ein so kleines und schwaches Insekt. Und das sehe ich auch so: Man kann nur sozial leben, wenn man eine starke Waffe hat, mit der man das Nest und den Nachwuchs schützen kann. Mit dieser Stärke kann man sich freimachen vom parasitischen Verhalten. Das Bedürfnis nach Beziehung zu anderen ist eine Stärke, keine Schwäche.«

Extravertierte Menschen wie Aynur, geborene Politiker und andere Menschen mit schier unerschöpflicher sozialer Energie scheinen ihre Kraft aus Gesprächen zu ziehen und das Alleinsein zu meiden. Ihr Wertesystem ist das Gegenteil eines Autisten. Menschen wie Aynur und Charles, die jeweils ein Extrem sozialer Intensität bevorzugen, empfinden es oft als extrem unangenehm, wenn sie dem anderen Extrem ausgesetzt sind, wie Nachttiere, die in die grelle Mittagssonne gezwungen werden.

Die natürliche Auslese hat dafür gesorgt, dass Nachttiere eine Aversion gegen Tageslicht haben, denn dieses negative Gefühl motiviert sie zum richtigen Verhalten: Sie verstecken sich vor dem Licht und warten auf Bedingungen, die ihrer Veranlagung entsprechen und weniger gefährlich für sie sind. Genauso wäre es doch denkbar, dass soziale beziehungsweise nichtsoziale Gehirnzustände schädlich sein könnten, sobald sie auf die falschen Umgebungsbedingungen treffen, und das wiederum könnte dafür sorgen, dass falsche Bedingungen (im Laufe der Evolution) mit negativen Gefühlen in Zusammenhang gebracht werden.

So wie Nacht- und Tagleben unterschiedliche Überlebensstrategien verlangen, könnte es für unterschiedliche Geschwindigkeiten der Informationsverarbeitung auch unterschiedliche Hirnmodi geben. Diese wären gleichermaßen wertvoll, aber nicht miteinander vereinbar (zumindest nicht gleichzeitig). Unser Umgang mit einem dynamischen und unberechenbaren System (wie etwa der sozialen Interaktion) könnte unvereinbar sein mit einem anderen Hirnmodus, den wir in anderen Situationen benötigen. Dieser andere Modus wäre derjenige, mit dem wir in aller Ruhe ein unveränderliches System beurteilen – ein Werkzeug, ein Computerprogramm, einen Kalender, einen Fahrplan, einen mathematischen Beweis oder irgendetwas anderes Stabiles und Berechenbares. Solche Systeme verstehen wir am besten, wenn wir uns Zeit nehmen, um sie aus unterschiedlichen Blickwinkeln zu begutachten, in dem Vertrauen, dass sie sich nicht verändern. Diese unterschiedlichen Situationen angemessenen Hirnzustände könnten von einem Moment zum nächsten ein- und ausgeschaltet werden (wobei die Vorliebe für den einen oder anderen Zustand über Jahrmillionen der Evolution verfeinert wurde und sich Dauer und Stärke dieses Zustands von einem Menschen zum anderen unterscheiden).

Unsere optogenetischen Experimente wurden später mit anderen Mäusen bestätigt, doch es blieb eine entscheidende Frage: Gibt es einen Zusammenhang zwischen dem Zellungleichgewicht, das bei Mäusen hinter den sozialen Defiziten steckt, und der Informationskrise, wie sie Charles erlebt (und vielleicht auch andere auf dem Autismus-Spektrum)? Die Optogenetik vermittelt uns einen Eindruck davon, wie diese Beziehung aussehen

könnte: In unserem ersten Experiment beobachteten wir nämlich, dass eine Steigerung der Erregbarkeit von Hirnzellen im
präfrontalen Kortex (welche die sozialen Defizite bewirkte)
tatsächlich auch die Informationskapazitäten der Zellen beeinträchtigte. Das konnten wir sogar präzise in Bit pro Sekunde
messen. Das heißt, das Ungleichgewicht, das sich negativ auf
die soziale Interaktion auswirkte, erschwerte den Hirnzellen auch
die schnelle Übertragung von Informationen. Was Charles'
Aussage bestätigte, die Informationen aus einem Blickkontakt
überlasteten sein System.

Ebenfalls ungeklärt ist, warum diese Informationsflut bei
Charles und anderen auf dem Autismus-Spektrum derart starke
negative Empfindungen auslöst. Diese Menschen leiden, weil
sie mit dem Eintreffen der sozialen Information nicht Schritt
halten können, doch die Ursache dafür ist unklar. Die Informationsflut muss nicht zwingend eine emotionale Komponente
haben beziehungsweise könnte genauso gut auch positiv erlebt
werden, etwa als ein Gefühl der Freiheit bei der Erkenntnis,
dass man nicht mitkommt, oder als Gefühl des Trostes und
inneren Friedens in der sich daraus ergebenden Isolation. In
den Gesprächen mit meinen Patienten wurde mir allerdings
klar, wie schwierig das Leben ist, wenn andere Menschen
ständig größeres soziales Gespür von einem erwarten, als man
tatsächlich hat. Demnach könnte es sein, dass die Aversion
sozial konditioniert ist, also in einer Folge von schwierigen
Interaktionen bis hin zu katastrophalen Missverständnissen
erlernt wurde.

Doch wäre es nicht trotzdem denkbar, dass diese Aversion
nicht erlernt ist, sondern dass wir es grundsätzlich als negativ
erleben, sobald die Informationsflut unsere Kapazitäten sprengt?
Wir alle, nicht nur Menschen auf dem Autismus-Spektrum, sondern auch Introvertierte und Durchschnittsmenschen, erleben
soziale Interaktion als belastend, wenn unser sozialer Hirnschalt-

kreis erschöpft ist. In einer sozialen Spezies wie der unseren könnte es evolutionär sinnvoll sein, einen eingebauten Aversionsmechanismus zu haben, der uns motiviert, uns aus wichtigen sozialen Interaktionen zurückzuziehen, wenn unser System ermüdet ist und die Gefahr von Missverständnis und damit Vertrauensverlust größer wird.

»Noch was«, sagte Aynur, während wir aufstanden. Ich hatte den Eindruck gehabt, mich als Erster von meinem Stuhl erhoben zu haben, weil ich mich nun endlich auf meinen nächsten Termin vorbereiten musste, doch sie hatte derart schnell darauf reagiert, dass ich mir dessen plötzlich nicht mehr sicher war. »Ich weiß, Sie wollen mich nur untersuchen, deswegen sehen wir uns wahrscheinlich nicht mehr. Aber als wir über meine Familie gesprochen haben, da haben Sie mich gefragt, wie wir es schaffen, dass die Seide diese Farbe bekommt, und darauf habe ich Ihnen gar keine Antwort mehr gegeben.

Das ist nämlich wirklich interessant. Ich erinnere mich, als ich klein war, da hat mir die hellrosa Tamarisk-Seide am besten gefallen. Sie hat ausgesehen wie ein blühender Baum. Die Farbe ist so zart, aber die Seide ist so stark, genau wie ein Baum. Ich weiß nicht, ob Sie die schon mal gesehen haben. Tamarisken sind so wunderbar lebendig. Das sind Wüstentannen, immergrün, aber so farbig.

Es gibt übrigens Wespen, die ihre Eier in der Tamariske ablegen. Dann bildet sich um das Ei herum eine Art Holz, so was wie ein Geschwür, ein Gallapfel. Wie ein Teratom, aber dem Baum tut es nicht weh. Er muss sich nicht dagegen wehren.

Neulich habe ich gelesen, dass die Tamariske inzwischen eine invasive Art in Amerika ist. Hier heißt sie Salzzeder – ein hübscher Name. Ich habe gehört, dass man sie als Zierpflanze aus Asien mitgebracht hat, und jetzt erobert sie Teile des amerikanischen Westens. Der Baum gedeiht in salziger Erde und macht auch die Erde salzig, damit hat er einen Vorteil gegenüber Weiden und Pappeln.

In manchen Gegenden hat man Wanderern anscheinend gesagt, sie sollen die Schösslinge von Salzzedern ausreißen, wenn sie welche sehen, um die einheimischen Pflanzen und Tiere zu schützen. Vögel verlieren ihre ursprünglichen Nistbäume, aber den Tauben scheint es nichts auszumachen, in Tamarisken zu nisten, und den Kolibris auch nicht. In anderen Gegenden hat man aufgehört, sich gegen den Baum zu wehren, man lässt ihn jetzt einfach wachsen. Deswegen gibt es in der ganzen Wüste im Westen jetzt eine Flut von Salzzederfarben. Ich habe ein Bild gesehen – das müssen Sie sich mal ansehen. Ich wünschte, ich könnte es Ihnen zeigen.

Aber die Seide. Ich kann Ihnen nur etwas über die traditionelle Methode erzählen, so wie meine Mutter sie mir beigebracht hat, langsam und von Hand. Wie das in der Massenfertigung gemacht wird, das weiß ich nicht. Erst sortieren wir die Kokons. Die fleckigen und unförmigen werden gekocht. Im Wasser bekommen alle dieselbe Farbe.

Dann rühren wir mit einem Stock, trennen die Fäden und drehen sie zu Strängen. Für einen kräftigen Strang braucht man ein Dutzend Einzelfäden. Beim Färben tauchen wir jeden Strang in verschiedene Pigmente, einen nach dem anderen. Das nimmt viel Zeit in Anspruch, vor allem bei den feinen Lila- und Violetttönen, den hellen Farben der Tamariske.«

Ein immer größerer Teil unserer Interaktionen kommt ohne die bunte Fülle der sozialen Information aus. Die Verringerung der sozialen Vielschichtigkeit bedeutet eine gewisse Entlastung für unser Gehirn (auch wenn wir diese Bürde vermissen und uns sogar nach ihr sehnen könnten, nachdem wir sie losgeworden sind). Am Telefon fehlt die visuelle Information, in E-Mails, SMS und Posts die visuelle und auditive. Diese Reduzierung der

Datenmenge pro Interaktion versetzt uns in eine Art Isolation und ermöglicht eine größere Zahl von sozialen Einzelereignissen (allerdings auch von Missverständnissen).

Der Trend zu mehr sozialen Kontakten und dem Austausch von immer weniger Daten pro Kontakt nähert sich dem Modus des Ein-Bit-Kontakts (ob es uns nun gefällt oder nicht) und könnte seine praktische Untergrenze bereits erreicht haben. Dieses verbleibende Bit kann immer noch mit großer Intensität getränkt sein, Aufmerksamkeit verlangen und Leidenschaft erregen, weil wir es in unserer Fantasie mit sozialen Zusammenhängen aufladen, also mit den vorgefertigten und stets einsatzbereiten Modellen in unserer Hirnrinde. Heute reichen zum menschlichen Kontakt schon ein paar Wörter und Zeichen aus, und das nimmt der Kommunikation einen Teil des Drucks der Komplexität und Unberechenbarkeit.

Vielleicht könnten wir nun unsere etwas altmodischen Auffassungen von »gesunder« und »optimaler« Sozialkompetenz lockern, die von der klassischen Interaktion mit hoher Informationsdichte ausgehen. Menschen am oberen Ende des Autismus-Spektrums wirken sozial kompetenter, wenn die Informationsdichte geringer ist und die Kommunikation nicht mehr in Echtzeit stattfindet, wie etwa im Fall von SMS. Zwar sind Fehler und Missverständnisse in jedem Medium möglich, doch die Kommunikation wird besser, wenn sie Zeit hat.

Die zu übertragenden Bits können reiflich überdacht und erst abgeschickt werden, wenn sie ausgefeilt sind. Eine sofortige Antwort ist nicht nötig. Der Empfänger kann die Information in den passenden Zusammenhang stellen und sie minuten-, stunden- oder tagelang aus unterschiedlichen Blickwinkeln aus betrachten. Er kann sich mögliche Antworten überlegen und wie beim Schach ohne Zeitdruck Szenarien zwei oder zwanzig Züge weit durchspielen, bis er eine Antwort hat und per Klick losschickt – ein Morsesignal für den Menschen der Spätmoderne.

Autismus wäre somit nicht unbedingt nur eine Frage einer »Theory of Mind«, also einer »Theorie des Geistes«, wie ein verbreitetes und hilfreiches Erklärungsmodell behauptet; demnach besteht das eigentliche Problem von Menschen auf dem Spektrum darin, dass sie Schwierigkeiten haben, mentale Zustände anderer Menschen überhaupt zu erkennen und zu interpretieren. Im Gegensatz dazu beschreibt die durch die optogenetischen Erkenntnisse gestützte Theorie der begrenzten Verarbeitungsgeschwindigkeit die Erfahrungen vieler Patienten möglicherweise vollständiger, denn sie sind ja durchaus in der Lage, ihre Modelle anzuwenden, sie benötigen nur ihrer Kapazität entsprechend mehr Zeit dazu.

Psychiatrie und Medizin ganz allgemein basieren zwar immer noch auf zwischenmenschlicher Kommunikation, kommen jedoch durchaus auch ohne die Informationsfülle des herkömmlichen Patientengesprächs aus. Das wurde mir als Assistenzarzt im Veteranenkrankenhaus klar, wo ich in den anstrengenden Nachtschichten lernte, dass sich die in der Psychiatrie so wichtige zwischenmenschliche Beziehung auch mit einem dürftigen Audiokanal herstellen lässt, nämlich durch ein längeres Telefonat.

Diese Feststellung machte ich ein zweites Mal während der Corona-Pandemie. Zu meiner Verblüffung erlebte ich immer wieder, dass sich auch Notfallpsychiatrie über den einsamen Draht des Telefons sehr gut bewerkstelligen lässt.

Das Veterans Administration Hospital von Palo Alto erhebt sich wie eine Fata Morgana aus den grünen Hügeln neben der Stanford University. Diese Oase der Widersprüche inspirierte Ken Kesey zu seinem Buch *Einer flog über das Kuckucksnest*, heute arbeiten hier jedoch vor allem Wissenschaftler. So steht das Krankenhaus gleichzeitig für die problematische unwissenschaftliche Vergangenheit der Psychiatrie und für ihre verheißungsvolle neurowissenschaftliche Zukunft.

Nachts übernimmt ein einziger Psychiater den Bereitschaftsdienst. Er führt Notaufnahmen durch, beantwortet Anfragen anderer Stationen und betreut die geschlossene Abteilung. Nebenbei muss er Anrufe ambulanter Patienten entgegennehmen, den zahlreichen Militärveteranen im Einzugsgebiet des Krankenhauses, von denen viele unter posttraumatischen Belastungsstörungen leiden (eine verbreitete und tödliche Krankheit, die sich häufig nicht medikamentös behandeln lässt).

»Ruf den Psychiater an!« – eine verbreitete Aufforderung, wenn sonst nichts mehr hilft. Inmitten aller anderen Notfälle erhält der Bereitschaftspsychiater einen Anruf von einem Veteranen, einem überreizten und hilflosen Menschen, der mit irgendjemandem sprechen muss, der ihn verstehen könnte. Diese Anrufe können eine Stunde und länger dauern. Ein persönliches Gespräch wäre kürzer, doch diese hochsensiblen Telefonate, in denen stets das Gespenst des Selbstmords lauert, verlangen einen anderen Modus.

Die Anrufe kommen scheinbar immer gegen drei Uhr morgens, mitten während eines Aufruhrs in der geschlossenen Abteilung oder wenn ich mich im kahlen Bereitschaftszimmer gerade ein paar Minuten aufs Ohr legen will. Zu Beginn meiner Assistenzzeit fiel es mir schwer, den Unwillen zu unterdrücken, denn der Anruf hatte meist keinen konkreten Anlass, zumindest keinen, den der Anrufer benennen konnte. Der Patient musste einfach mit jemandem reden. Also lernte ich, vom effizienten Arzt zum mitfühlenden Gesprächspartner umzuschalten. Mir wurde klar, dass sowohl ich als auch der Patient einen eigenen Kampf austrugen, um zu verhindern, dass Gefühle aus früheren persönlichen Traumata ins Jetzt durchschlugen und Annahmen und Schlussfolgerungen von einem Kontext auf den anderen übergriffen.

Ich nahm diese Anrufe oft im Bereitschaftszimmer entgegen, stundenlang zusammengerollt auf der schmalen und harten

Plastikliege, noch im Arztkittel und stets bereit für einen Notruf aus der geschlossenen Abteilung, wenn dort ein Patient Schmerzen in der Brust spürte oder gebändigt werden musste. So kauerte ich unter einem dünnen Krankenhauslaken, um die eisige nächtliche Verzweiflung abzuwehren, den Hörer ungemütlich zwischen Ohr und Schulter geklemmt. Nicht die beste Voraussetzung für eine enge Verbindung. Doch am Ende des Gesprächs konnten wir beide, Patient und Arzt, unserer Wege gehen, zur nächsten Aufgabe oder vielleicht sogar zu einem Nickerchen – mit einem gewissen Gefühl des Friedens, dem Geschenk der Wärme eines anderen Menschen und nach einem echten zwischenmenschlichen Austausch über eine Telefonleitung.

Als Jahre später das Coronavirus den Planeten heimsuchte, zwang es mich dazu, diese Geschichte nochmals zu erzählen. Um Ansteckungen zu vermeiden, spielten sich viele soziale Interaktionen auf Distanz ab oder wurden einfach geopfert. Anfangs schien die Kultur der traditionellen Psychiatrie besonders gefährdet. Als unentbehrlicher Ersatz für einen Klinikbesuch wurden erstmals verbreitet Video- und Audiotermine vergeben. Technisch wäre das schon lange möglich gewesen, doch die etablierten klinischen Strukturen widersetzten sich dem, weil den virtuellen Gesprächen unleugbar die umfassende Informationsrate der persönlichen Kommunikation fehlte.

Jüngere Patienten gingen ungezwungen mit Videoterminen um und kommunizierten in diesem Medium genauso natürlich wie in jedem anderen (und vielleicht sogar lieber). Einige meiner älteren Patienten fühlten sich allerdings weniger wohl und zogen das Telefon vor. Während eines Telefontermins mit Mr. Stevens, einem über achtzigjährigen Patienten, den ich seit Jahren behandele, staunte ich, wie schnell ich diesen intensiven Fokus wiederherstellte, allein durch das gesprochene Wort: diesen rein auditiven Informationskanal, diesen dürren Klang, über den ich notgedrungen so viele Fälle im Veteranenkrankenhaus betreut hatte.

Mr. Stevens hatte vier Wochen zuvor einen Rückfall in die Depression erlebt (vor Ausbruch der Corona-Epidemie in Kalifornien), und ich hatte die Dosis eines seiner Medikamente erhöht. Während ich zu Beginn unseres Telefonats zunächst ein wenig mit ihm plauderte (ich wollte mir Zeit nehmen, ehe ich auf seine Symptome einging, auch in dem Bewusstsein, dass ich im Falle einer Selbstmordgefährdung nicht rechtzeitig bei ihm sein konnte), spürte ich, wie ich sofort mit dem Gefühl für Leben und Tod auf seine Stimme, seine Pausen und seinen Sprechrhythmus lauschte, genau wie seinerzeit im Veteranenkrankenhaus, und dass ich schon alles über seinen Zustand wusste, was ich wissen musste. Als er mir schließlich seine Symptome und Gefühle beschrieb, bestätigte er mir nur noch, was ich schon wusste: dass sich seine Depression um etwa zwanzig Prozent gebessert hatte.

Besonders sozialkompetente Menschen tun das die ganze Zeit – Menschen, die fähiger sind als ich und mühelos und ohne Ausbildung durch die Flut von sozialen Daten hindurch das richtige Ohr haben und treffsicher die Bedeutung des Moments heraushören. Doch in jedem Teil von uns befindet sich unser Ganzes. Selbst wenn die Kapazität gering ist, dringt die Information irgendwann durch.

»Ich würde Ihnen ja gern noch mehr erzählen«, sagte Aynur, als wir schon in der Tür meines Sprechzimmers standen. Auf dem Flur war es still, und der Teppich machte einen schäbigen Eindruck auf mich. »Es wäre schön, wenn wir uns weiter unterhalten könnten, aber wir wissen ja beide, dass das nicht geht. Schade. Ich weiß, Sie haben keine Zeit mehr. Nur eins noch. Ich hatte einen letzten Moment, von dem ich Ihnen noch erzählen möchte, am Morgen, an dem ich aus Europa abgereist bin. Da habe ich keinen Mann angeschaut, sondern ein Mädchen.

Es war sechs Uhr morgens, und ich habe aus meinem kleinen

Gaubenfenster rausgeschaut und meinen Tee ausgetrunken. Ich habe mich auf die Fahrt zum Flughafen vorbereitet und mir noch einen Augenblick Zeit genommen, um nachzudenken und der Stadt zu danken, wenn Sie so wollen. Von der habe ich eigentlich gar nichts gesehen, nur ein paar graue Wohnblöcke gegenüber, aber es war trotzdem mein Abschied von Paris, ein stiller Moment der Ehrerbietung. Ich hatte viel gelernt und mich sehr verändert, und die französischen Ärzte haben mir wahrscheinlich das Leben gerettet. Als ich durch den Morgendunst rüber zu den anderen Wohnblöcken geschaut habe, ist ein elf- oder zwölfjähriges Mädchen im Hidschab allein raus auf einen schmalen Balkon gekommen.

Ich hatte sie und ihre Familie schon früher gesehen, im Vorübergehen, bei gelegentlichen Begegnungen, da hat man Schnappschüsse im Kopf. Ich glaube, sie hatte eine kleine Schwester, und sie haben bei Vater und Mutter gelebt, die haben traditionelle Kleidung getragen, keine typischen französischen Sachen, aber ich weiß nicht, aus welchem Land. So früh hatte ich sie aber noch nie gesehen, und sie war allein. Sie hat nach Osten geschaut, dann hat sie schnell einen Blick zurück in die dunkle Wohnung geworfen. Ganz ernst hat sie geschaut, sie war nicht da, um den Sonnenaufgang zu genießen.

Dann ist sie ans Geländer gegangen und hat sich mit dem Rücken zur Sonne hingestellt. Ich habe die Luft angehalten – für sie. So habe ich mir mich selbst oft vorgestellt, wie ich springe, beim Blick aus demselben Fenster.

Sie hat ein Handy rausgeholt und sich kurz drübergebeugt, dann hat sie sich wieder aufgerichtet und das Handy vor sich hingehalten. Von einem Moment auf den anderen war sie eine andere – sie war ein Filmstar, ihr Gesicht hat geleuchtet. Es war nur ein Selfie.

Dann hat sie sich wieder über das Handy gebeugt und das Foto angeschaut. Sie hat bestimmt eine Minute lang so dagestanden, dann hat sie schnell zu der Balkontür geschaut, die sie offen gelassen hat. Aber drin war alles dunkel.

Zehn Minuten lang habe ich fasziniert zugeschaut, wie sie immer wieder zwischen diesen beiden Haltungen hin- und hergewechselt ist. Auf dem nächsten Selfie hat sie noch mal gestrahlt, dann hat sie eins mit einer Grimasse gemacht, dann eins mit rausgestreckter Zunge und mit Victory-Zeichen unterm Kinn. Und nach jeder Pose hat sie sich wieder über das Handy gebeugt. Ihre Konzentration, ihre Intensität, das war beeindruckend. Es war vielleicht eine seltene Gelegenheit für sie, vielleicht war ihre Mutter unter der Dusche und konnte jeden Moment rauskommen. Hin und her ist das gegangen, fast wie eine Marionette in ihren stereotypen Bewegungen. Ich habe sie immer als kleines Mädchen mit Püppchen gesehen, aber hier wurde sie von etwas Neuem gesteuert, einem neuen Antrieb, einem Bedürfnis, das nicht mehr kindlich war.

Dann war sie endlich zufrieden. Sie ist wieder reingeschlüpft, und dann war sie weg.

Ich habe eine tiefe Traurigkeit gespürt, Freude und Neid, alles zusammen. Gibt es im Englischen ein Wort dafür? Ich kenne das Gefühl von früher, alles drei zusammen. Es sollte ein Wort dafür geben. Drei Grundemotionen, hin und her und rauf und runter und alles in einem Knäuel.

Der Neid – wir waren beide Musliminnen, wir waren beide Frauen, wir waren beide jung –, aber unsere Kulturen waren so unterschiedlich. Sie war gesegnet und begabt, sie stand am Anfang einer Reise, die ich nie unternehmen konnte. Ich bin zu fest an meine Leute gebunden, an mein gefangenes und gefoltertes Volk.

Meine Freude kam daher, dass ich gewusst habe, dass sie am Anfang ihrer Reise steht, dass sie aus der Heimat ihrer Eltern aufbricht, dass sie einen neuen Stoff ihrer Kultur webt und dass sie ihren eigenen Weg in die Unabhängigkeit geht.

Von solchen Momenten gibt es täglich Tausende, überall auf der Welt, und meine Traurigkeit ist daher gekommen, dass ihre Eltern wahrscheinlich nie erfahren würden, was da auf dem Balkon passiert ist, so wie ich es gesehen habe, eine Wildfremde. Es war ein ergreifender heimlicher Moment eines Mädchens, das sich von der Hand der Mutter löst, den sie mit niemandem teilen würde. Die Traurigkeit hatte wahrscheinlich auch etwas mit meinem eigenen Egoismus zu tun, weil ich mich diesem Kind so verbunden gefühlt habe und weil ich gewusst habe, dass ich es nie richtig kennenlernen würde. Ich habe mich immer noch so verwundbar gefühlt, so leer, von dem Teratom, von allem.

Ich habe sie gefunden und im gleichen Augenblick wieder verloren. Für sie habe ich nie existiert, und für mich war sie nur ein Faden, der einen Moment markiert – aber ein fester und haltbarer Faden, wie in dem Band, das Sie da haben, mit den dicken Rippen, Grosgrain heißt das, wenn der Schussfaden dicker ist als der Kettfaden.

Komisch, aber die Dicke dieses einen Fadens hat eine Lücke gebildet, die nichts schließen kann. Ich habe sie kennengelernt, wenn auch nur für ein paar Minuten, und jetzt habe ich das Gefühl, dass ich sie verloren habe. Ich weiß nicht, wie, aber irgendwie muss ich sie wiederfinden.«

4 WUNDE HAUT

Ebenso bereit, Kummer zu empfinden wie Kummer zu bereiten, lebte sie ein Leben,
das aus Experimenten bestand – seitdem die Bemerkungen ihrer Mutter sie damals jene
Treppe hinaufgejagt hatten, seitdem das einzige starke Verantwortungsgefühl ihr damals
am Ufer eines Flusses mit einer geschlossenen Stelle in der Mitte ausgetrieben worden war.
Die erste Erfahrung hatte sie gelehrt, dass es niemand anders gab, auf den man sich
verlassen konnte, die zweite, dass man sich auch auf sich selbst nicht verlassen konnte.
Sie hatte keinen Mittelpunkt, kein Pünktchen, um das herum sie hätte wachsen können.

TONI MORRISON, *SULA*

Der neunzehnjährige Henry wurde aufgegriffen, weil er sich nackt im Gang eines Regionalbusses gewälzt hatte. Als die Rettungssanitäter kamen, sagte er ihnen, er stelle sich vor, Menschen zu fressen, und sehe sich, wie er ihr Fleisch verzehre und in ihrem Blut bade. Doch nachdem er von der Polizei in die Klinik gebracht und mir als Bereitschaftspsychiater zur Diagnose übergeben worden war, erzählte er mir eine glaubhaftere Geschichte mit vertrauten menschlichen Motiven. Er schilderte mir, wie ihn die Verzweiflung über eine unglückliche Liebe erst auf Selbstmordgedanken, dann nackt in den Bus und schließlich zu mir gebracht hatte.

Weil an eine eindeutige Diagnose noch nicht zu denken war, ließ ich meiner Fantasie freien Lauf und stellte mir jenen zauberhaften Moment vor drei Monaten vor, in dem Henry in Liebe entbrannt war. Shelley kniete in ihrem mit Fell gefütterten Mantel auf dem zerschlissenen Sitz des Ausflugsbusses der Kirchengemeinde und küsste ihn, just als draußen die Sonnenstrahlen durch die Baumwipfel und den Nebel brachen. Henry, eher an die Frische der ersten Frühlingstage zwischen den

Mammutwäldern der Küste gewöhnt, war verblüfft und verzaubert von der plötzlichen Wärme auf seiner Haut, die durch die Scheibe kam. Shelleys Wärme, die erregte Hitze ihrer hungrigen roten Lippen, vereinte sich mit der Sonne in ihm. Sie verband ihn mit allem und verband sich mit allem in ihm.

Doch nun, keine drei Monate später, war alles wieder vorbei, und die Sommersonne war auf unerklärliche Weise zu Eis gefroren. Henry gestikulierte und zeigte mir, wie er sich zwei Tage zuvor die Augen zugehalten hatte – die Hände zusammen, die Finger verschränkt –, um nicht mitansehen zu müssen, wie sie vom Parkplatz des Schnellrestaurants weggefahren war, wo sie sich mit ihm verabredete hatte, um mit ihm Schluss zu machen. Er hatte sich vor den gleißend roten Rücklichtern geschützt, als sie zu einem anderen fuhr. Nichts blieb ihm mehr – er hatte keine Beziehung mehr zu ihr und anscheinend auch zu keinem anderen Menschen.

Henrys Abwehr gegen die Abschiedsszene erschien mir sonderbar unreif und die eines kleinen Jungen. Während er die Szene in Raum 8 nachstellte, sah er nicht auf seine Hände, sondern beobachtete mich, um meine Reaktion zu verfolgen. Während er die Arme hob, rutschten ihm die Ärmel seines Sweatshirts auf die Ellenbogen, und ich sah seine Unterarme, die von frischen Schnitten überzogen waren – rote, rohe Rauten. Eine dramatische und offenbar beabsichtigte Offenbarung von Leid und Leere. Durch die zerschnittene Haut wurde sein einsames Inneres sichtbar.

In diesem Moment sah ich ein Bild vor mir, versehen mit einem kurzen diagnostischen Etikett. Die kryptischen Fäden seiner Symptome, jedes für sich genommen unerklärlich, fügten sich in ihrer Überschneidung mit einem Mal zu einem Ganzen: die blutigen Gewaltfantasien, die Schnitte in seiner Haut, das bizarre Verhalten im Bus und die Hände, mit denen er sich die Augen zuhielt, um Shelley nicht wegfahren zu sehen.

Das Etikett war »Borderline-Persönlichkeitsstörung« (die aktuelle Bezeichnung der Psychiatrie, an deren Stelle demnächst vielleicht die Bezeichnung »emotionales Dysregulationssyndrom« treten könnte, oder etwas anderes, was die Symptome besser beschreibt. Doch gleich, wie man es nennt, handelt es sich um etwas Gleichbleibendes und Universelles, um einen festen und wesentlichen Teil des menschlichen Herzens). Diese trügerisch einfache Bezeichnung brachte Licht in Henrys Gefühlsdunkel und entwirrte dessen verblüffende Komplexität. Vor allem bot sie mir ein grafisches Bild für Henrys Geist an der Grenze zwischen Wirklichkeit und Unwirklichkeit, zwischen Stabilität und Instabilität. Mit den Händen blendete er das Licht aus, um den Stich der Erkenntnis abzuwehren, die es mit sich brachte, er schützte sein verletztes Inneres und übte eine primitive Form der Kontrolle über das aus, was über die Grenze seiner Haut in seinen Körper eindringen könnte.

Auch wenn jeder Mensch einmalig ist und ich nie einen Patienten mit einer ähnlichen Kombination von Symptomen gesehen hatte, fügten sich die neuen Einzelheiten, die er mir auf meine Nachfragen schilderte, ins Bild. Irgendwann spuckte er auch wieder seine Menschenfresserfantasien aus, mit denen er die Sanitäter so erschreckt hatte. Er hatte noch nie jemandem etwas zu Leide getan, doch er hasste Fremde auf der Straße, einfach weil sie Menschen waren. Wenn er Menschen sah, dann sah er ihr Inneres, und dieses Innere sah er in sich.

Die Sonne schmerzte, sie war kalt und gleißend, und um dieses erste Gefühl noch einmal zu erleben, das er bei Shelleys Kuss auf der Ausflugsfahrt empfunden hatte, hatte er sich im Bus ausgezogen, um vielleicht ein Stück Haut zu finden, auf dem sich die Sonne genauso anfühlte wie damals. Überall sah er Blut, er schwamm, tauchte, ertrank darin. Genug für einen Notruf bei der Polizei, die ihn als »51 50« bei mir ablieferte, ihr Funkcode für psychiatrische Notfälle.

Manche Menschen, die als 5150 zu mir kommen, möchten einer Einweisung entgehen, andere würden liebend gern bleiben. Meine Aufgabe war es, mit Blick auf die Kapazitätsgrenzen der Klinik herauszufinden, wer wirklich Hilfe brauchte und selbstmordgefährdet war. Als aufnehmender Arzt hatte ich eine Entscheidung zu treffen: Ich konnte Henry hinaus in die Nacht entlassen oder ihn in die geschlossene Psychiatrie einweisen, wo er bis zu drei Tage lang unser unfreiwilliger Patient bleiben würde.

Mit der Diagnose im Kopf konnte ich daran denken, mein Gutachten zu schreiben und einen Plan zu fassen. Dafür begann ich bei seinen ersten Worten. Ich blickte in meine Notizen und ging zurück zu dem Moment, in dem ich in Henrys Leben getreten war.

Ehe das Geld des Tech-Booms in die Region strömte und auch unserer Notaufnahme eine Modernisierung bescherte, war der winzige Raum 8 zwanzig Jahre lang das Portal der psychiatrischen Notfälle von Silicon Valley gewesen. Viele der Menschen, die an der immer engeren Vernetzung der Welt mitstricken, haben irgendwann einmal in diesem Kabuff gesessen. Sie lebten hier, dies war ihr Krankenhaus, und der fensterlose Raum 8 war die Pforte zur Notfallpsychiatrie und damit ein Fenster zum menschlichsten und verwundbarsten Herz von Silicon Valley. Raum 8 war ein wichtiger Ort: In einem Haus ist es nicht unbedeutend, was man beim Blick aus dem Fenster sieht.

Raum 8 war düster und beengt, gerade groß genug für die Patientenliege. Draußen stand ein freundlicher Wachmann bereit. Der Stuhl des Psychiaters befand sich so nahe an der Tür wie möglich – die Notfallpsychiatrie ist unberechenbar, und Notfallpsychiater sind (wie andere Notärzte) darin geschult, Fluchtwege in den Blick zu nehmen und sich in deren Nähe zu positionieren, für den Fall, dass eine Begegnung eine unvorhergesehene Wendung nimmt.

Bei meinem ersten Kontakt mit Henry schien es durchaus ratsam, den Fluchtweg im Auge zu behalten. Henry war größer und massiger als ich, zwar nicht besonders sportlich, dafür aber kräftig, und bei meinem Anblick schien sein Gesicht verächtlich zu zucken. Ich bemühte mich, möglichst gelassen zu wirken, doch mein Magen war ein einziger Knoten. Ich ließ die Tür einen Spalt offen, und als ich mich vorstellte, Platz nahm und ihn fragte, was ihn zu mir führte, drang der vertraute Lärm der Notaufnahme herein: die Begleitmusik für die ersten Worte seines Monologs, mit denen ich, wie es das medizinische Protokoll verlangte, auch meinen Bericht beginnen würde.

Psychiater beginnen ihre Laufbahn als Allgemeinärzte in der Notaufnahme und auf den Krankenstationen. Sie diagnostizieren und behandeln Krankheiten des gesamten organischen Systems, von Entzündungen der Bauchspeicheldrüse über Herzinfarkte bis zu Krebs, bevor sie sich schließlich auf das Gehirn spezialisieren. In dieser einjährigen Phase der Ausbildung erlernen sie ärztliche Rituale, wozu auch die Berichterstattung über den Patienten in exakt der Form gehört, wie sie der zuständige Oberarzt erwartet. Die vorschriftsmäßige Aufnahme der Daten beginnt mit Alter, Geschlecht und natürlich den Hauptbeschwerden – Letztere in den Worten, mit denen der Patient den Grund für das Aufsuchen der Notaufnahme beschreibt. Die Formulierung »78 Jahre, weiblich, Hauptbeschwerden: seit zwei Wochen sich verschlimmernder Husten« macht den Anfang, erst dann folgen Vorgeschichte, Untersuchungsergebnisse oder Laborbefunde. Dieses Ritual hat seinen Sinn, denn es führt auf einfache Weise zum Wesentlichen, vor allem bei Patienten mit vielen chronischen Leiden, die andernfalls nur ablenken würden.

Medizinische Rituale lassen sich allerdings nicht immer so ohne Weiteres auf die psychiatrische Realität übertragen, vor allem nicht während der Facharztausbildung. Die frischgebackenen Assistenzärzte müssen sich erst umgewöhnen, um die

Rhythmen der Medizin auf die neue Umgebung zu übertragen, denn die erste Antwort eines Patienten kann sich als erster Satz eines Berichts oft etwas merkwürdig lesen: *Alter: 22, Geschlecht: männlich, Hauptbeschwerde: »Ich kann Ihre Energien in mir spüren.«* Oder: *Alter: 62, Geschlecht: weiblich, Hauptbeschwerde: »Ich will, dass Xamax in der Therapie weint.«* Oder: *Alter: 44, Geschlecht: männlich, Hauptbeschwerde: »Die Wichser wollen mich kontrollieren. Aber in den Tod kannst du mir nicht folgen, oder? Leck mich.«*

Bei der Begegnung mit Henry hatte ich wie immer gefragt, was ihn in die Notaufnahme führte, und er hatte mir seine Symptome genannt. Die erste Zeile meines Berichts lautete: *Alter: 19, Geschlecht: männlich, Hauptbeschwerde: »Mein Vater hat gesagt, wenn du dich umbringen willst, dann bitte nicht hier daheim. Deine Mutter würde mir das nie verzeihen.«*

In diesem Moment hätte ich eine Menge Fragen gehabt, doch Henry gab mir keine Gelegenheit, sie zu stellen. Er hatte gerade erst angefangen und kam in Fahrt. Die Worte flossen schnell und und geordnet – rückblickend passte alles zur Diagnose Borderline-Störung. Als Grund für seine Selbstmordabsichten führte er die zerbrochene Beziehung an, das Ende einer perfekten Liebe, die erst wenige Monate zuvor auf einer Ausflugsfahrt im Bus ihren Anfang und vor zwei Tagen auf dem Parkplatz eines Schnellrestaurants in Santa Rosa ihr Ende genommen hatte. Dann schilderte er seine quälende Irrfahrt der letzten beiden Tage – wie er gelernt hatte, sich heimlich zu ritzen, wie er zu seinem Vater gegangen war, um ihm das Ergebnis zu zeigen, wie er nach der erschütternden Reaktion seines Vaters auf die Straße hinausgerannt war auf der verzweifelten Suche nach einem Bus, um noch einmal zu spüren, was er an jenem ersten Tag mit Shelley gespürt hatte. In diese Erzählung flocht er ein, wie sich seine Eltern scheiden ließen, als er drei war, wie er auf den Schoß der Mutter geklettert war und geheult hatte: *Ich mag diesen neuen Papa nicht*, während ihr Gesicht keinerlei Regung zeigte und sich von den Tränen des Sohns nicht rühren ließ. Er beschrieb das Chaos der zwei getrennten Haushalte, das entstand, als die beiden Menschen, die sich leidenschaftlich geliebt hatten, von einem Tag auf den anderen leidenschaftlich hassten. Wie alle menschlichen Werte, gut und schlecht, auf unerklärliche Weise und unumkehrbar auf den Kopf gestellt wurden. Wie er lernte, in zwei voneinander getrennten Welten zu leben, die sich nicht mehr zusammenführen ließen, und wie er gezwungen war, zwei unvereinbare Wirklichkeiten zu erschaffen, um zu überleben.

Ehe er schließlich schwieg, schilderte er mir noch die Bilder, mit denen er die Sanitäter erschreckt hatte: Blut und Kannibalismus und Menschenekel. Nicht einfach nur ein Wunsch nach Abstand, sondern ein Ekel vor der gesamten Menschheit.

Als Student hätte ich ihm wohl fälschlicherweise die Diagnose Schizophrenie oder psychotische Depression gestellt – beides Formen einer Ablösung von der Welt. Doch Henry war klar, sein Denken geordnet, er stand noch in Kontakt zum Hier und Jetzt. Nur ein Mensch mit Borderline-Störung schafft den Sprung von der Wirklichkeit zur Verwerfung und wieder zurück, hat beide Pässe in der Tasche und spricht beide Sprachen – nicht ganz im Wahn, jedoch mit einem alternativen Bezugssystem –, um mit der feindlichen, unberechenbaren Wirklichkeit umgehen zu können.

Mitunter scheint es, als seien sowohl das Selbst als auch die Welt außerhalb des Selbst im Kopf des Boderline-Patienten nicht eindeutig definiert und keine eigenständigen Größen mit festen Eigenschaften und festem Wert. Die Patienten haben offenbar Schwierigkeiten, den relativen Wert unterschiedlicher Situationen und menschlicher Interaktionen miteinander zu vergleichen; die Folge sind heftige Reaktionen, zum Beispiel unrealistische Katastrophenszenarien oder Extremreaktionen auf das üblichen Hin und Her menschlicher Interaktionen. Es ist, als erlernten sie gerade erst die Art von Berechnung, die den Vergleich von menschlichen Werten unterschiedlicher Kategorien ermöglicht und das Fühlen und Handeln in die richtigen Bahnen lenkt.

Doch scheint es sich bei diesem Muster extremer und scheinbar ungerechtfertigter Reaktionen (die auch bei anderen Störungen zu beobachten sind und gelegentlich bei uns allen auftreten können) um eine praktische Strategie zu handeln, mit der Borderline-Patienten frühe Traumata bewältigen; darin spiegelt sich eine Wirklichkeit, in der es kein stabiles Wertesystem gibt, mit dem sich die Welt verstehen lässt. Auch andere Aspekte der Persönlichkeitsentwicklung scheinen in einem Frühstadium erstarrt zu sein, weshalb manche bis ins Erwachsenenalter an Übergangsobjekten wie Decken und Teddybären festhalten, die ein Kind trösten, wenn es sie fest in den Arm nimmt, und sie sich von einer sicheren in eine unsichere Umgebung mitnehmen lassen. Dass sich Henry die Augen zuhielt, um Shelleys Abschied nicht sehen zu müssen, war die Abwehrreaktion eines Kindes, das die unerträgliche Wirklichkeit ausblendet, statt sich ihr zu stellen. Solche und ähnliche Verhaltensweisen können Freunde, Verwandte und nahestehende Menschen verunsichern, doch mit Nachdenken und Erfahrung können sie auch unser Mitgefühl wecken.

Vielen Borderline-Patienten (und auch Nichtpatienten, die nur mit einigen Symptomen leben) gelingt es, ihre Zerbrechlichkeit für sich zu behalten – die plötzlichen Schwünge aufgrund einer schmerzlichen Leere. Manche verschweigen auch einen geheimen Fluch, der eine stumme Befreiung darstellt: das Öffnen der eigenen Haut, das Ritzen von Armen, Beinen und Unterleib. Das sind Wunden, die sie nie herzeigen müssen, es sei denn, sie versprechen sich etwas davon. Welches Bedürfnis befriedigte Henry, als er mir anscheinend absichtlich seine Verletzungen zeigte? Tat er es, weil er wusste, was dies im System auslösen würde – in meinem System, in mir? Viele Borderline-Patienten sind Meister darin, Emotionen in anderen Menschen auszulösen, heftige negative oder positive Aufwallungen, die sich der Intensität ihrer eigenen Emotionen annähern. Damit erreichen sie oft das erwünschte Ziel, eine Art Belohnung, wozu auch die Einweisung in ein Krankenhaus gehören kann (was gelegentlich sogar das eigentliche Ziel ist, selbst wenn die Patienten keine Selbstmordabsichten hegen).

Je mehr ich über Henrys Armgeste nachdachte und über seinen Blick, mit dem er meine Reaktion verfolgte, umso klarer schien es mir, dass es sich um einen Manipulationsversuch handelte. Ich hatte den Eindruck, dass er nicht selbstmordgefährdet war (meine Überlegungen wurden von der demonstrativen Art der Geste beeinflusst), keine Halluzinationen von Blut hatte und keine Menschen fressen wollte. Auch machte er weder einen kriminellen noch einen antisozialen Eindruck auf mich. Seine Vorgeschichte schien zu zeigen, dass er nie einem Menschen Leid zugefügt hatte, mit Ausnahme von ihm selbst. Und da er keinen Selbstmordversuch unternommen hatte, war ich mir eigentlich sicher, dass er nicht sterben wollte, zumindest noch nicht. Sein Schmerz war echt, doch das Vorzeigen seiner Selbstverletzung war etwas anderes, ein verzweifelter Griff nach menschlicher Zuwendung über die Grenze von Wirklichkeit und Unwirklichkeit hinweg. Ein Griff über seine eigene Haut hinaus nach anderen, nach der warmen Decke menschlicher Beziehung, die jederzeit wieder abkühlen konnte, auf der Suche nach dem tiefen Verbundensein, das nie wiederkommen würde. Haut auf Haut. Das regungslose Gesicht seiner Mutter.

Ich hatte viel zu tun – Patienten warteten auf mich, aus anderen Kliniken kamen Überweisungen herein, in der geschlossenen Abteilung dräute eine Darmblutung. Meine Kräfte sind begrenzt. Das mochte Henry gespürt haben und erzählte mir daher seine Geschichte so, dass ich ihn unmöglich allein in die

Nacht hinausschicken konnte. Er wollte etwas von mir, etwas unermesslich Wertvolles: mich – meine Zeit und Energie.

Als mir das dämmerte, spürte ich ein Kribbeln im Rücken, dieses Gefühl einer abwehrenden Wut, das wir auf der Haut spüren, wenn unsere persönlichen Grenzen verletzt werden. Ich wusste zwar, dass sein Leid echt war, doch mein Mitgefühl war zu diesem Zeitpunkt rein klinischer und intellektueller Natur. Nun stieg ein uraltes Gefühl in mir auf, dem mein Mitgefühl egal war. Meine Haare stellten sich auf, über den Nacken bis zum Kopf, in dieser den Säugetieren eigenen Wutreaktion – einem Gefühl, das unsere Haut, unsere Grenze und unser Selbst definiert.

Jede Emotion hat eine körperliche Qualität, wie das Magenkribbeln der Verliebtheit. Den Zorn über die Verletzung unseres Territoriums empfinden wir an unserer physischen Grenze, der Haut. Das könnte auf Drohgebärden unserer Vorfahren zurückgehen, die ihre Haare aufstellten, um größer zu wirken. Für uns nahezu haarlose Menschen wirkt dieses Gefühl dagegen vor allem nach innen, ein unsichtbares Erbe zum internen Gebrauch. Henry hatte es in mir ausgelöst, er war in mich vorgedrungen und hatte das gleiche Gefühl ausgelöst, das unsere Vorfahren vor Hundert Millionen Jahren spürten, sobald sie Haare hatten, die sie sträuben konnten. Die kleinen Haarmuskeln am Nacken ziehen sich zusammen, die Haare richten sich auf, der Körper schwillt, und die Form, die ich der Welt darbiete, wird größer: Das bin ich. Ich bin größer, und das solltest du wissen. Ich bin wichtiger. Ich bin stärker.

Dieses namenlose, universelle und unwiderstehliche Gefühl ist ein Gemisch aus positiven und negativen Regungen, ein erregendes Prickeln von Lust und Wut. Derart erweitert und vergrößert, weitet sich auch mein Sinn für die Möglichkeiten, und ich spüre, wie ich über mich hinauswachse. Ich fühle mich mutiger, ich will der Gefahr ins Auge sehen. Risiko ist alles. In diesem Moment kann ich jede Konsequenz auf mich nehmen, komme, was da wolle. Die Grenze ist das Gefühl, und das Gefühl ist die Grenze. Dann legen sich die Haare auf meinem Nacken und Rücken allmählich wieder. Ich bin Arzt, ich trage einen weißen Kittel, ich lebe auf einem zivilisierten Planeten mit Grenzlinien. Die Woge ebbt ab. Die urtümliche Gewalt des Gefühls weicht zurück.

Ich kannte das Gefühl schon von früheren Begegnungen mit Borderline-Patienten, doch Henry wusste vermutlich nicht, was er in mir auslöste. Auch Babys wecken starke Emotionen in ihren Eltern, ohne es jemals gelernt zu haben. Henry war jung und unerfahren, ein Boderline-Baby. Er war ein menschliches Säugetier aus einem zerstörten Bau, im Alter von drei Jahren hatte er sein Nest verloren und war dann als Borderliner zur Welt gekommen – fixiert in der Zeit, mit kindischen Abwehrreaktionen, doch mit den Waffen, um meine Grenze zu überwinden, mir unter die Haut zu gehen und meine tiefsten, ältesten Reaktionen anzurühren.

Die Haut ist Barriere und Wächter zugleich. Im Embryo entsteht die Haut aus dem Ektoderm, unserer ersten Grenze, der äußersten Zellschicht und grundlegendsten Trennungslinie zwischen Selbst und Nicht-Selbst. Hieraus entsteht unser Gefühlssinn, unser Wachturm an der Grenzlinie zwischen Selbst und Welt, in die Haut sind Organe eingebettet, die Berührung, Vibration, Temperatur, Druck und Schmerz wahrnehmen. Auch das Gehirn, das sich jetzt innen befindet, entsteht aus dem Ektoderm, sodass aus dieser Zellschicht alle Grenzen des Individuums hervorgehen, psychische wie physische.

Ebenso stammen Haar und Fell aus der Haut und gehen vermutlich auf Schnurrhaare zurück, in der Schnauze befindliche Tastorgane unserer ältesten grabenden Vorfahren, die sich vierzig Millionen Jahre lang unter der Erdoberfläche vor den

Dinosauriern versteckten, bis ein Asteroid die Ordnung auf den Kopf stellte und die Säugetiere an die entvölkerte Erdoberfläche brachte. Diese ersten Haare erspürten die Form des Tunnels im Dunkel und erkannten, ob der Kopf durch einen Durchgang passte und das Selbst Schutz und Wärme fand.

Als die Tasthaare dicker und dichter wurden und in unseren dunklen Erdhöhlen immer detailreichere Orientierung boten, stießen wir auf eine neue Möglichkeit der Grenzziehung. Die Evolution entdeckte die wärmende Wirkung der Haare, und in ihrer blinden Macht hüllte sie den ganzen Körper darin ein. Die grabenden Säugetiere mit dichteren Tasthaaren bewahrten die überlebenswichtige Wärme besser, sie gingen effektiver mit dem teuren warmblütigen Lebensstil um, der in den kalten Nächten und Jahreszeiten viel Energie verschlang.

Über Jahrmillionen verteilten sich die Tastorgane der Haut über den gesamten Körper, wo neue Verwendungen aufkamen. Rücken- und Nackenhaare ließen sich aufrichten und dienten als Warnorgan, vergleichbar mit der Rassel der Klapperschlange. Wie Grenzwächter reagierten unsere ältesten Hautorgane nun auch auf eine neue Art der Invasion, sie schufen ein neues Territorium, eine neue Landschaft. Das Sträuben der Haare war ein äußerliches Zeichen, das Eindringlinge abschrecken sollte, doch spätestens bei uns Menschen (Säugetieren, die in der Lage sind, ihre emotionalen Zustände zu beschreiben) wird dieses Signal auch von einer inneren Befindlichkeit begleitet. Diese ist Teil des Zustands und wird zu einem Signal für das Selbst. Haare – ein peripheres und weit vom Gehirn entferntes Organ – erstatten nun Bericht über die territoriale Unversehrtheit des Selbst, die nicht nur körperlicher, sondern auch psychischer Natur sein kann, und senden ihr Signal an die Welt und an uns.

Wir Menschen haben den Großteil unserer Körperbehaarung zwar wieder verloren, doch das Gefühl selbst ist uns erhalten geblieben, dieser Schub von Gefahr und Ausdehnung – vielleicht der erste wirklich säugetierhafte Zustand, der vor Urzeiten in dunklen unterirdischen Tunneln geboren wurde.

Wir spüren und definieren unsere Grenzen mit der Haut: Wächter, Pigment, Signal. An der Haut sind wir verwundbar, hier geben wir Wärme ab, hier nehmen wir Kontakt auf, um uns zu paaren und zu überleben. Die Haut hat viele Funktionen und damit auch Vielfältigkeiten und Widersprüche. Durch unsere weiche Bauchseite vom Hals bis zum Becken – unsere Vorderseite, die von der auf den Boden gerichteten Unterseite eines vierbeinigen Reptils oder frühen Säugetiers stammt – strömt das Blut zur Oberfläche, lässt sie rot anlaufen und anschwellen, um über sich hinauszureichen, zu funktionalisieren und sich zu paaren. Doch das Aufstellen der Haare, die prickelnde, wütende Reaktion auf die Grenzüberschreitung, spüren wir am Rücken – unserer weniger sichtbaren, verborgeneren und paradoxerweise der Bedrohung abgewandten Seite. In unserer Evolutionsgeschichte als Vierbeiner wäre dies allerdings die sichtbare Oberseite gewesen, und dort hätten uns aufgerichtete Haare eine größere Präsenz verliehen, wie es zum Beispiel bei Katzen und Wölfen der Fall ist.

Manche Psychiater nutzen das Sträuben ihrer eigenen Haare – die Reaktion auf den Verlust der territorialen Unversehrtheit –, um Persönlichkeitsstörungen wie die Borderline-Störung zu diagnostizieren. Dieser Trick aus der klinischen Praxis gehört weniger zur Wissenschaft als zur Kunst der Psychiatrie: Man hört auf sich selbst, beobachtet die eigenen negativen emotionalen Reaktionen auf den Patienten, erkennt, dass andere im Umfeld des Patienten vermutlich ähnlich reagieren, und nutzt diese Erkenntnis in der Behandlung. So wird aus einem Überbleibsel der Evolution bei aller gebotenen Vorsicht ein Diagnoseinstrument: Der weise Arzt beobachtet, dass der Patient in anderen Menschen vermutlich die gleiche Abwehrreaktion provoziert, was ihm im Alltag Probleme bereiten könnte und daher Gegenstand einer sinnvollen Therapie sein kann.

Diese Übertragung funktioniert auch bei positiven Gefühlen. Patient oder Psychiater können in eine Rolle aus der Vergangenheit passen, die im Leben des anderen ein anderer Mensch geschaffen oder gespielt hat. Durch Zufall oder Absicht passen wir manchmal genau in diese Leerstellen, und wenn diese Rolle positiv besetzt ist, kann dies der therapeutischen Beziehung nutzen – vorausgesetzt, die Übertragung wird erkannt, beobachtet und wirkt sich nicht störend auf die Therapie aus. In der Tat ließ Henry gegen Ende – vielleicht unbewusst, vielleicht in einem gezielten Versuch der Manipulation – einen Satz fallen, der mir half, eine Beziehung zu ihm herzustellen. Während ich auf einen Abschluss des Gesprächs zusteuerte, war ich zunehmend überzeugt, dass er sich in dieser Nacht vermutlich nichts antun würde, allerdings noch immer unschlüssig, ob ich ihn entlassen oder einweisen sollte. Da sagte er: »Ich will doch nur, dass meine Eltern wieder zusammen sind.«

Inmitten aller Tricks und Täuschungen hatte er nun endlich etwas gesagt, was stimmte. Das war die eine Sache, auf die es ankam. Die latente Hoffnung, die ausgefransten Kanten zu verbinden und das zerrissene Selbst zu flicken. Als alleinerziehender Vater hörte ich meinen Sohn und spürte erneut den Schmerz darüber, dass unsere eigene Familie zerbrochen war, als er gerade einmal zwei Jahre alt war.

Im Bewusstsein der Übertragung und der Tatsache, dass ich nur wenig tun konnte und noch weniger verstand, wies ich Henry in die geschlossene Abteilung ein und holte ihn ins Warme.

Die Borderline-Persönlichkeitsstörung lässt sich kaum mit Medikamenten behandeln und ist eine verwirrende Gemengelage von Symptomen, die auf den ersten Blick nichts miteinander zu tun haben: panische Angst vor dem Verlassenwerden, heftige Stimmungsschwankungen, ein unentrinnbares Gefühl der Leere, bizarre öffentliche Auftritte, morbide Visionen. Borderline führt häufiger zum Selbstmord als jede andere psychiatrische Störung, viele Patienten empfinden selbstverletzendes Verhalten, etwa das Ritzen der eigenen Haut, als befriedigend und empfinden sogar ein heftiges Verlangen danach. So unverständlich dieses Verhalten sein mag, so verbreitet ist es jedoch – was etwas über uns, über das Menschsein aussagt.

Anders als bei anderen psychiatrischen Krankheiten – etwa bei der Schizophrenie, deren bizarre Symptome abstoßend wirken und die Patienten isolieren – haben die Borderline-Symptome oft eine einnehmende Wirkung auf andere, zumindest eine Zeit lang. Selbstverletzungen können dazu dienen, andere einzuwickeln, doch für die Patienten scheinen sie auch einen inneren Zweck zu erfüllen. Sie erleben bereits einen Schmerz anderer Art, und die Selbstverletzung könnte gegen diese tiefgreifendere Verwundung wirken.

Wir wissen, dass viele dieser Menschen unverschuldet eine schwere Bürde tragen: ein in jungen Jahren erlittenes psychisches oder physisches Trauma, das manchmal mit ihren engsten Bezugspersonen zusammenhängt. Henrys einzige Quelle der Wärme, das kleine Nest der Familie im kalten Mammutwald, war nicht nur zerstört, es war auf den Kopf gestellt und seine Werte waren in ihr Gegenteil verkehrt worden. Was immer zwischen seinen Eltern vorgefallen sein mochte, Henrys Wahrnehmung und Interpretation waren klar: Er hatte als kleines Kind sehr gelitten. Doch in der Mathematik der Anpassung an eine feindliche Welt ergibt Fürsorge plus Schmerz immer noch Überleben. Wenn die Menschen, denen wir vertrauen und vertrauen müssen, nicht mehr berechenbar sind, uns Schaden zufügen, Grenzen übertreten, und wenn Werte völlig auf den Kopf gestellt werden, dann wird eine verquere neue Logik erforderlich, um am Leben zu bleiben. Überleben setzt den

Erhalt der Beziehung zu den Versorgern voraus, und es muss ja nicht alles schlüssig sein, solange es nur Wärme bringt. Eine zerrissene Weltordnung hat ein zerrissenes Gefühlsleben zur Folge, in dem es nichts Festes gibt, das aber ständig stabilisiert werden muss und in dem menschliche Beziehungen dialektisch werden: sowohl dringend benötigt als auch unter allen Umständen zu vermeiden. Umso wichtiger wird die Fähigkeit, mit alternativen Realitäten in sich und anderen umgehen zu können.

Das Zusammenspiel der verschiedenen Symptome ist real und lässt sich quantifizieren. Ein Trauma während der Lebensphase der Abhängigkeit, in der Wärme und Fürsorge alles entscheidend sind, führt bei Borderline-Patienten später zu Selbstverletzungen ohne Selbstmordabsicht. Und die Phase der menschlichen Abhängigkeit ist lang. Wir müssen ein großes und komplexes Gehirn entwickeln und uns an eine breit gefächerte Kultur mit einem undurchschaubaren Gewirr aus Verhaltens- und Denkweisen anpassen, und dazu ist das vertrauensvolle, schnelle und offene Gehirn des Kindes bestens geeignet. Noch weit über das zwanzigste Lebensjahr hinaus entwickelt unser Gehirn grundlegende Strukturen, etwa die elektrische Isolierung, das Myelin, das der weißen Masse seine Farbe verleiht und elektrische Kommunikationskanäle durch das Gehirn führt. Als Primaten und Menschen halten wir unsere Haut – die Oberfläche des Körpers oder der Hirnzellen, unsere Grenzen und Gehirne – so lange wie möglich offen und damit verwundbar.

Auf dem evolutionären Weg zum heutigen Menschen wurde unsere Kindheit immer länger, und damit auch die Phase der Abhängigkeit und Verwundbarkeit. Die Kindheit wird bis an die Grenzen ausgedehnt und reicht heute schon über die Lebensdauer unserer letzten Vorfahren und weit über den Beginn unserer Fortpflanzungsfähigkeit hinaus. Nirgends wird das deutlicher als in der Medizin selbst mit ihrem schier endlosen Studium. Auf den Fluren der Lehrkrankenhäuser scharen sich die auszubildenden Ärzte. Sie stehen schon mitten im Erwachsenenleben, doch noch immer lernen sie, suchen nach Liebe und kämpfen ums Überleben, und ihr schütteres Haar an der Grenze zwischen Selbst und Welt signalisiert eher Verwundbarkeit und Schwäche als Autorität.

Auch wenn wir wissen, warum sich unsere abhängige Lebensphase derart in die Länge zieht, entzieht sich die Biologie der Boderline-Störung auf Ebene der Hirnschaltkreise und Nervenzellen noch unserem Verständnis. Um dieses Problem wissenschaftlich anzugehen, könnten wir wie immer versuchen, die Frage auf eine beobachtbare Größe und eine zuverlässig zu ermittelnde Maßeinheit zu reduzieren. Die Befriedigung über Schmerz, über das Ritzen, ist zwar nicht auf Borderline-Patienten beschränkt, hängt jedoch eng mit der Störung zusammen und dient als bemerkenswert gut messbare Größe, die Auskunft über einen starken und gestörten inneren Zustand gibt.

Was bringt einen Menschen dazu, sich selbst zu verletzen? Schon das ist eine schwierige Frage, die man aber auch noch auf einer tieferen Ebene stellen kann: Was bringt uns dazu, überhaupt etwas zu tun? Je nach Situation, kann es sich um einen Reflex handeln, einen Instinkt, eine Gewohnheit, oder um Schmerz oder Unannehmlichkeiten zu vermeiden, Lust zu verspüren, einen Kitzel, eine Belohnung ... Wir könnten uns allerdings auch eine Welt vorstellen, in der alles Verhalten von Schmerz und dessen Überwindung motiviert wird. Manchmal wird unser Handeln von der Suche nach positiven Empfindungen geleitet, doch wir können auch von dem Wunsch motiviert werden, inneres Unwohlsein abzustellen.

Wäre der Überlebenstrieb stark genug, wenn eine Spezies oder ein Individuum ohne Lust auskäme und sein einziges Handlungsmotiv in der vorübergehenden Linderung von Leid bestünde? Wenn sein Verhalten dem Überleben und der Fortpflanzung diente, empfände es zumindest momentan sein inneres Leid weniger stark. Wären wir Götter, könnten wir ein Lebewesen erschaffen, das so funktioniert. Wie würde ein Mensch aussehen und handeln, dessen Grundmodus psychischer Schmerz ist und dessen Handeln nur darauf zielt, diesen zu lindern oder sich davon abzulenken?

Lust lässt sich jederzeit aufschieben, Schmerz hingegen lässt sich nur schwer ignorieren. Womöglich wäre Schmerz demnach ein noch stärkeres Handlungsmotiv. Die Verringerung oder Ablenkung von innerem Leid könnte ein Motiv sein, morgens aufzustehen, sich mit Freunden zu treffen oder seine Kinder zu beschützen – doch so wie wir aktuell gebaut sind, könnten uns die daraus resultierenden Verhaltensweisen merkwürdig erscheinen. Melodie und Rhythmus jeder Handlung eines solchen Menschen, der Qualen leidet und nur deren Linderung sucht, kämen uns schräg, befremdlich und unberechenbar vor. Für manche könnte ein solches Leben allerdings Wirklichkeit sein. Sie würden sich von Borderline-Patienten eventuell nicht sonderlich unterscheiden – unsere Schwestern und Brüder und Söhne und Töchter, die unter negativen inneren Zuständen leiden.

Diese Erkenntnis könnte Hoffnung auf Verständnis und Therapie wecken, denn innere Befindlichkeiten und Wertesysteme lassen sich verändern und sind vielleicht sogar auf Veränderung angelegt. Mit dem Heranwachsen eines Menschen, mit der Veränderung der Umwelt, mit der Anpassung und Entwicklung einer Art verändert sich auch die Bewertung, die verschiedenen Teilen der Welt beigemessen wird – etwa die Bedeutung eines bestimmten Besitzobjekts oder Ortes. Dieser innere Wert ist eine Währung wie jede andere und sollte nicht an einen starren Kurs geknüpft sein, der Wachstum und Veränderung verhindern würde. Der Wert einer Sache ist vielmehr flexibel und muss je nach ihrer Bedeutung für das Überleben ständig neu ausgehandelt werden. Vom Moment der Geburt an befinden sich sämtliche Dimensionen von Selbst und Leben in permanentem Wandel, und existenzielle Bedrohungen, selbst lebensgefährliche Raubtiere, werden zu kleineren Ärgernissen, zu einem Gegenstand der Bewunderung oder zur Beute. Der Schub von Angst und Schrecken muss sich abschwächen und in Freude oder Jagdlust verwandeln.

Die Neubewertung entlang verschiedener Zeitachsen – schnell bei einer plötzlichen neuen Erkenntnis, langsamer im Laufe des Heranwachsens und der Reifung und noch langsamer über Jahrmillionen der gemeinsamen Entwicklung einer Art und ihrer Umwelt – ermöglicht die Anpassung an sich verändernde Bedingungen, indem sie den inneren Wechselkurs für die konkurrierenden Währungen von Lust und Leid verschiebt. Die Erfahrungen von Borderline-Patienten und die Erkenntnisse der Neurowissenschaften zeigen, dass das Vorzeichen – also die Frage, ob eine Erfahrung als positiv oder negativ, gut oder schlecht, aversiv oder appetitiv erlebt wird – jederzeit austauschbar ist.

Neurowissenschaftler können diesen Wechselkurs heute manipulieren. Mit der Optogenetik lassen sich bestimmte Hirnzellen und ihre Verbindungen ansteuern und präzise festlegen, mit welcher Wahrscheinlichkeit ein Tier fast jede beliebige Handlung ausführt. Indem wir mittels optogenetischer Verfahren bestimmte Schaltkreise aktivieren, können wir Tiere dazu bringen, sich mehr oder weniger aggressiv, abwehrend, sozial, sexuell, hungrig, durstig, schläfrig oder dynamisch zu verhalten.

Wenn ich als Psychiater beobachte, wie sich das Verhalten eines Tiers auf Knopfdruck ändert und von einem Wertesystem zum anderen umschaltet, muss ich unwillkürlich an Borderline-Patienten denken. Diese Menschen reagieren schnell und heftig mit Wertzuweisungen oder -veränderungen, etwa indem sie einen neuen Bekannten oder Psychiater als Archetypus der Kategorie bester Freund oder bester Arzt behandeln. Diese positive Einordnung kann jedoch im Nu in ihr Gegenteil umschlagen – wenn die Bezugsperson einen vermeintlichen Fehler begeht oder der Partner nicht die erwartete Aufmerksamkeit schenkt, wird er schnell vom Besten zum Schlechtesten bis hin zum katastrophal Negativen.

Dieser radikale Umschwung wird manchmal gekonnter Schauspielerei oder Manipulation zugeschrieben, doch aus meiner Sicht und der vieler Kollegen werden diese Umschwünge tatsächlich so erlebt, und zwar heftig. Extreme Reaktionen sind Ausdruck von Alles-oder-Nichts-Gefühlen, subjektiven Zuständen, die an eine unberechenbare Erfahrungswelt angepasst sind. Aus den Überlebenskünsten eines traumatisierten Kindes (wobei nicht alle Borderline-Patienten in der Kindheit Traumata erlitten) werden die Störungen eines leidenden Erwachsenen, der in chronischer Negativität lebt und alles danach bewertet, ob es stark oder vollkommen genug sein könnte, die Ohren vor den erbarmungslosen Sirenen der psychischen Qual zu verstopfen, die in der Innenwelt des Patienten singen.

Einige der tiefliegenden und starken Strukturen des Gehirns können genau das bewirken. Diese Schaltkreise und Zellen (zum Beispiel die Dopaminzellen in der Nähe des Hirnstamms) haben weitreichenden Einfluss in Form von Verbindungen, die fast das gesamte Gehirn durchziehen, auch die evolutionär jungen Frontalregionen, in denen unsere Entscheidungen und komplexen Denkvorgänge stattfinden, aber auch ältere Hirnregionen, die mit unseren primitivsten Überlebenstrieben zusammenhängen. Diese Dopaminzellen können dazu gebracht werden, selbst vollkommen neutralen Objekten wie einem eigenschaftslosen Raum einen positiven oder negativen Wert zuzuweisen. Dämpft man bei einer Maus mithilfe der Optogenetik die elektrische

Aktivität der Dopaminneuronen im Mittelhirn, jedes Mal, wenn diese Maus einen neutralen Raum betritt, dann wird sie diesen harmlosen Raum in Zukunft meiden, als wäre er mit heftigem Leid verbunden.

Dieses Experiment könnte einem natürlichen Prozess entsprechen, denn eine konkrete Hirnregion (die Habenula, die so alt ist, dass wir sie mit Fischen gemeinsam haben, und die aktiv wird, wenn wir uns in ausweglosen, unentrinnbar negativen und enttäuschenden Situationen befinden) dämpft die Dopaminneuronen des Mittelhirns in ähnlicher Weise wie das optogenetische Experiment. Dieser Schaltkreis kann also eine Wertigkeit herstellen, wo es zuvor keine gab.

Auch Stress und Hilflosigkeit in der frühen Kindheit können die Habenula zu verstärkter Aktivität anregen, und Borderline-Patienten könnten durch die neuronale Verbindung von Habenula und Dopamin (oder einer verwandten Beziehung) in beständiger und unbeherrschbarer Negativität gefangen sein. Als Kinder haben sie diese Lektion über das Leben verinnerlicht und leben diese nun mit ihrer Grunderfahrung des Leids aus.

Im Ritzen könnte die Negativität des inneren Zustands von Borderline-Patienten zum Ausdruck kommen. Dieses Verhalten könnte dazu dienen, die Negativität neu zu kalibrieren, indem es einen neuen und scharfen Schmerz einführt, der sich beherrschen und verstehen lässt, im Gegensatz zum unbeherrschbaren und unverständlichen Schmerz der Kindheit. So wird das lebenslange Leid zumindest vorübergehend zu etwas, was gegenüber der neuen und selbst erzeugten Empfindung fast als Nichtigkeit erscheint. Solange hochgradige Negativität mit Handlungsmacht und Kontrolle einhergeht, kann sie sogar höchst erstrebenswert erscheinen.

So könnte die moderne Hirnforschung zeigen, wie Kindheitstraumata eine Negativprädisposition in das empfängliche junge Gehirn von Henry und seinen Leidensgenossen einpflanzen und eine tiefe Instabilität in der Bewertung zwischenmenschlicher Beziehungen anlegen. Untersuchungen an Fischen und Mäusen, mit denen wir wesentliche Vorfahren gemeinsam haben, haben gezeigt, dass sich der Wert von Absolutheiten augenblicklich verändern lässt, indem man im Gehirn von Wirbeltieren (also vermutlich auch in unserem) einige wenige konkrete Zellen aktiviert.

Jeder von uns hat eine Erzählung im Kopf, die immer verfügbar ist und mit deren Hilfe wir uns selbst und unsere Beziehungen erklären. Daneben haben wir Erzählungen von unseren Freunden, Angehörigen und anderen wichtigen Menschen, die wir genauso immer mit uns herumtragen, um sie jederzeit zu Rate ziehen zu können. Angehörigen und Freunden von Borderline-Patienten fällt es schwer, eine solche Geschichte über den geliebten Menschen zu erzählen und sich wirklich ein inneres Bild von seinen Vorstellungen und seinem Leiden zu machen. Doch mithilfe der Hirnforschung können sie nun ein bisschen besser nachvollziehen, was es bedeutet, so zu leben.

Jedes Tier kann in seiner Kindheit traumatische Erfahrungen machen, doch unsere Jungen Kinder sind vielleicht am verwundbarsten, weil wir mehr zu verinnerlichen haben. Unsere evolutionäre und kulturelle Lernstrategie besteht darin, die Kindheit und damit die Zeit der Gefährdung zu verlängern. Auch andere Tiere könnten in Negativität leben, ohne die Mittel oder Beweggründe zu haben, der Außenwelt ihre inneren Zustände zu signalisieren. Borderline-ähnliche Symptome äußern sich hingegen bereitwillig in den komplexen sozialen Netzwerken des menschlichen Lebens – auch weil unsere einmalige Fähigkeit zur Planung und zur Herstellung von Werkzeugen die Entdeckung von Verhaltensweisen wie dem Ritzen ermöglicht. Wie ich später herausfinden sollte, kam nicht einmal Henry von selbst auf diese konkrete Erfindung.

Die Schnitte in Henrys Armen waren rein oberflächlich und verheilten rasch und ohne Komplikationen. Er war ein milder Borderline-Fall, der erst ganz am Anfang stand. Sein Kindheitstrauma war nicht so gravierend, zumindest nach meinem Kenntnisstand, und nichts im Vergleich zu dem, was ich schon gesehen hatte: eine schwierige Scheidung der Eltern, sicher, doch es gibt bedeutend Schlimmeres.

Trotzdem war Henrys Leid natürlich real. Seine Familie war zerstört, und alles, was er mir erzählte, war durch diesen fundamentalen Verlust gebrochen. Er war eine Bürde, die er unverarbeitet verscharrt hatte, die sein Inneres verbog und gegensätzliche Konfusionen von Positiv und Negativ, Schwarz und Weiß, Realität und Fantasie erschuf, und natürlich das Gegensatzpaar, das für ihn im Mittelpunkt von allem stand: Beziehung und Verlassenwerden, Wasser und Öl, unvermischbar.

Während der ersten drei Tage in der geschlossenen Psychiatrie begann der für die unter der Codenummer 5150 eingelieferten Patienten übliche Behandlungsrhythmus. Der Neue sollte sich geborgen fühlen und öffnen, wie ein Löwenjunges, das dem Rudel zugeführt wird. Der Patient bekommt sein Bett, dann wird er in einem strengen und konstanten Ritual von den Mitarbeitern besucht. Diese freundliche und beharrliche Betreuung durch Pflegehelfer, Pflegerinnen, Medizinstudentinnen, Assistenzärzte, Oberarzt, Physio- und Beschäftigungstherapeutinnen, klinische Psychologen, Ärzteteam, Sozialarbeiterinnen und behandelnden Arzt dauert zwei Tage, dazu kommt der Kontakt mit anderen Patienten, fremden Menschen, die aus unterschiedlichen Gründen dort gelandet sind. Es ist ein komplexeres und schwierigeres Rudel als die meisten anderen zufällig zusammengewürfelten.

In der Regel verbringen die Patienten nur wenige Tage in der geschlossenen Abteilung – nicht genug, um einen bleibenden Eindruck auf Hirnzellen oder Schaltkreise zu machen oder durch die Therapie Verhaltensänderungen zu bewirken. Doch jeden Morgen müssen die Ärzte der Abteilung eine Entscheidung über Leben und Tod treffen. Bei der Beurteilung der Patienten ist es nicht einfach, diejenigen, die wirklich Fortschritte machen, von denen zu unterscheiden, die nur so tun. Unsere Entscheidungen basieren lediglich auf Worten und zwischenmenschlichem Umgang sowie Statistiken und unsere jeweilige klinische Erfahrung. Das ist bei Weitem nicht genug. Bei allen Risiken bleibt uns jedoch nichts anderes übrig, als Entscheidungen zu treffen, denn es gibt niemanden, der es besser wüsste. Jeden Tag müssen wir entscheiden, ob wir unsere Patienten behalten oder entlassen sollen.

Dass wir dabei unter Zeitdruck stehen, macht die Sache nicht einfacher. Denn am Morgen des dritten Tages muss der Patient entlassen werden, auch wenn er ohne weitere Behandlung gefährdet ist. Diese drei Tage sind eine aus der Luft gegriffene Frist, die keinerlei Entsprechung zu einem konkreten medizinischen oder psychiatrischen Prozess hat. Drei Tage sind eine biblische Zahl: drei Tage und Nächte im Bauch des Wals, drei Tage und Nächte im Reich der Toten.

Bleibt die Selbstmordgefahr bestehen, können zwei Wochen in einer offenen Abteilung beantragt werden. Doch dann erfolgt die endgültige Entscheidung durch einen Laien, der in das Territorium des Psychiaters eindringt. Ein Richter kommt in die Abteilung, im Schlepptau einen weiteren Laien, den »Patientenvertreter«, der auf Entlassung drängt. Falls der Arzt diese weiterhin für gefährlich hält, kann er sich für eine Fortsetzung der Behandlung aussprechen, muss nun allerdings gegen Widerstand ankämpfen. Dieses Armdrücken zwischen dem Arzt und dem sogenannten Patientenvertreter ist eine unangenehme Farce, denn dem Arzt geht es seinem ganzen Selbstverständnis nach nur darum, dem Patienten zu helfen. Doch nun müssen Arzt und Patientenvertreter in den Ring steigen, gesittet und höflich, wenn auch mit heimlich gesträubten Nackenhaaren.

Wenn Tiere derselben Art in Konflikt geraten, tragen natürliche Mechanismen aus uralten Hirnregionen dazu bei, den Schaden zu begrenzen. Durch Rituale zum Messen der Körpergröße (etwa der Vergleich weit aufgesperrter Mäuler von Nilpferden und Eidechsen) entkommen Kleinere oft unbeschadet, und beide sparen Energie. Diese Konfliktvermeidung funktioniert, solange es nicht um Leben und Tod geht, zum Beispiel in der Paarungszeit, wenn sich später noch andere Möglichkeiten ergeben könnten; sind solche Aussichten jedoch gering, wird die Entschärfung des Konflikts schon schwieriger. In den Anhörungsritualen der geschlossenen Psychiatrie ist Deeskalation im Grunde unmöglich, denn hier geht es um Leben und Tod, wenn auch nicht für die beiden Kontrahenten. Es geht vielmehr um das Leben des Patienten, der in einem anderen Raum auf den Ausgang wartet, ohne eingreifen zu können.

Weil ich meine früheren Anhörungen fast immer gewonnen hatte, ging ich davon aus, dass es in diesem Fall nicht anders sein würde. Doch nach wenigen Minuten entschied der Richter mit quasi göttlicher Endgültigkeit, dass ich verloren hatte. Sein Urteil lautete: Henry sollte entlassen werden, in die Freiheit und Gefahr.

Da für mich persönlich nichts auf dem Spiel stand, hätte man meinen können, dass mir die Entscheidung nicht wehtat. Doch sie tat es, und in den folgenden Tagen ging ich den Fall und die Anhörung wieder und wieder durch. Objektiv konnte ich die Entscheidung nachvollziehen. Ich machte mir zwar Sorgen um Henrys Sicherheit, denn er hatte nicht versprochen, nicht Hand an sich zu legen, doch bis dahin waren seine Selbstverletzungen eindeutig nicht lebensgefährlich gewesen. Das hatte dem Richter ausgereicht und hätte vielleicht auch mir genügen sollen.

Zudem hätte es mich auch freuen sollen, dass der Richter der persönlichen Freiheit einen derart hohen Stellenwert einräumte, denn Freiheit ist auch für mich ein hohes Gut. Allen war zwar klar, dass Henry sich nun das Leben nehmen konnte, wenn er dies insgeheim plante, doch in diesem Fall war die persönliche Freiheit höher eingestuft worden als dieses eher geringe Risiko. Dieser Konflikt zwischen der Freiheit und der Sicherheit des Patienten steht im Mittelpunkt jeder dieser Anhörungen, weshalb beide Seiten in einem sehr realen Sinne Patientenvertreter sind. Die eine Seite vertritt die Freiheit, die andere die Sicherheit – kein Konflikt ist älter oder stärker und keiner näher am Puls der Borderline-Störung.

Die Entscheidung bereitete mir Magenschmerzen, allerdings erkannte ich auch den Grund meines inneren Zwiespalts – die Übertragung war mir nicht entgangen. Die Parallelen zu meinem eigenen Leben waren unübersehbar, zumindest was das Auseinanderbrechen der Familie im Kindesalter angeht, und ich musste unwillkürlich an meinen eigenen Sohn denken, der damals fünf war. Zwar hatte ich bei ihm noch nie einen Hinweis auf eine Borderline-Störung bemerkt, doch am Tag dieser Anhörung sah ich das noch nicht so – und Henry hatte seine Symptome erst spät entwickelt. Erst mit neunzehn Jahren, nach dem Ende einer Beziehung, hatte er auf seinem Laptop einen Film gesehen, in dem sich ein dreizehnjähriges Mädchen ritzte, und in diesem Moment hatte es in ihm Klick gemacht. Er hatte es gleich an sich selbst ausprobiert, mit kruden Werkzeugen hinter der Turnhalle des Colleges, und war sofort zu seinem Vater gegangen, um ihm sein Werk zu zeigen.

Warum zeigte er seine Wunden zuerst dem Vater? Vielleicht wollte er ihm die Verletzung einfach kundtun und über Schock und Blut einen Kontakt herstellen. Aber warum hatte er nicht bei seiner Mutter begonnen? Sie war doch diejenige, der er offenbar anfangs die Schuld gegeben hatte: Sie hatte die Familie verlassen, sie hatte das Nest zerstört. Henrys Hauptanliegen war: *»Mein Vater hat gesagt, wenn du dich umbringen willst, dann bitte* *nicht hier daheim. Deine Mutter würde mir das nie verzeihen.«* War das der entscheidende Hinweis? Die Andeutung eines pathologischen Zugs seines Vaters, den wir noch nicht verstanden?

Um solchen Geheimnissen auf den Grund zu gehen, reichen ein paar Tage nicht aus. Henrys Geschichte lag nach wie vor im Dunkeln, er hatte sie noch nicht wirklich erzählt. Die Zeit war zu kurz gewesen, um eine echte Beziehung zu ihm herzustellen. In seinen zweieinhalb Tagen in der Psychiatrie hatte er wenig erzählt, was von Bedeutung gewesen wäre oder uns irgendeinen Aufschluss gegeben hätte. Oberflächlich zeigte er eine Besserung, eine gewisse Abschwächung seiner gewaltbesetzten Sprache, seines Todeswunsches und seiner Blutfantasien. Aber ich wusste, wie bereitwillig er je nach Situation auch andere Geschichten erzählen konnte. Daher war ich nicht beruhigt. Ich hätte mir mehr Zeit gewünscht, um ihm zu helfen.

Mit einem anderen Ansatz in der Anhörung wäre mir das möglicherweise gelungen. In Kalifornien lässt sich eine Verlängerung des Aufenthalts in der geschlossenen Abteilung nicht nur bei Selbstmordneigung erreichen, sondern auch, wenn Gefahr für andere besteht, oder im Falle einer schweren Behinderung. Doch bei aller Wut war Henry nicht gewalttätig gegen andere und auch nie gewesen. Seine Blutfantasien waren eben nur Fantasien, ohne einen Handlungsdrang. Blieb also nur noch die Möglichkeit, Hinweise auf eine schwere Behinderung zu suchen. Seine Entblößung im Bus hätte mir das Argument liefern können, dass er zumindest eines der drei Grundbedürfnisse Nahrung, Kleidung und Wohnung nicht erfüllen konnte. Allerdings konnte kein Zweifel bestehen, dass Henry durchaus in der Lage war, sich um sich selbst zu kümmern. Seine Selbstverletzung und der Vorfall im Bus waren zwar ernst, aber nicht tödlich. Also verließ Henry an einem nebligen Sonntagmorgen die Station.

Ich sah ihm nach, wie er mit seiner Sporttasche über der Schulter den Gang hinunter und zum Aufzug ging, der ihn zum Haupteingang des Krankenhauses brachte. Er war nicht geheilt, er hatte nicht einmal eine Therapie bekommen, aber ich sagte mir, dass ich nicht mehr für ihn hätte tun können. Seiner Störung war mit Medikamenten nicht beizukommen, er hatte kurz nach der Einweisung gehen wollen und bei der Entlassung auch meine Empfehlung zu einer ambulanten verhaltenstherapeutischen Gruppentherapie zurückgewiesen. Die klinische Literatur ließ mich vermuten, dass sich Henry in Zukunft wieder selbst verletzen würde, weil ihm dies auf eine für mich kaum verständliche Weise Rache und Befriedigung verschaffte. Seine Wunden würden heilen und wieder aufbrechen, solange ihm diese Handlungen Erleichterung verschafften – eine erwünschte Verletzung, ein Schlag gegen das innere Leiden, das meine Vorstellungskraft überstieg. Henry hatte keine andere Wahl. Eine Zeit lang würde er sich diese Stigmata beibringen und dann nach weiteren suchen müssen – nicht Haut zu Haut, sondern Selbst zu Selbst würde er versuchen, menschliche Wärme zu erzwingen.

Auf lange Sicht könnten sich seine Borderline-Symptome abschwächen, wie dies mit zunehmendem Alter gewöhnlich der Fall ist. Doch bis dahin konnte er sich auch das Leben nehmen, und zwar mit einer Wahrscheinlichkeit von fünfzehn Prozent – das ist mehr als bei jeder anderen Erkrankung. Meine Hoffnung war, dass die Menschen, die ihn liebten, lernen würden, den Zustand zu nutzen, den er in ihnen weckte, und das uralte Gefühl der Invasion ihres Selbst hundertfach verstärkt in ihre eigenen inneren Erzählungen von Henry zurückübertragen würden. Funken des Zorns können starkes Mitgefühl wecken.

Mein eigener Anflug von Zorn war längst abgeklungen, obwohl ich wusste, dass ich noch immer anfällig war für ihn und es immer sein würde. Henry kragte in mich hinein und war mir so nah wie das geschriebene Wort dem Papier. Doch ich hatte das Gefühl, dass ich ihm in meinem ernsthaften Wunsch, sein Leid zu lindern, lediglich eine angenehme Leichtgläubigkeit gezeigt hatte. Eine Zeit lang musste ich beim Anblick meines Sohnes an Henry denken. Er hatte seine Geschichte über meine geschrieben, wie ein mittelalterlicher Mönch, der einen neuen Text auf ein freigeschabtes Pergament schreibt und Symbole von Urteil und Erkenntnis in dünne Tierhaut ritzt.

5 FARADAYSCHER KÄFIG

Auf Hegel geht der gefeierte Aphorismus zurück, »Was vernünftig ist, das ist wirklich; und was wirklich ist, das ist vernünftig«. Doch viele von uns lassen sich nicht von Hegel überzeugen und glauben nach wie vor, dass das Wirkliche, das wirklich Wirkliche, unvernünftig ist und dass die Vernunft auf der Unvernunft aufbaut. Der große Definierer Hegel versuchte, mit seinen Definitionen das Universum neu zu erschaffen, wie jener Offizier der Artillerie, der sagte, um eine Kanone zu bauen, nehme man ein Loch und gieße Eisen darum herum.

MIGUEL DE UNAMUNO, *DEL SENTIMIENTO TRÁGICO DE LA VIDA*

Die neuen Gedanken kamen so sicher wie der Wechsel der Jahreszeiten mit heraufziehenden Zeichen. Wie die Luft des herannahenden Herbstes schienen die ersten Wochen einen Luftdruckwechsel in ihrem Denken zu bewirken, und ein leiser Wind schien aufzukommen, wie ein Leuchten ihrer höchsten Blätter und ein Rauschen in ihrer neuronalen Baumkrone.

Auch auf der Haut spürte sie die Veränderungen als ein leises Kribbeln, wie ein erstes Frösteln im Frühherbst. Das Gefühl erinnerte sie daran, wie sie vor über zehn Jahren mit ihren Brüdern AJ und Nelson an einem See in Wisconsin Kanadagänsen nachgelaufen war. Winnie war siebzehn nach diesem Lymphom-Sommer. Noch nie hatte sie so viel Energie gespürt wie in diesem Herbst, als sie nach der Chemotherapie zum ersten Mal wieder nach draußen ging – hell und klar strömte der Herbstdunst um sie herum und durch ihre Lungen und ihr Gehirn. Im Abklingen, hatten die Ärzte gesagt, wahrscheinlich geheilt, und sie hatten recht.

Doch diesmal flogen mit dem Rauschen der Blätter beunruhigende Vorahnungen auf wie Drachen in diesem geisterhaften

Wind, und sie spürte ein Gefühl des Ausgesetztseins, der Verwundbarkeit. Kurz entschlossen nahm sie sich einen Monat Auszeit, was ungewöhnlich viel war für jemanden in ihrer Position. Ihre Kollegen und ihre Vorgesetzte murrten, doch Winnie hatte sich einen guten Ruf erarbeitet, ja sie war sogar eine kleine Berühmtheit, weil sie einen Fall nach dem anderen gewann und mit ihrem in Recht und Technologie geschulten Gehirn die einmalige Fähigkeit hatte, auf dem Gebiet der Künstlichen Intelligenz selbst schwierigste Fragen des geistigen Eigentums aufzudröseln. Allein für ihren wichtigsten Klienten hatten sie und ihre Mitarbeiter im vergangenen Jahr 1700 Patentanträge eingereicht. Aber jetzt brauchte sie einen Monat Urlaub. Sie hatte Wichtiges zu erledigen. Sie fühlte sich angreifbar.

Das erste Thema war ihr Nachbar Oscar. Auf dem Dach seiner Terrasse hatte er eine Satellitenschüssel installiert und schien im Begriff, ihre Gedanken herunterzuladen. Winnie musste jemanden vorbeischicken, um die Schüssel abzumontieren und ihn in Gewahrsam zu nehmen. Eigentlich hätte sie sich an die Eigentümerversammlung wenden können, aber die steckten wahrscheinlich mit ihm unter einer Decke. Genau wie die Polizei. Sie musste die Sache selbst in die Hand nehmen, wie immer.

Ihr fiel ein Trick ein, eine Art kurzfristige Schutzmaßnahme, ein schneller, aber wirksamer Kniff. Sie kramte eine schwarze Wollmütze mit einem reflektierenden Raiders-Logo hervor, die sie noch aus Schulzeiten hatte, aber seit dem Studium nicht mehr getragen hatte. Sie setzte sie auf und zog sie sich tief über die Ohren. Sofort fühlte sie sich sicherer. Eigentlich erstaunlich, dass das silberne Logo einer Footballmannschaft als Feldisolator wirkte, doch es gab keinen Zweifel, sie spürte, dass das Signal der Satellitenschüssel weniger gut an sie herankam und dass ihre Gedanken weniger leicht austraten. Die eng anliegende Mütze gab der Luft um ihren Kopf Form, sie trennte und klärte Grenzen.

Es gab also Abhilfe gegen die Verwundbarkeit, und Technik würde eine dauerhaftere Lösung bieten. Sie musste nur einige strukturelle Veränderungen an ihrer Schlafzimmerwand vornehmen, um die Grenze mit einem leitfähigen Material zu verstärken, einer Art Faradayschen Käfig, der das Signal der Satellitenschüssel abschirmen würde. Sie machte sich sofort an die Arbeit, und mit ein paar Besuchen im Baumarkt ergänzte sie ihren Werkzeugkasten um einige Spezialwerkzeuge – Brecheisen, Hasendraht, Eisenbleche, Spannungsmesser.

Andere Entwicklungen in dieser sonderbaren neuen Jahreszeit waren jedoch besorgniserregender und weniger einfach zu bewältigen. Überstiegen ihre Fähigkeiten. Waren biologischer. Im Mittelpunkt stand Erin, Assistentin des Seniorpartners Larry, jünger als Winnie und im fünften Monat. Erin war natürlich schwanger geworden, um Winnie zu ärgern und bloßzustellen, weil sie Single war und keine Kinder hatte. Das war sehr unprofessionell von ihr und peinlich für Winnie, vor allem aber machte es ihr Angst, weil Erin dem Machtzentrum der Kanzlei nahestand.

Dieser Angriff ließ sich nicht mit technischen Mitteln abwehren. Winnie musste mit Larry sprechen. Er war der Einzige, der Erin bestrafen konnte, deshalb musste er Bescheid wissen und etwas unternehmen. An einem Wochenende plante Winnie deshalb eine Operation in den oberen Etagen der Kanzlei. Sie zeichnete einen Lageplan und probte ihr Gespräch mit Larry – anfangs vor allem im Kopf, ohne Einsatz von Computer oder Internet, denn sie musste davon ausgehen, dass Erin sämtliche ihrer Geräte gehackt und sich längst Zugang zu ihren Mails verschafft hatte.

Sie zeichnete Pläne und rekonstruierte aus dem Gedächtnis die Anordnung von Schreibtischen und Toiletten. Doch dann wurde sie rastlos, musste sich bewegen, brauchte körperliche Betätigung. Also beschäftigte sie sich einige Tage lang wieder mit ihren Abwehrmaßnahmen gegen die Satellitenschüssel, nahm die Rigipsplatten von der Wand, entfernte das Isoliermaterial, um zu sehen, was sich dahinter befand, und richtete die neue Metallisolierung ein.

Dann erhielt der Wechsel der Jahreszeiten einen dunkleren Unterton, der ihr Angst machte. Am zweiten Wochenende ihrer Auszeit bemerkte sie die grimmigen Graulippigen – Informationsvampire. Gedrungen, feist und stark wie Ochsenherzen lauerten sie in den Schatten hinter den Mülltonnen und saugten ihr die Energie und Gedanken ab. Sie zapften sie direkt an. Damit begann eine neue Phase. Diese neue Jahreszeit bestand nicht nur aus Wind und leuchtenden Blättern. Keine zart streichelnden Finger mehr, sondern grob zupackende Hände, die aggressiv nach ihren Zellen griffen, als seien sie Samen und ihr Schädel ein wehrloses, plumpes Schüsselchen.

Am Sonntag hörte sie schließlich eine neue Stimme, die aus ihrem Kopf kam – von mittlerer Tonhöhe und unbestimmbarem Geschlecht – und die unregelmäßig das Wort *abschalten* wiederholte. Die Stimme kam ihr sonderbar vertraut vor, sie erinnerte sie an ihre Kindheit, als sie einmal ihre eigenen Gedanken in dieser Stimmlage gehört hatte, nur dass sie jetzt viel lauter und deutlicher war. Sie war fremd und doch tief in ihr, ein Schrei zwischen ihren Schläfen.

Am Montagmorgen kam Winnie zu dem Schluss, dass es Erin war, und ihr wurde klar, dass es nun genug war. Sie stählte sich, ging aus dem Haus und stieg in ihr Auto. Die Fahrt verlief ruhig, ohne Zwischenfall fuhr sie an den Mülltonnen auf dem Parkplatz vorbei, wenngleich von dem Stoppschild an der Einfahrt zum Camino Real eine unerwartete Strenge ausging und es auf bedeutungsvolle Weise hervorstach. Sie spürte die Schärfe, mit der seine acht Ecken Beachtung einklagten, doch dann hupte jemand hinter ihr. Erschrocken fuhr sie weiter.

Zehn Minuten später fuhr Winnie vor dem Gebäude der

Kanzlei an der von Eichen bestandenen Page Mill Road vor. Vorsichtig stieg sie aus. Auf dem Parkplatz, neben ihrem Auto, lag eine platt gefahrene Schraube auf dem Boden. Sobald sie das sah, wusste sie: Sie hatten sie als Zeichen dort abgelegt. Sie wussten, dass sie kam, und wollten sie linken.

Dann verfinsterte sich der Tag plötzlich, die Atmosphäre wurde bedrohlich, und fast hätte sie kehrtgemacht und wäre wieder ins Auto gestiegen. Ein beunruhigender Gedanke überkam sie: Die Schraube verriet, dass sie Zugang zu all ihren Plänen hatten, denn sie wussten, dass sie kommen würde. Damit mussten sie über noch viel mehr verfügen – ihr Privatleben, ihre persönlichen Daten, vielleicht sogar alles über ihren Gesundheitszustand. Erst vor ein paar Tagen hatte sie eine Fehlgeburt gehabt … doch als sie daran dachte, während ihr Blut hochkochte, spürte sie, wie ihr diese Erfahrung entglitt. Sie konnte sich nicht mehr vollständig, nicht mehr hundertprozentig sicher sein, dass sie eine Fehlgeburt erlitten hatte. Sie hatte keine Bilder im Kopf und konnte sich keine Einzelheiten ins Gedächtnis rufen. Mit einem Mal fiel es ihr schwer, sich zu erinnern, was überhaupt passiert war. Als hätte sich ihr innerer Wind zu einem Tornado aufgepeitscht und fast alle Blätter von ihren Zweigen gerissen. Nun hatte sie fast alle Erinnerungen an diese graufingrige Windhose verloren, die unter einer finsteren, regenschweren Wolke wirbelte.

Zitternd stand Winnie über die Schraube gebeugt und hielt sich die Schläfen, um das alles zu verarbeiten, sich zu konzentrieren, über die Auswirkungen und Unwägbarkeiten nachzudenken. Ein Anwaltsgehilfe, den sie entfernt kannte – ein gewisser Dennis oder so, sie hatte ihn mal ganz attraktiv gefunden –, ging auf dem Weg ins Gebäude an ihr vorbei. Er warf ihr einen komischen Blick zu, durchdringend. Sie wandte sich ab, setzte ihre Sonnenbrille auf und zog sich die Mütze fester über die Ohren.

Du musst jetzt rein, bevor irgendwer — Anwälte, Computerleute, Rechtsanwaltsgehilfen — die Sache kompliziert macht, sagte sie sich und sprach diese Wort im Geist klar und deutlich wie Anweisungen. *Du wirst jetzt nicht weglaufen. Diese kleine Schraube ist eine Botschaft nur von Erin. Larry lässt sich noch erreichen. Larry wird sich auf deine Seite stellen.*

Sie riss sich zusammen und betrat entschlossen das Gebäude. Dabei hielt sie sich so weit von den Wänden entfernt wie möglich. Mit einem nervösen Lächeln zeigte sie den Wachleuten ihren Ausweis, dann bestieg sie den Aufzug und fuhr in den vierten Stock, wo Larry sein Büro hatte. Sie ging an seinem Zimmer vorbei, vermied jeden Blickkontakt, sah jedoch Erin am Empfang, immer bereit, Schwierigkeiten zu machen. Winnies erste taktische Mission war erfüllt: Sie hatte ermittelt, was Erin anhatte, nämlich ein sackiges gelbes Kleid. Dann steuerte sie auf die Toilette zu, betrat eine Kabine, verschloss die Tür und wartete. Dabei setzte sie sich so, dass sie durch den Spalt zwischen Tür und Verschlag sehen konnte, wenn Erin hereinkam. Was nicht lange dauern würde.

Fast eine ganze Stunde lang wartete sie so, dann kam draußen plötzlich ein gelber Streif hereingeflattert. Ruhig stand Winnie auf und öffnete die Tür ihrer Kabine, gleich nachdem Erin die ihre geschlossen hatte. Sie ging hinaus auf den Flur, bog nach links, zog sich die Mütze fester über die Ohren und ging zurück zu den Büroräumen.

Sie hatte mit Larry in einigen haarigen internationalen Fällen zusammengearbeitet, allerdings eher indirekt. Sie waren sehr unterschiedlich: er diplomatisch, sie introvertiert. Er Schwätzer, sie Analytikerin. Aber heute würde er sie verstehen und die Dringlichkeit einsehen, sobald sie zu sprechen begann. Sie ging an Erins verlassenem Schreibtisch vorüber, klopfte an Larrys Tür und trat ein. Er blickte von seinem Computer auf und sah sie an. Selbstbewusst nahm sie auf dem Stuhl vor seinem Schreibtisch Platz.

Es folgte eine große Konfusion. Schlimmer hätte es kaum laufen können, und scheinbar im nächsten Moment schon saß sie in einer Rumpelkammer der Personalabteilung und wartete auf einen Krankenwagen, um sie herum offenbar sämtliche Sicherheitsleute der Kanzlei in ihren verschwitzten Anzügen, die sie beobachteten.

Sie war energisch aufgetreten, Larry gegenüber aber absolut höflich geblieben und hatte ihm die Situation sachlich dargelegt. Sie hatte ihm erklärt, Erins Schwangerschaft sei eine unprofessionelle Provokation, die nur ihrer Kränkung diene, und im Detail den Diebstahl ihrer E-Mails geschildert; sogar die Schraube hatte sie erwähnt, und welchen Schrecken sie ihr eingejagt hatte. Dabei hatte sie, wie sie meinte, stets einen angemessenen, ruhigen Ton beibehalten. Sie hatte auch eine ausdruckslose, versteinerte Miene gewahrt, um ihn nicht mit ihren Emotionen oder Gesten zu verärgern. Doch nach ein paar Minuten schien alles zu kippen. Larry sprach ins Telefon, dann kam der erste Anzug, dann spürte sie einen festen Griff an ihrem Ellbogen. Während sich ihre Sicht vor Scham verdunkelte, wurde sie an Erin vorübergeführt. Winnie achtete darauf, keinen Zugang zuzulassen, behielt ihr maskenhaftes Gesicht bei und mied jeden Blickkontakt. Und dann gingen sie weiter in diesen fensterlosen Verschlag, von dessen Existenz sie bis dahin nichts gewusst hatte.

Kurz darauf traf der Krankenwagen ein. Zwei Männer mit violetten Latexhandschuhen tauchten auf mit Papieren und einem Gewirr aus Schläuchen und Drähten. Sie war erleichtert, sie zu sehen, und wollte nur noch aus dieser Abstellkammer entkommen. Die Sanitäter waren beide schlank und sehnig wie Kletterer. Mit ausgesuchter Höflichkeit führten sie eine rasche körperliche Untersuchung durch und befragten sie zu ihrer psychiatrischen Vorgeschichte. Sie sagte ihnen die Wahrheit: In ihrer Familie gab es keine psychischen Erkrankungen. Doch ihr älterer Bruder AJ war anders als die anderen, er sagte manchmal sonderbare, verworrene und aufrüttelnde Sachen. Er hatte nie seinen Weg gefunden, hatte aber auch nie wirklich eine Chance bekommen. Winnie erzählte den Sanitätern, wie AJ auf einem Platz in der Innenstadt gelegen hatte, an einem heißen Tag war er neben einer Bushaltestelle zusammengebrochen. Als man ihn entdeckte, war er schon tot.

Ursache war eine arteriovenöse Missbildung, mit ihren kräftigen Wänden pumpte die fehlgeleitete Arterie das Blut unter Hochdruck in eine kleine Vene, die von der Evolution nur dafür vorgesehen war, Tröpfchen von verbrauchtem Blut aus dem Gehirn aufzunehmen. Ein Arzt meinte, die Fehlbildung könne auch Teil eines umfassenderen Problems gewesen sein, einer Erkrankung des Bindegewebes. Doch das wurde nie geklärt, man wusste nur, dass diese eine Arterie immer da war, tief verborgen im Innern des Gehirns, und dass sie seit Jahren gegen den heftigen Puls der Halsschlagader ankämpfte, der ihre durchscheinende Wand so lange unter Druck setzte, bis sie irgendwann platzte.

Auch die einige Tage zurückliegende Fehlgeburt erwähnte sie, war sich allerdings noch immer nicht sicher, und ihre Erinnerung schwankte zwischen Wirklichkeit und Traum. Ihre Unsicherheit schien die Männer zu irritieren, doch das verstand sie, schließlich war sie ebenfalls darüber beunruhigt. Was ihren lange zurückliegenden Krebs anging, war sie sich dagegen ganz sicher, die vertrauten und schmerzlichen Worte durchbohrten sie bis heute: *kutanes T-Zell-Lymphom unter Beteiligung des Zentralnervensystems.* Sie schilderte den klinischen Verlauf wie eine Expertin. Wie alles mit Doppelsicht und Kopfschmerzen begonnen hatte, wie die Ärzte Krebszellen in ihrer Rückenmarksflüssigkeit entdeckt und daher direkt dort die Infusion mit Methotrexat gelegt hatten, in den Rückenmarkskanal selbst, auf Höhe der Lendenwirbel. Wie sie geheilt wurde und seit nunmehr zwölf Jahren krebsfrei war.

Vom Abmontieren der Wandverkleidung in ihrem Schlafzimmer hatte sie einige Hautabschürfungen an den Knöcheln, doch das erwähnte sie nur am Rande, denn die Sanitäter schienen sich nicht für ihre Heimwerkerarbeiten zu interessieren. Ihr fiel auf, wie hartnäckig sie nach Drogen fragten, aus unterschiedlichen Richtungen, so als wollten sie ihr eine Falle stellen. Doch sie gab immer wieder dieselbe Antwort: Nein, keine Drogen, nicht einmal Zigaretten, nur hin und wieder ein Gläschen Wein. Im Krankenwagen wurde es allmählich ruhiger, und sie hatte mehr Zeit, über das Vorgefallene nachzudenken – ein frustrierendes Puzzle ineinandergreifender Möglichkeiten.

Wahrscheinlich hatten Datenvampire ihre Gedanken angezapft und Larry vorab über ihr Vorhaben informiert. Gleichzeitig hörte sie, wie die Sanitäter ins Funkgerät sprachen – mit dem Krankenhaus, sagten sie, aber wahrscheinlich mit den grimmigen Graulippigen. *»Eine einundfünfzig fünfzig«*, sagten sie immer wieder. 50-1-50 oder 50-150 oder 51-50? Was war das? Der Code musste irgendetwas bedeuten. War es ein Befehl, um einen Download zu starten oder zu beschleunigen? Normalerweise konnte sie so etwas knacken. Winnie zog sich die Mütze tiefer über die Ohren und versuchte sich zurückzuerinnern, nur ein paar Wochen, als alles angefangen hatte mit diesem frischen, belebenden Septemberwind.

Die Schwestern und Ärzte in der Notaufnahme stellten noch einmal dieselben Fragen wie die Sanitäter. Sie taten so, als würden sie ihre gleichbleibenden Antworten in ihre Tablets tippen, und machten sich offenbar nie die Mühe, sich untereinander abzusprechen, während sie sie mit ihren Stethoskopen, Kanülen und Hämmerchen traktierten.

Auch sie interessierten sich nicht für ihre Heimwerkerarbeiten. Dafür wollten sie umso mehr über AJ erfahren – sonderbarerweise noch mehr als die Sanitäter. Es fiel Winnie schwer, ein viertes und fünftes Mal über ihn zu sprechen. Während sie den

Ärzten immer kürzere Versionen erzählte, fiel ihr immer mehr ein. Sie machte immer längere Pausen, oft mitten im Satz oder Wort, während Bilder in ihr aufstiegen. Von seinen letzten Momenten, ohne seine Schwester oder einen anderen geliebten Menschen, der zärtlich seinen verwirrten Kopf hielt und streichelte.

AJ – das verlorene Kind war schon lange vor seinem Tod verloren. In der Schule hatte er Probleme, während Winnie und Nelson alles zufiel, bis hin zur schönen Handschrift und ihrer Liebe zu Logik und Technik. Selbst für Aushilfsjobs bei Automechanikern oder in Bäckereien war AJ nicht zu gebrauchen gewesen. Jedes Projekt endete mit einem Missgeschick, einer schlechten Entscheidung oder einem verblüffenden Unfall, und doch war er immer sanftmütig, bis zu jenem heißen Sommertag. Zur Beisetzung flog sie zurück in den Osten. Als sie sah, dass sich die vertraute Furche auf seiner Stirn nun endlich geglättet hatte, brach ein bellendes Schluchzen aus ihr heraus, wie sie es noch nie von sich gehört hatte.

Zusammengekauert lag sie auf der Trage in Raum 8 und verlor sich in den Bildern von AJs letzten Momenten. Sie stellte sich vor, wie er von der Bäckerei zur Bank rannte, was sie und Nelson aus Zetteln in seiner Tasche und Andeutungen seiner Kollegen rekonstruiert hatten. Dieser Sprint sollte der letzte verzweifelte Versuch sein, sich ein unabhängiges Leben zu bewahren. Die Ärzte sagten, der Stress des Tages, der Lauf, die Hitze und die Sorgen hätten seinen Blutdruck wahrscheinlich so in die Höhe gejagt, dass die Ader schließlich platzte. Wie eine Schwäche, die im Stillen wartete, eine Winzigkeit, die an einem Tag losgetreten wurde, an dem alles zusammenkam, was ihm das Leben so schwer machte.

Die Ärzte mochten an ihr herumstochern und zapfen und messen, so viel sie wollten, Winnie war fertig. Es wurde Abend, Schwestern/Pfleger kamen und gingen mit Sandwichs und Säften. kamen und gingen. Und dann ganz lange gar nichts.

Es klopfte an der Tür, und ein Arzt mit zerzaustem Haar und einem fleckigen blauen OP-Hemd unter seinem weißen Arztkittel kam herein. Er stellte sich vor, doch er schien ein Murmler zu sein, am Ende war er aber auch einfach nur müde. Winnie verstand den Namen jedenfalls nicht, sie hörte nur das Wort *Psychiater*.

Winnie richtete sich auf und schwang ihre Beine über den Rand der Trage. Er schüttelte ihr die Hand, nahm auf dem Stuhl neben der Tür Platz und sagte: »Ich habe mir die Aufzeichnungen der Ärzte aus der Notaufnahme angesehen und mit ihnen gesprochen. Aber wenn es Ihnen recht ist, möchte ich Sie bitten, mir noch einmal mit ihren eigenen Worten zu erzählen, wie Sie heute hierhergekommen sind.« Winnie sah ihn sich genau an, dann blieb ihr Blick an seinen Augen hängen. Sie nahm sich Zeit, um über deren Winkel und den ihrer eigenen nachzudenken, bevor sie antwortete.

Schließlich brauchte sie Unterstützung und hatte noch keine Verbündeten gefunden. Deshalb erzählte sie ihm am besten etwas, wenn auch nicht alles.

»Informationsvampire«, sagte sie. Das musste er wissen. Er notierte es und sah sie wieder an. »Gut«, sagte er. »Erzählen Sie mir davon.«

Das tat sie dann auch, zumindest einen Teil. Nicht in allen Einzelheiten, nur die harten Fakten, wie jeder sie sehen würde. Die Informationsvampire zapften ihr Gehirn an und raubten ihre Gedanken; das war so weit klar, und sie konnte es logisch und ruhig beschreiben und Beweis für Beweis abhaken. Es hatte vor zwei Wochen begonnen, als ihr Nachbar seine Satellitenschüssel auf dem Dach montierte, um sich besseren Zugang zu ihren Gedanken zu verschaffen. Doch ihr Schutzschirm war in Arbeit. Sie ging nicht mehr ins Büro, weil die Kollegen sich Zugriff auf sie verschafft hatten, sie hatten sie gehackt und versuchten, ihre Gedanken und Gefühle zu entschlüsseln. Auch von der Schraube auf dem Parkplatz berichtete sie ihm, damit er einen Eindruck davon bekam, wie mächtig ihre Feinde waren und warum sie abschalten und sich schützen musste.

Nebenbei erwähnte Winnie die Stimme, die *abschalten* sagte – eine Stimme, die ihr Angst machte, die aber auch vernünftig war und etwas sagte, was sie selbst hätte denken können, die etwas aussprach, was auch sie wollte, ihre Feinde aber vielleicht ebenfalls. Sie erklärte, dass das Wort hörbar in ihr ausgesprochen wurde, mit allen Eigenschaften des Klangs. Irgendjemand, wahrscheinlich Erin, verschaffte sich Zugang zu ihrem Denken – aber warum, das wusste sie nicht.

Nach einer Weile stellte er Fragen – andere als die Sanitäter und die übrigen Ärzte. Als er sie nach der Raiders-Mütze fragte, die sie tief in die Stirn gezogen hatte, antwortete sie einfach: »Die schützt meine Gedanken.« Und als er auf die Liege deutete und fragte, warum sie sie von der Wand weggerückt und mitten in den Raum geschoben hatte, erwiderte sie ebenso einfach: »Weil ich nicht weiß, was auf der anderen Seite ist.« Er kam wieder auf ihre Heimwerkerarbeiten zu sprechen, für die sich die anderen Ärzte nicht interessiert hatten, und fragte sie, warum sie die Wandverkleidung ihres Schlafzimmers weggerissen hatte.

Während der Arzt sie befragte, piepste plötzlich sein Pager. Er entschuldigte sich und verließ das Zimmer. Eine Stunde lang war sie allein, dann kam er zurück und nahm den Faden ohne jede Einleitung wieder auf, als wäre er nur ein paar Minuten fort gewesen. Winnie fragte, was los war. »Es war nur ein Notfall auf Station, tut mir leid. Wir sind hier fast fertig, aber ich kann Ihnen sagen, wie es aussieht.« Er setzte sich wieder. »Wir warten noch auf ein paar Ergebnisse, aber eigentlich ist körperlich alles in Ordnung bei Ihnen, alle Tests sind normal. Daher glauben wir, dass es sich um etwas Psychiatrisches handelt. Die gute Nachricht ist, dass es Behandlungen gibt, die Ihnen helfen können.«

Winnie wunderte sich nicht. Es hatte zunehmend den Eindruck gemacht, als dächten die Ärzte in diese Richtung. Aber das spielte im Grunde keine Rolle, denn inzwischen war es ihr egal, was sie alle sagten. Sie wollte nur nach Hause. In der Notaufnahme hatte man ihr erklärt, sie befinde sich »in Gewahrsam« und dürfe erst gehen, nachdem sich ein Psychiater sie angesehen hatte, und jetzt hatte sie ja mit allen gesprochen. Weder zu Hause noch im Büro hatte sie etwas erreicht, sie hatte also noch viel zu tun. Es war sogar denkbar, dass sich ihre Situation in der Kanzlei ein wenig verschlechtert hatte. Sie fragte ihn, ob sie das Gespräch nicht in seiner Praxis fortsetzen könnten; sie würde einen Termin vereinbaren, sobald sie daheim war.

»Darüber würde ich gern mit Ihnen sprechen«, erwiderte er. »Wären Sie bereit, im Krankenhaus zu bleiben, bis wir das geklärt haben? Und wenn nicht, was würden Sie machen, wenn Sie entlassen würden, vorausgesetzt, dass wir das hinbekommen?«

Winnie musste nicht lange nachdenken. Das war ganz einfach. Sie würde in der Arbeit keinen Ärger mehr machen, das war eindeutig ein Fehler gewesen. Sie würde nach Hause gehen, ihren Urlaub fortsetzen, die Verkleidung der Ostwand komplett herausreißen, und die der Decke auch – sie wohnte im Obergeschoss, da gefährdete sie niemanden. »Ich bleibe nicht hier«, sagte sie. »Ich habe zu viel zu tun. Ich gehe nach Hause und mache meinen Faradayschen Käfig fertig.«

Als er nickte, fragte ihn Winnie, ob er wisse, wie ein Faradayscher Käfig funktioniere. Das sei nämlich eine geschlossene Hülle aus Leiterbahnen, die elektromagnetische Felder abschirmten. Er nickte wieder. »Ja, im Labor benutzen wir die dauernd. Wir bauen Drahtgestelle um unsere Geräte herum, mit denen wir die elektrischen Signale von Hirnzellen messen. Das ist genauso ein Faradayscher Käfig, wie Sie ihn bauen. Er schirmt das Rauschen von anderen elektrischen Geräten ab, die sich im Raum befinden, oder hinter einer Wand« – er zeigte an die Stelle, an der die Liege gestanden hatte, ehe sie sie weggezogen hatte. »So können wir elektrische Ströme in einzelnen Hirnzellen messen, sogar bei lebenden Tieren.«

Winnie war noch immer misstrauisch, doch diese Verbindung machte sie neugierig. Sie fragte sich, ob er wusste, dass Benjamin Franklin das Grundprinzip in einem Experiment entdeckt hatte, und ob er das schöne Theorem aus der elektromagnetischen Physik kannte, dass äußere Felder keinen Zugang zu diesem geschlossenen Käfig haben. Dass das Feld entgegengesetzte Ladungen erzeugt, die das Feld selbst aufheben. Ein Feld, das sich selbst auslöscht. Eine These, die ihre perfekte Antithese hervorbringt. »Informationsselbstmord«, sagte sie.

Das schien ihn ein wenig zu beunruhigen, und er rutschte auf seinem Stuhl hin und her. »Es gibt ein paar Dinge, die uns Sorgen bereiten«, sagte er. »Sie haben mir und allen anderen gesagt, dass Sie sich nichts antun wollen, und auch niemandem sonst. Das glaube ich Ihnen. Aber Sie zerstören Ihr Zuhause und haben vor, damit weiterzumachen, weil Sie Angst haben, Ihr Nachbar lädt mit seiner Satellitenschüssel Ihre Gedanken herunter. Das heißt, Sie nehmen Ihre Wohnung auseinander ...«

Winnie ahnte, was jetzt kam. Sie wollten sie hier festsetzen. Während er sprach, fahndete sie auf seinen Lippen nach Hinweisen, dass auch er unter ihrer Kontrolle stand. Ihr Zuhause auseinandernehmen? Das stimmte doch gar nicht. Sie tat das einzig Richtige, um es zu *retten*.

»Ich habe hier einige Formulare für Sie. Das hier gibt an, dass Sie aufgenommen werden, nachdem Sie heute ins Krankenhaus gebracht wurden. Wir nehmen Sie in Gewahrsam, wie wir es nennen, was wir bei einer schwerwiegenden Beeinträchtigung tun *müssen*. Denn Sie weisen ein psychiatrisches Symptom auf, das Ihnen große Probleme bereitet. Wir bezeichnen es als Psychose, einen Bruch mit der Wirklichkeit. Sie hören Stimmen und haben Ängste, die physikalisch nicht realistisch sind und die Sie dazu bringen, Ihr Zuhause zu beschädigen und Ihre Sicherheit zu gefährden.«

Sie spürte, wie sich ihre Welt verengte, bis auf einen schmalen grauen Tunnel von verzerrtem Licht um sein Gesicht.

»Jetzt ist es unsere Pflicht herauszufinden, was die Ursache dafür ist«, sagte er. »Es gibt eine Menge Möglichkeiten, und ich hoffe, wir finden ein Medikament, das Ihnen hilft.« Ungebetene Worte kamen ihr in den Sinn, und sie versuchte, sie mit seinen Lippenbewegungen anzupassen. *Seifenlauge. Kellnerinnenlos. Matilda.*

Der Arzt sprach noch eine Zeit lang weiter, dann stand er auf, und sie konzentrierte sich dabei wieder auf die Bedeutung der Worte. Er sagte, er werde sie morgen wieder aufsuchen, da er in dieser Woche tagsüber in der geschlossenen Abteilung Dienst habe. Dann gab er ihr ein Blatt Papier mit vielen Wörtern und Zahlen. *Schwerwiegende Beeinträchtigung*, stand da, und 5150. Das Codewort aus dem Krankenwagen. Schwerwiegend. Jetzt hatten sie sie. Ihr Gesicht blieb reglos wie das eines Fossils. Sie starrte die abgewetzte gelbe Wand an und wagte nicht, sich vorzustellen, was sich auf der anderen Seite befand.

An diesem ersten Abend gaben ihr die Pfleger ein neues Medikament sowie ein dazugehöriges Informationsblatt. Das Medikament war ein sogenanntes atypisches Antipsychotikum, und dazu sollte sie ein paar Papiere unterzeichnen. Wie immer die kleine weiße Pille wirken mochte, sie haute Winnie um und versenkte sie in einen vierzehnstündigen Schlaf.

Als sie wieder aufwachte, befand sie sich im Obergeschoss, in der sogenannten geschlossenen Abteilung, zusammen mit einigen anderen Mitreisenden, jeder Schiffbrüchiger seines ganz eigenen Sturms, die alle an dieser Küste angespült worden waren. Winnie hörte zunächst nur zu, sprach nichts, lernte aber von den anderen. Es half ihr, dass ihr eigener Sturm schon an diesem ersten Morgen ein wenig abgeflaut war. Sie hörte die Stimme zwar noch, allerdings war sie weniger zudringlich, kein Schreien mehr, sodass sie sich konstanter auf andere konzentrieren und ihren Gesprächen folgen konnte.

Sie lernte, dass man sich die Unterarme mit einer Zahnpastatube ritzen konnte – sie tat es zwar nicht und hatte es auch nicht vor, aber immerhin wusste sie es jetzt. Im Frühstücksraum unterhielten sich zwei Patientinnen, die es schon ausprobiert hatten und verschiedene Vorgehensweisen verglichen wie Kuchenrezepte. Die eine, eine junge Frau namens Norah, schien sich nur ein wenig ritzen zu wollen, um den Schmerz zu spüren und das Blut zu sehen. Die andere, eine kräftige Frau namens Claudia, die die Mutter der Jüngeren hätte sein können, sprach dagegen von Selbstmord und davon, wie man sich Arterien aufschneidet und verblutet. Wegen ihrer schweren Depression sollte Claudia eine Elektroschocktherapie beginnen, welche die Ärzte für hilfreich zu halten schienen. Doch Claudia hatte andere Pläne. Sie war fest entschlossen, ihrem Leben ein Ende zu setzen. Ihr gesamtes Fühlen und Denken richtete sich darauf, ein starker Strom, der sich durch Türschlösser und Mauern nicht aufhalten ließ.

Doch das Personal war anscheinend einen Schritt voraus, denn nirgends war eine Zahnpastatube aufzutreiben. Die Pflegekräfte waren die reinsten Magier, allein mit Worten oder Gesten hielten sie die zwanzig unruhigen Männer und Frauen im Griff. Die Abteilung war anders als alles, was Winnie bis dahin kennengelernt hatte – ein Ort der Widersprüche, hart und weich, verzweifelt und sicher zugleich. Und dann die anderen Patienten … Winnie hätte eine Ewigkeit damit zubringen können, ihre ganz individuell beschädigten Welten zu betrachten. Die Abteilung war ein Mahlstrom faszinierender und erschreckender alternativer Realitäten.

Winnie dachte an die Zahnpastatube und daran, dass deren steife, feste Unterkante ausreichte. Genau das richtige Material, um sich gut anschleifen zu lassen. Sie malte sich aus, wie Norah und Claudia in anderen psychiatrischen Abteilungen, in denen es weniger streng zuging, die Tuben heimlich über eine raue Oberfläche zogen, ein paarmal, ein paar Hundert Mal, sobald sie einmal außer Sichtweite des Personals waren. Winnie dachte daran, wie unwiderstehlich wiederholte Bewegungen sein konnten, immer wieder dieselbe Handlung, Hunderte, Tausende Male. Ihr kam ein sonderbarer Gedanke: Diese Belohnung aus der Wiederholung könnte die erste Errungenschaft des menschlichen Gehirns gewesen sein. Mit unermüdlichem Rhythmus etwas anspitzen, einen Ast, einen Feuerstein oder einen Knochen. Wieder und wieder etwas an einem Fels wetzen, einen ganzen Winter lang, damals aber mit einem ganz anderen Ziel: nicht, um zu sterben, sondern um zu überleben.

Auch psychiatrisches Wissen über das, was sie hier Psychosen nannten, sammelte Winnie. Nicht von den anderen Patienten, sondern aus kurzen Gesprächen mit dem Psychiater, der sie eingewiesen hatte. Zweimal am Tag sprach er mit ihr, morgens um acht in dem Zimmer, das sie mit Norah teilte, und nachmittags auf dem Flur, wenn sie sich zufällig über den Weg liefen. Winnie fiel auf, dass er tagsüber genauso müde wirkte wie am ersten Tag um Mitternacht. Es gefiel ihr, dass er Faradaysche Käfige mochte, und sie nannte ihn Dr. D. Als ihr Sturm mit jedem Tag weiter abflaute, begann sie, ihm Fragen zu stellen.

»Eine Psychose, was ist das genau?«, fragte sie. »Ich denke, ich weiß es, aber es ist komisch, wenn Sie das sagen. Es klingt wie ein altes Wort.«

»Einfach ein Bruch mit der Realität«, erwiderte Dr. D. »Man verwendet es zum Beispiel für Halluzinationen wie dieses *abschalten*, das Sie hören. Oder für Wahnvorstellungen. Mit diesem Begriff beschreiben wir Vorstellungen, die falsch sind, aber fix.«

179

Sie überlegte. »Was meinen Sie mit fix?«

»Dieses Fixe ist das Entscheidende«, antwortete er. »Wahnvorstellungen lassen sich nicht mit Argumenten auflösen. Auch nicht mit Beweisen widerlegen. Während meines Studiums habe ich es manchmal bei Patienten versucht. Tut wahrscheinlich jeder Psychiater mal, aber nicht lange. An der Wahnvorstellung lässt sich nicht rühren. Manche Patienten haben diese extrem unwahrscheinlichen Vorstellungen undurchdringlich eingepanzert, damit man nicht an sie herankommt.«

Die Vorstellung von der fixen Überzeugung leuchtete Winnie mit ihrem technischen Hintergrund unmittelbar ein. Es hatte etwas vom Kalman-Filter, einem mathematischen Verfahren, mit dem man Parameter in unbekannten komplexen Systemen schätzen kann. Dabei werden Schätzwerte unterschiedlich gewichtet: Je sicherer man sich ist, umso größer ist das Gewicht des Schätzwerts. Es erschien Winnie logisch, dass das Gehirn genauso funktionieren musste und Wissen je nach dem Grad der Gewissheit ein bestimmtes Gewicht zuweist. Und dass das Vertrauen in manche Arten von Weltwissen – nicht nur in Wahnvorstellungen – so groß sein musste, dass sie fix werden. Die werden dann im Gehirn in die Spezialablage »Wahrheit« gelegt und sind nicht mehr verhandelbar. Denn die Kategorie »Wahrheit« ermöglicht schnelle und einfache Entscheidungen, und man verliert keine Zeit mit statistischen Abwägungen. Auf diesem Tatsachenfundament kann das Gehirn problemlos komplexe Gedankengebäude aufbauen. Aber all das sagte sie ihm nicht.

»Ich glaube, nicht nur Psychosen sind so fix«, sagte sie zögernd. Sie verspürte einen gewissen Druck, alles loszuwerden, was sie beschäftigte, ehe er weiterging. »Vielleicht auch andere Vorstellungen.« Sie zog sich die Raiders-Mütze über die Ohren – eigentlich nur noch aus Gewohnheit, denn in letzter Zeit hatte sie das Gefühl, die Mütze nicht mehr ständig tragen zu müssen. »Wie das Vertrauen in Familie, Ehe, Religion und gesellschaftliche und politische Überzeugungen. Das ist normal. Jedes Stück Wissen sollte je nach seiner Vertrauenswürdigkeit einen Wert bekommen, und manche Vorstellungen sollten die volle Punktzahl haben.«

»Kann sein«, erwiderte er. »Ich glaube, Sie haben recht, wir brauchen diese … Werte für Vertrauenswürdigkeit. Einschätzungen von Vertrauenswürdigkeit.« Es folgte ein unangenehmer Moment des Schweigens. Er sah auf seine Patientenliste – ein Hinweis, dass er gleich zu der Studentin nebenan gehen würde, eine lächelnde, manische Blondine, die gar nicht aufhören wollte zu reden, und dass er nicht wieder zu ihr zurückkommen würde.

Doch dann sprach er weiter. »Ich glaube aber, es wäre nicht sinnvoll, wenn alle unsere Vorstellungen von der Welt die volle Punktzahl hätten. Und manche möglichen Erklärungen für etwas sind so unrealistisch, dass sie nicht einmal in die Nähe von vertrauenswürdigen Fakten kommen sollten.« Er machte wieder eine Pause. Sie standen im Flur in der Nähe des Schwesternzimmers, ein sonderbares Paar, das sah sie ein. Sie in Krankenhauskittel und Raiders-Mütze, er in Alltagsklamotten mit Hemd und Jeans, sie eingesperrt, er frei, während Patienten um sie herumwanderten. Und doch gab es da eine Verbindung, unberührt vom Lärm tauschten sie über ihr lokales Netzwerk Informationen aus. »Diese unwahrscheinlichen Vorstellungen sollten nicht einmal Eingang in unser Denken finden«, fuhr er fort. »Sie sollten nie losgelassen und Teil unseres Arbeitsbewusstseins werden. Meinen Sie, Sie hatten solche Vorstellungen, kurz bevor Sie ins Krankenhaus gekommen sind? Abschweifungen, wirklich unwahrscheinliche Vorstellungen, die einfach herausgefiltert werden sollten, bevor sie an die Oberfläche kommen?«

Er sprach über Filter, aber nicht ganz korrekt. In ihrem stiller werdenden Sturm dachte Winnie, er könne auf etwas anspielen, was sie ihm in der Notaufnahme erzählt hatte – die Sache mit der Schraube auf dem Parkplatz. Sie erkannte nun, dass ihre Vorstellung, Erin könnte sie dort hingelegt haben, um sie zu quälen, ziemlich unwahrscheinlich war.

Na und?, dachte sie. Wahnvorstellungen sind fix, aber wahrscheinlich war das auch für gesundes Verhalten unerlässlich – entsprechend erschien es ihr ebenfalls normal und notwendig, auch unwahrscheinliche Gedanken in Erwägung ziehen zu dürfen. »Etwas Unwahrscheinliches zuzulassen, das ist ja noch keine Krankheit«, meinte sie. »Wenn Sie von Filtern sprechen, dann sollten Sie verstehen, wie die funktionieren. Auch optimale Filter blockieren ein paar Dinge, die sie eigentlich durchlassen sollten, und sie lassen ein paar Dinge durch, die nicht durch sollten. Und das gilt für einen optimalen Filter.«

Während der nächsten zehn Minuten beschrieb sie ihm Tschebyscheff- und Butterworth-Filter und erklärte, wie Tschebyscheff-Filter vom Typ I erfolgreich Unerwünschtes herausfiltern, aber leider auch einen Teil des Erwünschten, das eigentlich durchgehen sollte. In der Elektronik ist das nicht weiter schlimm, vielleicht auch nicht in einigen Nervensystemen, aber beim menschlichen Gehirn ist es etwas anderes. Eine Spezies wie die unsere, deren Überleben von Intelligenz und Information abhängt, kann es sich nicht leisten, potenziell wertvolle Gedanken auszusortieren.

Andere Modelle wie der Butterworth-Filter haben die entgegengesetzte Schwäche: Sie filtern nichts heraus, was wertvoll sein könnte, dafür lassen sie zu viel durch. »Wenn Sie mich fragen, wäre der Butterworth-Filter besser für das menschliche Gehirn«, erklärte Winnie. »Beziehungsweise für alle Gehirne unserer gesamten Spezies zusammengenommen. Wenn einige Menschen unwahrscheinliche Vorstellungen haben, dann ist das doch ein Zeichen, dass die Art als Ganzes gut funktioniert.« Sie versprach, ihm einen Aufsatz von Butterworth zu schicken. Er sollte unbedingt wissen, dass jedes System mit einer Fehlerquote arbeitet, die noch akzeptabel ist.

»Mit den elektrophysiologischen Signalen in der Hirnforschung ist das genauso«, sagte er offenbar zustimmend. »Wir messen winzige Ströme, und dazu müssen wir das Rauschen herausfiltern. Aber selbst die besten Filter blockieren oder verzerren ein paar nützliche Dinge und lassen ein paar nutzlose durch.« Winnie hätte noch mehr zu sagen gehabt, doch fürs Erste konnte sie ihn weitergehen lassen. Er schien nun zu wissen, dass Verzerrung nicht gleichbedeutend ist mit Krankheit.

Im Lauf des nächsten Tages wurde die Stimme in ihrem Kopf immer leiser. Nun fühlte sie sich auch sicher genug ohne die Mütze und zog sie nicht mehr auf. Winnie spürte, dass sich irgendetwas besserte, doch sie hütete sich, dem Arzt etwas davon zu sagen. Er könnte den Grund dafür in der Pille sehen und zu dem Schluss kommen, dass dieses Modell der Krankheit, das er auf sie anwendete, korrekt war.

Dr. D. setzte den Gewahrsam vor Ablauf der Frist aus, doch Winnie blieb freiwillig bis zu ihrer Entlassung in der geschlossenen Abteilung, weil in der offenen Psychiatrie kein Bett frei war. Bei den Untersuchungen kooperierte sie gern mit den Ärzten und Pflegern. Sie hatte ohnehin Urlaub, lernte eine Menge, und zu Hause fühlte sie sich noch nicht sicher genug.

»Psychosen können unterschiedliche Ursachen haben«, erklärte ihr Dr. D. später auf dem Flur. »Und in Ihrem Fall haben wir noch nicht alle ausschließen können.«

»Aber ich habe gedacht, Sie sind meiner Meinung«, erwiderte sie. »Dass es vielleicht gar kein Problem gibt, sondern dass es einfach an meiner Bauweise liegt. Unserer Bauweise.«

»Na ja«, sagte er. »Wie Sie schon sagten, kann es sein, dass wir unterschiedliche Filter haben, so wie jeder seine Stereoanlage anders einstellt. Aber die Sache hat einen Haken. Sie haben so etwas noch nie erlebt. Soweit ich das beurteilen kann, waren Sie immer logisch und systematisch, mit einem selektiven Filter – das ist vielleicht sogar eine Ihrer größten Stärken. Das heißt, das gehört nicht zu Ihrer Bauweise.«

»Aber was könnte die Veränderung bewirkt haben, wenn es denn eine war?«, fragte Winnie.

»Drogen vielleicht, aber wir haben keine Drogen in Ihrem Körper gefunden«, antwortete er. »Oder eine Infektion oder Autoimmunerkrankung, aber auch darauf haben wir keinen Hinweis in Ihrem Blut entdeckt. Schwere Depression oder Manie wären ebenfalls möglich, aber Sie haben keine entsprechenden Symptome. Was wir noch nicht ausgeschlossen haben, ist Schizophrenie.«

Winnie hatte eine Vorstellung davon, was Schizophrenie war, doch das passte nicht zu dem, was sie erlebte. »Fängt das nicht bei Jugendlichen an? Dann hätte ich doch schon lange Symptome gehabt.«

»Bei Männern ja, bei Frauen ist neunundzwanzig dagegen nicht untypisch für den ersten Bruch«, entgegnete er. »Erster Bruch, so nennen wir das, wenn sich die Schizophrenie zum ersten Mal in erkennbaren Symptomen äußert, mit Wahnvorstellungen und Halluzinationen. Manchmal können einem die eigenen Handlungen fremd vorkommen, so als würden sie von außen gesteuert ...«

»Gibt es Theorien, was diese Halluzinationen auslöst? Wie sieht so was denn organisch aus?«

»Wissenschaftlich weiß das niemand«, sagte er. »Manche meinen, diese Stimmen im Kopf kommen daher, dass ein Teil des Gehirns nicht weiß, was der andere tut, dass das Gehirn die eigenen Gedanken nicht als seine erkennt. Und deswegen wird die eigene innere Erzählung gehört und interpretiert wie eine fremde Stimme. Wie bei Ihnen das Wort *abschalten*. Ganz ähnlich können Sie das Gefühl haben, dass Ihre Handlungen nicht

Ihre sind, sondern dass sie von außen gesteuert werden. Bei Schizophrenie könnte es sein, dass ein Teil des Gehirns nicht weiß, was ein anderer Teil will, sodass eine Handlung des Körpers als Zeichen einer Fremdsteuerung verstanden wird. Das Gehirn sucht Erklärungen und findet auch immer welche, allerdings nur unwahrscheinliche wie die Kontrolle durch Funksignale oder Satelliten.«

»Moment mal«, warf Winnie ein. »Warum sind diese Erklärungen immer technisch, Funknachrichten und so?« Sie brauchte eine Antwort und spürte erneut, dass ihr die Zeit davonlief. »Warum Satelliten? Heißt das nicht, dass es gar keine Krankheit ist? Das ist doch eine neuere Sache, oder? Eine Reaktion auf die Technik.«

»Na ja«, erwiderte er. »Dieses Gefühl der Fremdsteuerung, von Kräften, die aus der Ferne wirken – soweit wir wissen, war das schon immer ein Symptom, lange vor Satelliten und Funk und Energiewellen.« In dem Muster, das sie inzwischen so gut kannte, setzte er sich in Richtung des nächsten Zimmers in Bewegung. »Ich muss jetzt weiter, aber morgen kann ich Ihnen zeigen, woher wir das wissen.«

Während sie am nächsten Morgen auf seine Visite wartete, fragte sie sich, ob die Schizophrenie vielleicht der am wenigsten verstandene Fehlermodus des menschlichen Gehirns sein könnte. Sie kannte keine Erklärung und hatte das Gefühl, völlig unwissend zu sein und falsche Vorstellungen davon zu haben. Störungen wie Depression und Angst schienen viel leichter verständlich.

Doch eine gestörte Realität konnte in gewisser Hinsicht auch ein allgemein menschlicher Zustand sein. An der Universität hatte sie gehört, dass viele Menschen beim Einschlafen kurze bizarre Zustände der Verwirrung und Halluzination erleben. Sie kannte dieses Gefühl und die Angst, die man in diesem Moment spürt. Aber wie würde das Leben aussehen, wenn dieser

Zustand eines Nachts kommen und nicht mehr enden würde? Wenn er tage- oder jahrelang anhalten würde? Ein erschreckender Gedanke, dem sie lieber nicht weiter nachging.

Die Vorstellung, dass das Selbst in die Brüche gehen könnte, machte sie neugierig, und der Gedanke daran schien ihr weniger unangenehm – die Vorstellung, dass ein Teil von ihr nicht wissen sollte, was ein anderer tat. Das warf für sie die Frage auf, wie dieses Selbst überhaupt zustande kommt. Sie hatte dieses Ding, ihre Ganzheit, immer für selbstverständlich gehalten, aber anscheinend war sie das nicht. Wieder dachte sie an den Schlaf, denn beim Aufwachen gab es da immer einen Moment, in dem das Selbst nicht greifbar war, als wäre es aufgedröselt und müsste sich erst allmählich wieder neu verweben. Kurze lokale Fäden – Ort, Zweck, Menschen, Wichtiges, Termine, gegenwärtige Merkmale – verwoben sich mit langen Fäden von Identität und Selbst. Woher kommt die Information, die das Selbst in diesem Moment neu zusammenflickt, und wohin geht sie? Wenn dieser Prozess unterbrochen würde, wäre das Ergebnis ein unvollständiges Selbst, und die eigenen Handlungen würden einem zusammenhanglos und fremd erscheinen.

Während Winnie über diesen aufgedröselten Zustand nachsann, kam ihr ein verstörender Gedanke. Was, wenn diese Formlosigkeit – Bedürfnisse abgeschnitten vom Selbst, Handlung abgetrennt von Vorhaben und Absicht – das eigentlich Reale ist? Was in diesen psychotischen Zuständen wie Verwirrung und Chaos wirkt, könnte doch auch einfach bedeuten, dass unsere Grenzen in Wirklichkeit willkürlich sind und unsere Wahrnehmung eines einzigartigen Selbst eine Erfindung – die irgendeinem Zweck dient, aber eben nicht real ist. Und das einheitliche Selbst damit eine Illusion.

Aber was war dann mit dieser Stimme, die sie jetzt kaum noch hörte? Der Arzt hatte angedeutet, dass sie selbst das Wort *abschalten* dachte, dies aber nicht als ihren eigenen Gedanken erkannte. Doch er hatte das Wesentliche übersehen. Selbst wenn *abschalten* irgendwie »ihr« Gedanke sein sollte, wer sagte ihr dann, ihn zu denken? Hatte sie irgendwann beschlossen, ich will »abschalten« denken? Nein, weder das noch irgendeinen anderen Gedanken. Der Gedanke kommt einfach. So ist das bei allen Menschen, die Gedanken kommen ganz einfach.

Das verwirrt nur Menschen mit Psychosen, dachte Winnie. Aber zu Recht, denn nur sie sehen die Situation so, wie sie ist. Nur sie sind wach genug, um die Wahrheit zu erkennen, dass alle unsere Handlungen, Gefühle und Gedanken ohne Zutun unseres Willens zustande kommen. Wir liegen alle auf der harten Krankenhauspritsche, die uns die Evolution bereitet hat, aber nur diese Menschen haben das Laken weggestrampelt, die Schmusedecke, mit der unser Großhirn uns tröstet – die Vorstellung, dass wir tun und denken, was wir wollen. Der Rest der Menschheit geht in dumpfem Dämmer durchs Leben und glaubt an das praktische Märchen vom freien Willen.

Als Dr. D. schließlich zur morgendlichen Visite erschien, war Winnie zu dem Schluss gelangt, dass sie keineswegs krank war, sondern sich in einem Zustand der Erkenntnis befand. Sie war nicht mehr abgeschirmt, sondern unter dem Schirm hervorgekommen und spürte das Feld, die Ladung, die alles umgab. Doch bevor sie ihm davon erzählen konnte, zeigte er ihr etwas, was er mitgebracht hatte – die Zeichnung eines gewissen James Tilly Matthews, der im England der Industriellen Revolution gelebt hatte und »verrückt« war, wie man damals sagte. Matthews glaubte, es gäbe so etwas wie einen »Luftwebstuhl«, und zeichnete sich selbst als hilflos kauernde Gestalt, die über lange Fäden quer durch den Raum mit einem bedrohlichen mechanischen Webstuhl verbunden war. Ferngesteuert.

Winnie war fasziniert. Die Patienten schrieben die unerklärlichen Symptome und Empfindungen der Schizophrenie demnach einfach den mächtigsten fernwirksamen Apparaten ihrer jeweiligen Zeit zu. Alles konnte als Erklärung herhalten: Satelliten, Webstühle, Engel, Dämonen.

Danach war Winnies Neugierde geweckt, und sie interessierte sich mehr dafür, diesen Überlegungen nachzugehen, als auf Entlassung zu drängen. Selbst wenn sie Schizophrenie oder etwas Ähnliches hatte, schien das keine Krankheit zu sein, sondern etwas ganz Wesentliches zu repräsentieren: ein Funken der Erkenntnis, ein Motor des menschlichen Fortschritts.

Am nächsten Tag wollte sie Dr. D. das Zugeständnis abringen, dass sie damit recht haben könnte. Toleranz für das Unmögliche und Bizarre könnte im Zusammenhang von menschlichem Gehirn und Menschenhand nützlich sein. Nur so könnte Unwahrscheinliches – quasi-magische Möglichkeiten und mit nichts Bekanntem verwandte Vorstellungen – Wirklichkeit werden. Diese Einrichtung könnte von Nutzen für die ganze Menschheit sein. Es wäre sinnlos, wenn eine Maus oder ein Delfin zu magischem Denken fähig wären oder unwahrscheinliche Möglichkeiten zulassen und ohne guten Grund glauben könnten, dass etwas Sonderbares wahr und eine andere Welt möglich sein könnte – denn sie hatten weder ein großes Gehirn, um Pläne zu schmieden, noch geschickte Hände, um sie umzusetzen.

Diese Überlegung schien ihn weniger zu begeistern, als sie erwartet hatte. »Darüber haben sich bereits einige Leute Gedanken gemacht«, erwiderte er. »Durchaus kein uninteressanter Ansatz, nicht ohne Reiz. Vielleicht ist ja sogar etwas dran. Aber Schizophrenie ist viel mehr und viel schlimmer als ein bisschen magisches Denken. Sie hat auch negative Symptome, die Patienten den Zugang zu grundlegenden mentalen Funktionen abschneiden. Dann sind sie apathisch, antriebslos und haben keinerlei soziales Interesse mehr. Außerdem gibt es da noch ein Symptom namens Denkstörung, bei dem Ihr gesamter innerer Denkprozess auf sehr schädliche Weise gestört wird. Sie haben sich Gedanken gemacht, aber denken Sie noch ein bisschen weiter. Stellen Sie sich den Gedankenstrom vor. Wir planen tatsächlich, etwas zu denken – nicht immer, aber manchmal, zumindest können wir es, wenn wir es wollen. Wir fangen an, Dinge zu durchdenken, wir verknüpfen Gedanken zu einer Kette: indem wir uns vorstellen, wie von einem Entscheidungspunkt verschiedene Wege ausgehen, und uns vornehmen, jeden davon einen nach dem anderen systematisch durchzugehen. Das ist die Schönheit des menschlichen Verstandes, doch diese Schönheit kann Schaden nehmen. Patienten vergessen, wo sie sich gerade auf dem geplanten Gedankenpfad befinden, und sie können die Fähigkeit verlieren, überhaupt irgendeinen Pfad zu erkennen. Worte und Gedanken geraten durcheinander, werden eingefügt oder gelöscht. Irgendwann wird das Denken insgesamt abgeschaltet. Wir nennen das Denkblockade. Patienten fallen mitten im Satz oder mitten im Wort aus einem Gespräch heraus. Gedanken kommen ungewollt, kommen aber auch nicht, wenn sie erwünscht sind … und lassen sich nicht herbeirufen.«

Winnie wusste, dass sie in der Notaufnahme lange Pausen eingelegt hatte, doch da hatte sie daran gedacht, wie AJ gestorben war. Sie erinnerte den Arzt an AJ und sagte: »Ich glaube nicht, dass meine Pausen am ersten Tag so eine Denkstörung waren, Dr. D. Sondern nur ein starkes Gefühl, das aus einer wichtigen persönlichen Erinnerung gekommen ist – der Tod meines Bruders, nach dem mich alle gefragt haben, sonst nichts.«

»Ja, vielleicht war es keine Denkblockade«, erwiderte er. »Es hat so ausgesehen. Aber es ist gut, dass Ihnen das mit dem Antipsychotikum deutlich seltener passiert. Und danke, dass Sie mir das sagen. Wir versuchen nachzuvollziehen, was im Kopf eines Patienten vor sich geht, aber eine Denkstörung kann man sich schwer vorstellen, deswegen können wir uns da täuschen. Sie ist vielleicht das gravierendste Symptom der Schizophrenie, aber extrem schwer zu erklären.«

Vielleicht weil es das menschlichste Symptom ist, dachte

Winnie, ein Defizit im höchstentwickelten Hirnsystem, nicht vergleichbar mit irgendeinem anderen Lebewesen. Aber Kontrolle über das eigene Denken ist doch sowieso eine Illusion – eine typisch menschliche Kontrollfantasie. Gedanken sind doch nur geordnet, nachdem unser Bauch entschieden hat, was wir wollen, und fiktive Gedankensequenzen werden dann nur nachgeschoben. Die Vorstellung, dass unser Denken geordnet sei, ist genauso irreal wie die, dass wir unser Handeln kontrollieren. Das sind doch beides nur Rationalisierungen – Hinterfüllung des Gehirns.

Am Tag vor ihrer Entlassung kam er, um ihren Hirnscan mit ihr zu besprechen. Die Ärzte hatten nichts Außergewöhnliches entdeckt: keine arteriovenöse Missbildung wie die, die ihren Bruder getötet hatte, kein Tumor, keine Entzündung. »Das bedeutet, dass Ihre psychotische Episode tatsächlich ein Zeichen von Schizophrenie gewesen sein könnte«, sagte er. »Mit Sicherheit können wir es noch nicht sagen, aber das ist die Arbeitshypothese. Einen weiteren Test müssen wir noch durchführen. Wir müssen Ihre Rückenmarksflüssigkeit auf Symptome untersuchen, die behandelbar wären – Zellen, die nicht da sein sollten, Erreger oder Proteine wie Antikörper. Das heißt, wir müssen eine Lumbalpunktion durchführen.«

Winnie dachte an die entsetzlich lange Chemonadel und zuckte zusammen. »Ich weiß, tut mir leid. Es ist ein unangenehmer Eingriff, aber fast schmerzlos. Und aus Ihren Hirnscans wissen wir, dass Sie keinen besorgniserregenden Druck haben, der die Sache gefährlich machen würde.« Während er das Zustimmungsformular vorbereitete, stiegen ungebetene Bilder aus ihrer Jugend in ihr auf. Winnie erinnerte sich, wie man sie in Embryonalhaltung mit dem Gesicht zur Wand auf ein Bett gelegt hatte, damit ihr Rücken freilag. Doch es stimmte, sie erinnerte sich nicht an Schmerzen, sondern nur an einen tiefen und lästigen Druck.

»Die Untersuchung ist recht ungewöhnlich für unsere Abteilung, deswegen bringen wir Sie in die offene Abteilung«, erklärte er. »In der geschlossenen Psychiatrie sind keine Nadeln erlaubt, nur in Notfällen.«

Winne unterschrieb das Formular, zog einen anderen Krankenhauskittel an und ging mit Dr. D. und der Pflegerin zur Schleuse. Der Wachmann ließ sie durch, und zum ersten Mal seit ihrer Einweisung vor über einer Woche war sie wieder in Freiheit.

Während die Ärzte die Untersuchung vorbereiteten, musste sie daran denken, wie ironisch das doch alles war: Nachdem sie solche Angst davor gehabt hatte, jemand könnte sich einen Fernzugang zu ihrem Gehirn verschaffen, ließ sie nun bereitwillig den direkten Zugang zu ihrem Zentralnervensystem zu. Die Ärzte würden sogar Material entnehmen, eine Flüssigkeit tief aus ihrem Innern, und sie behalten, Tests damit durchführen und die Ergebnisse in Datenbanken eingeben, die für immer Bestand hatten.

Doch sie hatte unterschrieben, und das alles passierte nun. Dr. D. legte Winnie auf die Seite und hob ihren Kittel an, um ihren Rücken zu entblößen. Als Erstes erhielt sie eine oberflächliche Narkose, ein leichtes Piksen einer kleinen Nadel. Die große würde folgen, sobald seine Hände die exakte Stelle ertastet hatten. Seine Worte begleiteten sie: »Ich finde die Grenzen ... der obere und untere Lendenwirbel grenzen die Stelle ein ... der vierte, der fünfte ... hier.« Nach einer atemlosen Pause spürte sie den vertrauten tiefen Druck. Die Nadel saß in ihrem Rückenmark.

Es würde eine klare Flüssigkeit sein, erinnerte sie sich, während sie auf die Wand vor ihrem Gesicht starrte – Rückenmarksflüssigkeit, anders als jede andere Körperflüssigkeit. Sie testeten sie auf Zellen, Zucker und Ionen. Die Flüssigkeit umströmte Gehirn und Rückenmark, sie polsterte die Nervenzellen des

Denkens, der Liebe, der Angst und der Bedürfnisse mit der Salz-konzentration unserer im Meer lebenden Vorfahren, plus ein wenig Glukose – ein paar Tropfen des Ur-Ozeans, den wir leicht gesüßt immer in uns tragen.

Am nächsten Morgen erhielt sie das Ergebnis. Die Nachricht war gut: Sie musste sich keine Sorgen machen, es war alles in Ordnung. Es war eine Champagnerprobe gewesen, sagte er ihr, kein Bluttröpfchen aus einem angestochenen Kapillargefäß war dabei, nicht ein einziges rotes Blutkörperchen. Für Ärzte, die ihre ersten Lumbalpunktionen durchführen, sei das durchaus Anlass für eine Flasche Champagner, erklärte er ihr, denn es markiere einen großen Schritt auf dem Weg zur technischen Perfektion, wenn auch immer ein bisschen Glück dazugehörte. Das Entscheidende für Winnie war jedoch: keine weißen Blut-körperchen, keine Entzündung, keine Eiweiße, keine Antikör-per. Und bei Glukose und Ionen alles normal.

Einzige kleine Randnotiz: Es fehlte noch eine sogenannte Zytologie, eine genaue Auswertung auf Krebszellen, doch das Labor ging nicht davon aus, dass das Lymphom zurückgekom-men war. Damit würde sie heute entlassen werden, so wie Dr. D. es versprochen hatte. Sie würde nach Hause gehen, in der Tasche ein Rezept für ein Antipsychotikum.

»Und die Entlassungsdiagnose?«, fragte sie. »Steht da nun Schizophrenie oder nicht?«

»Wir können immer noch nicht ganz sicher sein, aber es ist wahrscheinlich«, erwiderte er. »Manche Diagnosen können wir erst stellen, nachdem wir alles andere ausgeschlossen haben, wenn genug Zeit vergangen ist und wir keine andere Erklärung gefunden haben. Unsere vorläufige Diagnose ist deswegen eine schizophreniforme Störung, und in Ihrer ambulanten Nachsorge könnte daraus eine Schizophrenie werden.« Keine attraktive Vor-stellung, und Winnie hatte keine Lust, das zuzulassen.

Champagnerprobe – mein Hirn fühlt sich, als könnte es ein

Gläschen vertragen, dachte sie später, während sie in ihrem Zimmer auf die Entlassung wartete. Ihr gefiel das Wort Champagnerprobe, und so begann sie, mit einem älteren Bild des Filters zu spielen, ging von moderner Elektronik zurück zur Industriellen Revolution und Filtern, mit denen man Sektperlen herausfiltern konnte, so wie sie sich James Tilly Matthew hätte vorstellen können. Ideenperlen werden tief eingepflanzt, Vermutungen, um sich die Welt zu erklären – Warum liegt diese Schraube da? –, Modelle, die sich an der Wand des Champagnerkelchs des Geistes sammeln und schnell aufsteigen, wenn sie sich mit anderen zu einer größeren Blase, einer umfassenderen Hypothese vereinen und an Filtern vorbei aufsteigen können, weil diese nur kleinere und schwächere Blasen aufhalten, die unwahrscheinlichen und weniger gut fundierten.

Die Blasen, die am schnellsten aufsteigen und am größten werden, erfahren mehr Rückhalt und erreichen die Oberfläche – die Grenzen der Wahrnehmung –, und erst da platzen sie hinein ins Bewusstsein. Dieses Platzen ist unumkehrbar. Was Vermutung war, ist jetzt Gewissheit, ist Wahrheit: Die Moleküle sind jetzt Teil der Atemluft des Verstandes. Sie lassen sich nicht mehr in Bläschen zurückverwandeln und in den Champagner zurückdrücken.

Und vor allem: Gelegentlich schlüpfen auch kleine Perlen durch, die es nicht hätten schaffen sollen. Winnie dachte: Warum soll man die nicht durchlassen? Die Welt verändert sich doch ständig.

Am Nachmittag ihres zehnten Tages wurde sie entlassen. Am Abend zuvor hatte ihr die Schwester eine letzte Dosis des Antipsychotikums gegeben, das sie bei ihrer Einweisung erhalten hatte, und der Arzt gab ihr ein Rezept für zu Hause mit, damit sie es weiternehmen konnte. Mit der vorläufigen Diagnose schizophreniforme Störung wurde sie in die Freiheit entlassen.

Winnie löste das Rezept nicht ein, und sie ging auch nicht zur ambulanten Weiterbehandlung. Sie hatte es nie vorgehabt. Ihr ging es gut. Zu Hause angekommen, warf sie das Kärtchen von Dr. D. quer durchs Zimmer. Es landete neben dem Kamin, wo sie es sehen und sich daran erinnern konnte. Aber jetzt hatte sie zu tun.

Es machte ihr nichts aus, ins Internet zu gehen, sie machte sich nicht einmal Sorgen wegen Erin. Die Verschwörung gegen sie hatte sie noch im Kopf, aber nicht mehr als übermächtigen Eindringling, sondern höchstens als freundlichen Gast. Sie konnten einander in Ruhe lassen und in den schmalen Fluren ihres Geistes mit einer leichten Drehung der Schultern und einem höflichen Nicken aneinander vorübergehen.

Noch sicherer war sie sich ihres eigenen Körpers, ihrer eigenen Grenzen. Die Raiders-Mütze wanderte zurück in den Schrank. Beim Aufräumen fiel ihr Benjamin Franklins Buch zur Elektrizität aus dem Jahr 1755 in die Hände, und sie schlug sofort ihre Lieblingsstelle auf, einen Brief an Dr. L., in dem er seine Entdeckung beschrieb, die später als Faradayscher Käfig bekannt werden sollte. Bei der Lektüre genoss sie einmal mehr Franklins falsche Bescheidenheit:

Auf einer elektrischen Platte setzte ich eine silberne Kanne unter Strom, dann ließ ich an einem Seidenfaden einen Korkball von etwa einem Zoll Durchmesser hinein, bis er deren Boden berührte. Der Korken wurde nicht von der Innenseite angezogen, wie dies bei einer Annäherung an die Außenseite der Fall gewesen wäre, und obwohl er den Boden der Kanne berührt hatte, zeigte er nach dem Herausziehen kein Anzeichen elektrischer Ladung, wie dies bei einer Berührung der Außenseite der Kanne der Fall gewesen wäre. Das ist außergewöhnlich. Sie wollen den Grund hören, aber ich kenne ihn nicht. Sollten Sie es herausfinden, würde ich mich sehr freuen, wenn Sie so gut wären, es mich wissen zu lassen.

Winnie empfand eine Verbundenheit mit diesem Korken. Nach einem kurzen und aufwühlenden Ausflug nach draußen, wo sie von den Feldern der äußeren Wirklichkeit gebeutelt worden war, befand sie sich nun wieder im Innern der Silberkanne, dem sicheren Käfig, dem gemeinsamen menschlichen Rahmen.

Die Fehlgeburt hatte es wahrscheinlich nie gegeben – auch dieser Gedanke hatte sich von ihr abgelöst und schwebte davon wie ein einsames, dunkles Aschestäubchen, das sich im Trüben verlor.

In der ersten Woche nach ihrer Heimkehr aß sie mit einem nie gekannten Heißhunger. Die wiedererlangte Kontrolle über ihre Ernährung war eine Offenbarung, eine Befreiung. Sie kochte Nudeln und kaufte Kuchen. Gegen Ende der ersten Woche stieg ein sonderbarer Gedanke in ihr auf: Sie war sich nicht sicher, ob sie einen Mund hatte. Selbst beim Essen, vor allem beim Essen, musste sie ihre Lippen berühren, um sich sicher zu sein, dass sie ihr gehörten und dass sie noch da waren.

Zwischen den Mahlzeiten kehrte die Patentanwältin in ihr zurück – stark und erholt und unermüdlich. Mit der gleichen Energie, mit der sie sich im Büro in ein neues Gebiet stürzte, verbrachte sie nun Stunden am Computer und vertiefte sich auf der Suche nach neuesten Erkenntnissen und vergleichbaren Fällen in wissenschaftliche Veröffentlichungen. Sie studierte dichte und faszinierende Artikel zur Genetik der Schizophrenie: Aus der Sequenzierung der Genome Zehntausender Schizophreniepatienten hatten gewaltige Wissenschaftlerteams die einzelnen Buchstaben der genetischen Bauanleitung herausgelesen. Gebannt durchforstete sie die vielen Hundert Gene, die bei der Schizophrenie eine Rolle zu spielen schienen. Für sich genommen hatte jedes davon nur winzige Auswirkungen auf den Menschen, kein einzelner Faden gibt das Muster vor, keiner für sich definiert den Stoff oder das Ausfransen des Geistes.

Vielmehr manifestierten sich Gesundheit oder Krankheit im Verbund all dieser Fäden: Nur in ihrer Gesamtheit bilden sie das ganze Tuch. Winnie schien es, als hingen psychische Störungen – Schizophrenie, aber auch Depression, Autismus oder Essstörungen – zwar mit den Genen zusammen, würden aber nicht von einer Generation zur nächsten weitervererbt wie ein Siegelring oder eine Uhr und auch nicht wie einzelne Gene, die für Sichelzellen oder Mukoviszidose verantwortlich sind. In der Psychiatrie war es vielmehr so, als würde das Risiko als Zusammenspiel vieler Schwächen beider Elternteile weitergegeben. Der Geist jedes Menschen entsteht aus Tausenden miteinander verwobenen Fäden, die sich rechtwinklig kreuzen und diagonal Muster bilden. Es gab Gene für Proteine, die elektrische Ströme in Zellen entstehen lassen, Gene für Moleküle an den Synapsen, die den Informationsstrom zwischen Zellen kontrollieren, Gene für die Strukturierung der DNA in den Nervenzellen, die die Produktion aller elektrischen und chemischen Proteine steuerten, und Gene zur Lenkung der langen Fäden im Gehirn, der Axone, die einen Teil des Organs mit dem anderen verbinden, auf einem inneren Webstuhl aus verwobenen Drähten, die alles kontrollieren, sämtliche Aspekte des Geistes steuern und Eigenschaften wie Toleranz für das Unwahrscheinliche und Merkwürdige anlegen.

Winnie wurde klar, dass bei einigen Menschen mit einer bestimmten Webart eine neue Seinsweise entsteht, ein Muster, das sich aus genau den richtigen oder falschen Fäden zusammensetzt. Hinweise auf das, was kommen könnte, finden sich auf beiden Seiten der Familie, bei Menschen mit entsprechender Prädisposition sind sie im familiären Webmuster angelegt. Im Rückblick lassen sich in den Kett- oder Schussfäden schon Teilmotive erkennen – menschliche Eigenschaften als Urmuster. Auf beiden Seiten können sich Onkel oder Omas finden, die gerade schrullig genug waren, deren Geist den Schraubstock der Illusion aufdrückte, dem Griff eines althergebrachten Paradigmas entkam und sich einem neuen ergab.

Je stärker und sozial träger das alte Muster, umso sicherer mussten sich diese Ausreißer ihrer neuen Sichtweise sein. Ihre Überzeugungen mussten felsenfest sein – sobald sie sich gewandelt hatten, durften sie nicht mehr von ihnen ablassen –, bindend aus keinem guten Grund, denn es gab keinen. Wer kann schon das Neue und Unbewiesene gegen das Alte und Etablierte verteidigen? Nur diejenigen, die grundlos überzeugt sind, die auf einer nie beweisbaren Ebene glauben, die ohnehin schon ein wenig abseits und daneben stehen müssen und hin und wieder Zugang zur Fixheit des Wahns haben.

Doch wenn zwei besonders empfängliche Linien zusammenkommen, kann daraus ein Menschen hervorgehen, der sich zu weit löst, zu viel zulässt, weil er die Kontrolle über das Denken verloren hat – oder vielmehr die tröstliche Illusion, die Wahrnehmung des geordneten und fließenden Denkens. So entsteht ein erschütterter Mensch, der sich nicht entscheiden kann, welches Paradigma er loslassen will und welches keinesfalls, und der nicht einmal mehr so tun kann, als würde er irgendetwas entscheiden inmitten der aufgewühlten Turbulenzen, dem Strudel der unkontrolliert im Champagner aufsteigenden und zerplatzenden Perlen. Und wenn alle Perlen zerplatzt sind, bleibt nur der Mensch mit den von Dr. D. beschriebenen negativen Symptomen übrig – willenlos und stumpf.

Je mehr Winnie über schwere Schizophrenie las, desto schwerer fiel es ihr zu glauben, dass die Krankheit irgendeinen Nutzen haben könnte, wie sie noch im Krankenhaus gedacht hatte. Das gravierendste von Dr. D. beschriebene Symptom, die Denkstörung, schien unbehandelt immer weiter fortzuschreiten und zur völligen Desintegration, also zur Abspaltung und Auflösung der Selbstwahrnehmung, zu führen. Das Denken wird immer verzerrter, bis das Gehirn den Überblick über Verbindlichkeiten und Beziehungen verliert und die emotionale Bandbreite einbüßt, die Höhen ebenso wie die Tiefen. Jeglicher Antrieb, zu arbeiten, sauber zu machen oder Anschluss an Freunde und Familie zu halten, ist erloschen. Der Geist verliert sich in Chaos und Angst, der Körper ist erstarrt und katatonisch. Unbehandelt endet der Patient in einer wirren und bizarren Vereinsamung, jeder planvolle Gedanke verliert sich binnen Sekunden.

Winnie erinnerte sich lebhaft, was ihr der Arzt bei ihrem letzten Gespräch auf dem Flur entgegnet hatte, als sie sagte, Abweichung müsse nicht gleichbedeutend sein mit Krankheit. »Eine Gruppe, in der einige das Unwahrscheinliche tolerieren, mag über einen längeren Zeitraum funktionieren. Aber vergessen Sie nicht, für einige dieser Menschen bedeutet es furchtbares Leid.« Wieder zu Hause, hätte sie gern etwas erwidert, doch es war zu spät. Sie wollte ihm sagen, dass sie das jetzt einsah, dass es nicht nur richtig und wichtig war, sondern auch die ganze Gesellschaft dies erfahren sollte – um Wissen und vielleicht sogar Dankbarkeit zu vermitteln, damit alle die Erkrankten wirklich verstanden, und auch, welche Bürde sie für uns alle übernehmen.

Wahrscheinlich würde er ihr zustimmen. Weniger würde ihm hingegen etwas anderes gefallen, was sie auch noch sagen wollte und dessen sie sich genauso sicher war: dass wir alle hin und wieder Wahnvorstellungen brauchen. Sie wollte ihm sagen, dass jeder Mensch hin und wieder einen Bruch mit der Wirklichkeit erleben sollte. Dieses Bedürfnis sollten wir anerkennen, in uns und in anderen, uns davon mitziehen zu lassen wie von Musik, uns davon mitreißen lassen und führen oder führen lassen, wie das Leben es vorgibt. Es gibt schließlich nicht die eine Wirklichkeit, die in jeder Lebensphase und bei jeder Entscheidung, für jedes Paar, jede Gruppe und jedes Land gültig ist. Wir haben Hirne und Hände, wir können unseren Wahn Wirklichkeit werden lassen.

Sie hörte seine Antwort schon, als gute Anwältin konnte sie sich in die Gegenseite hineinversetzen: Das klang ja alles schön und romantisch, doch um etwas Wirklichkeit werden zu lassen und etwas Komplexes zu erschaffen, benötigt man geordnetes

Denken und muss in der Lage sein, viele Schritte vorauszuplanen. Genau diese Fähigkeit wird jedoch von der Schizophrenie zerstört. Die Evolution hat keinen Weg gefunden, uns alle dauerhaft vor Denkstörungen zu schützen, weshalb der menschliche Geist auf eine Weise verwundbar ist, die in unserer modernen Welt besonders verheerend wirkt. In einfachen und kleinen Primatengruppen mochten lange und zusammenhängende Denksequenzen keine Rolle spielen, doch unsere Gesellschaft verlangt, dass Menschen über lange Zeiträume hinweg zusammenleben und -arbeiten, hier kommt es auf Planung an, die viele Schritte weit in die Zukunft reicht.

Winnie wusste, dass diese Sichtweise zumindest ein klein wenig richtig sein musste. Sie hatte viele Belege dafür gefunden, dass die moderne Gesellschaft zu den durch Schizophrenie verursachten Problemen beitrug und die Krankheitssymptome unter Städtern verbreiteter und stärker sind. Menschen mit lediglich einer leichten genetischen Veranlagung können durch Stressfaktoren und Belastungen des modernen Alltags in den Abgrund einer Psychose gestoßen werden. Winnie fand auch zahlreiche Beschreibungen von vollkommen gesunden Menschen, die durch den einmaligen Konsum von Cannabis psychotisch wurden, und von anderen, die gar nicht unter Schizophrenie litten, sondern unter einer affektiven Störung wie Depression und allein deretwegen Wahnvorstellungen hatten. Diese Menschen mussten doch mindestens eine Art halb gewobenes Urmuster mitbringen. Ein kleiner Stupser aus der Umwelt, eine giftige Chemikalie vielleicht, der Stress der Großstadt oder der sozialen Entwurzelung, eine Infektion, irgendein zweiter Schlag, der zur genetischen Veranlagung hinzukommt und das Muster vervollständigt, und die Wirklichkeit verändert sich.

Der Doppelschlag: Diese Erklärung kannte sie vom Krebs. Als Jugendliche hatte sie ihren Onkologen gefragt: Warum ich?

Warum nicht Nelson oder AJ? Warum nicht ihre beste Freundin Doris, die heimlich rauchte, wann immer sich die Gelegenheit bot? Der Arzt meinte, die Hypothese der zwei Schläge sei vielleicht eine Erklärung. Vielleicht brachte Winnie eine genetische Veranlagung mit, aber weil Säugetiere jedes Gen doppelt haben und über weitere Schutzmechanismen verfügen, war für den Krebs ein zweiter Schlag nötig, der sich auf die DNA auswirkte. Möglicherweise kosmische Strahlung, ein Sonnenteilchen oder sogar Gammastrahlung aus einer fernen Galaxie, die seit Jahrmilliarden unterwegs war und in der Zelle eines Mädchens in Wisconsin eine chemische Bindung zerschlagen hatte. Das passierte uns allen andauernd, doch in Winnies Zelle gab es bereits ein anderes Problem, ein von Geburt an verändertes Gen. Eine Störung kam zur anderen, und dieser Doppelschlag war zu viel, das System kippte in die unkontrollierte Wucherung.

Niemand wusste, ob diese Doppelschlag-Theorie auch auf psychische Erkrankungen zutrifft, Winnie erschien es jedoch plausibel. In der Psychiatrie war die Wissenschaft einfach noch nicht so weit, das wurde ihr nach der nächtelangen Lektüre von Artikeln und Zeitschriften klar. Es gab zwar erste Erkenntnisse, doch das Wissen der Biologie reichte nicht aus. Bei Schizophrenie verändert sich die Kommunikation im gesamten Gehirn, wie sich mit Hirnscans zeigen lässt. Teile des Gehirns geben Informationen nicht an andere weiter. Während einer Halluzination verändert sich sogar das zeitliche Zusammenspiel des gesamten Organs, sodass tatsächlich die eine Hand nicht weiß, was die andere tut.

Winnie hatte viele Fragen und hätte so viel zu sagen gehabt, doch sie hatte niemanden, der ihr zugehört hätte. Sie erinnerte sich dunkel, dass der Arzt erwähnt hatte, der Bruch eines Patienten mit der Wirklichkeit habe ihn überhaupt erst in die Psychiatrie geführt. Eigentlich war das egal, andererseits aber auch nicht, und das wollte sie ihn wissen lassen. Wir halten unsere gemeinsame Wirklichkeit für selbstverständlich, ebenso wie unsere Reaktion auf diese Illusion, und sie hätte ihn gern um etwas gebeten, nämlich der Welt eine simple Wahrheit mitzuteilen, dass unsere gemeinsame Wirklichkeit nicht wirklich ist – sie ist nur gemeinsam.

In ihrer zweiten Woche zu Hause reifte ein Ziel in ihr heran, ein Gott nahm Gestalt an, ein Mango-Düsentriebwerk. Sie wollte ihm einen ausführlichen Brief schreiben, per Hand, mit wasserfestem Marker und in Großbuchstaben, damit ihm nichts entging. Darin wollte sie ihm alles sagen, wozu sie keine Zeit gehabt hatte und wofür sie nicht die Worte hatte finden können.

Und noch weitere Gedanken wollte sie ihm darin mitteilen, Gedankenstäubchen. Es gab da ein verstreutes Element, Trommelbegleitung im Mondschein, eine kleine Nachtmusik. Java Pajama Princess war ihr Name, das wollte sie ihm sagen. Vielleicht verstand er nicht, er war ein Unbärtiger, ein Unjesus. Er würde unter seinem wahren Namen antworten, nicht unter dem, mit dem ihn die Schwestern auf Station anredeten, dieser falsche Pfaffenton. Nein, unter seinem echten, vollständigen Namen, das würde sie ihm einschärfen. Sie war nicht dravidischer Herkunft, erklärte sie, und ihr missfiel seine Andeutung – Misogamie. Ihre Stimme brach, wurde zu einem schwachen Flüstern, während ihr hilfloser Zorn wuchs. Was sollte das? Kein Kilogauß Einfluss auf sie, sie war rein und frei, kein seiltanz-stepptanzendes Feuergör. Ob sie zu viel aß? Leckritz. Sie war bigezapft. Der Einfluss wuchs, der Ausfluss war nicht einfach Ost, sondern Westnordwest. Sie hielt inne, atmete durch, entschuldigte sich. Eine Verdrillung. Konnte ihr doch egal sein, was er andeuten wollte.

Ihr Telefon klingelte. Irgendetwas tief in ihr verkrampfte sich. Fillet, der Erstgeborene, der Faustgeborene. Das war er. Winnie griff nach dem Hörer, dann zögerte sie. Die andere Seite des Bildschirms. Sie ließ ihn auf den Anrufbeantworter sprechen.

Eine Stunde später hörte sie die Nachricht über Lautsprecher ab, nachdem sie das Gefühl hatte, dass sich die Kondensatoren des Telefons vollständig entladen hatten. Der Bericht der Zytologie war da, aus der Rückenmarksprobe, diese letzte Formsache. *»Seltene, hochgradig atypische lymphoide Zellen, übereinstimmend mit früherem Material, Beteiligung eines T-Zell-Lymphoms.«*

Ihr Hirnapparat hatte sein dunkles Geheimnis am Ende preisgegeben. Verborgen, aber immer da, hatte ihre Schwäche gelauert, wie AJs arteriovenöse Missbildung. Dann kam der zweite Schlag: bei ihm ein plötzlicher Anstieg des Blutdrucks; bei Winnie die Krebszellen, die die Sektperlen aufrührten und in ihrem anfälligen süßen Ozean schwammen.

Sie setzte sich auf den Fußboden und griff wieder nach AJs letztem Tag. Es war nicht schwer. Der Luftwebstuhl ragte durch Raum und Zeit. Und sie kannte die Fäden, auf die es ankam – einige davon waren ihre. *Als AJ die Uhr der Bank sah, wusste er, dass er sich beeilen musste. Während er rannte, sah er an sich hinunter auf sein Hemd. Da klebte ein wenig Teig, und er versuchte, ihn mit der Hand abzuwischen. Das meiste bekam er ab, aber da war noch ein bisschen weißes Zeug, das er nicht abwischen konnte, und seine Hand schwitzte und verschmierte es noch mehr. Er hätte ein weiteres Hemd mitnehmen sollen. Stetig, aber nicht zu schnell lief er über die Kreuzung und auf den Platz und am Brunnen vorbei, dann hinter einem Mann mit Krücken her durch die Glastür der Bank. Er sah den Aufzug, doch dafür blieb keine Zeit. Er rannte die Treppe hinauf in den fünften Stock, immer zwei Stufen auf einmal, dann den Gang entlang. Dabei drehte er sich um, um sich zu vergewissern, dass er keine mehligen Fußspuren hinterließ, und blieb vor der Bürotür stehen, um zu Atem zu kommen. Er wischte sich den Schweiß von der Stirn und sah die Wände und Decken an; der Korridor war sauber und braun. Er dachte an die Eisverkäuferin neben der Bäckerei und an ihre Haare, die sich zu festen braunen Locken rollten wie Zimtschnecken. Wie ein Häher hatten ihre Augen sein Gesicht umkreist, als er nach ihrer Telefonnummer gefragt hatte. Nach einer Weile griff er nach der Tür. Ganz*

zittrig fühlte er sich, während er sein dunkles Spiegelbild auf der Glas-
scheibe der Tür sah. Ihm war, als stünde er auf einem Hügel, in den ver-
schwitzten Händen einen Pappkarton, auf dem er den Sommerhang hin-
unterrutschen würde, wie damals mit Winnie und Nelson, als sie noch
Kinder waren. Er wollte sehen, wie es aussah, da auf der anderen Seite der
Welt, nach dem langen Aufstieg wollte er den Hang hinuntersausen. Die
Triumph- und Schmerzensschreie der anderen Kletterer verstummten, als
wollten sie diesem Moment die Ehre erweisen. Die Tür war abgeschlossen.
Es dauerte eine Weile, bis AJ es begriff. Komisch. Der Griff ließ sich nach
unten drücken, aber die Tür ging nicht auf. Zitternd versuchte es AJ noch
einmal. Er trat einen Schritt zurück und überlegte, was das bedeutete. Sein
Blick suchte nach einer Nachricht, einem Zettel oder so was, aber er sah
nichts. Vielleicht die falsche Tür. Er suchte das Terminkärtchen in seiner
Tasche, aber es war das falsche, das der Autowerkstatt. Er hatte keine
Telefonnummer dabei und würde den Termin verpassen, um den er sich mo-
natelang bemüht hatte. Er spürte einen stechenden Schmerz im Kopf. Auf
dem Weg zurück zur Treppe hielt sich AJ die Schläfen. Langsam, mit wei-
chen Knien ging er die Treppe hinunter. Dabei spürte er ein sonderbares
Anschwellen, wie von einer Flut. Die Eingangshalle versank in dunklem
Nebel. Angsterfüllt ging er so aufrecht er konnte durch die Halle und zur
Tür hinaus. Die Sonne war heiß und düster. Mit zitternden Armen und
Beinen ging er langsam zum Brunnen auf dem Platz. Unsicher umrun-
dete er die Fontäne und stellte sich an die Kreuzung, wo er in die Gesichter
in den vorüberfahrenden Autos blickte. Er ging in die Knie. Er erinnerte
sich daran, wie er einmal einen Vogel gesehen hatte, der gegen die Glas-
scheibe einer Bushaltestelle geflogen war. Eine Weile lang hatte er flatternd
auf dem staubigen Gehsteig gelegen, dann hatte er einfach nur den anderen
Vögeln nachgeblickt, die vorüberflogen und unter der strahlenden Sonne
ihrem Leben nachgingen, sich paarten, pickten, nisteten und sangen. Alles
schien in Dämmerung zu versinken. Er dachte daran, dass er sich mit der
Eisverkäuferin unterhalten könnte, wenn er nur zur Bäckerei zurück-
kam. Ich würde gern dort bei ihr bleiben, dachte er. Es war nur leicht
abschüssig da hinunter; wenn er aufstehen konnte, musste er nur einen Fuß

vor den anderen setzen, er konnte fast rutschen. All die Gesichter in den nach Hause fahrenden Autos ... Die Tür ließ sich nicht öffnen. Sie war verschlossen. Der Schmerz in seinem Kopf wurde stärker und breitete sich aus. So sauber und glänzend war das Glas, dass es aussah, als wäre es gar nicht da, und der Vogel schlug auf, und das Glas war überall. Der Gang war lang und düster, hart und braun. Es war nicht einfach, das noch einmal vor sich zu sehen. Wie eine Taube, der Vogel hatte ihn an Winnie erinnert, er hatte sich solche Sorgen um sie gemacht. Als er sich über den Vogel beugte, hatte ihn dieser mit ruhigem Blick angeschaut, so wie Winnie es tat, die Einzige, die ihn ansah. Er wartete, dass es vorüberging, schloss die Augen und wartete. Von den Knien fiel er aufs Gesicht, und dann war sie da bei ihm und strich ihm über die Stirn, zart wie ein Flügel.

6 VERZEHRT

Fahrt wohl, ihr Glücksgefilde,
Wo ewig Freude wohnt. Gegrüßt, ihr Schrecken,
Du Unterwelt, du, abgrundtiefe Hölle,
Empfang' den neuen Eigner, welcher mitbringt
Den Sinn, den weder Ort noch Zeit verändert.
Der Geist ist selbst sich Ort, und in sich selbst
Schafft er aus Himmel Höll', aus Hölle Himmel.
Was thut das Wo, bin ich nur stets derselbe
Und was ich sein soll; dem nur unterthan,
Den Donner größer machte. Hier zum mindsten
Sind wir doch frei; hier schuf nicht der Allmächt'ge,
Daß er uns neid'; er treibt uns nicht von hinnen;
Hier herrschen sicher wir, und Herrschen ist mir
Selbst in der Höll' Ehrgeizes werth; ja besser
Ist's, Herr der Hölle sein, als Sklav' im Himmel.

JOHN MILTON, *DAS VERLORENE PARADIES*

Die Medizinstudentin und ich standen auf. Unsere neunzig Minuten mit Emily hatten keine Erkenntnisse geliefert und keinen Grund für eine Einweisung ergeben. Der Leiter der geschlossenen Psychiatrie hatte sie sofort zu uns geschickt, weshalb ich nicht entscheiden musste, ob sie aufgenommen werden sollte oder nicht.

Emily war achtzehn Jahre alt und damit volljährig, doch sie war viel jünger als unsere anderen Patienten. Wäre sie nur ein paar Wochen früher gekommen, hätten wir sie an die Kinder- und Jugendpsychiatrie überwiesen. Ihr Anliegen – *hält keine Unterrichtsstunde durch* – war in Wirklichkeit das ihrer Eltern, und mir schien sie in der Kinderklinik besser aufgehoben als in der Erwachsenenpsychiatrie.

Während der Aufnahmeuntersuchung erfuhren wir, dass Emily eine Musterschülerin gewesen war, doch inzwischen war schon eine einzige Unterrichtsstunde zu viel für sie. Seit Beginn des Schuljahrs verspürte sie mitten im Unterricht den unwiderstehlichen Drang, aufzustehen und das Klassenzimmer zu verlassen, und etwa einen Monat später war sie so weit, dass sie überhaupt nicht mehr zum Unterricht ging. Niemand wusste, warum, und sie selbst verriet es uns nicht. Wir erfuhren von ihr, dass sie Literatur und Lyrik mochte und Preise im Softball und Reiten gewonnen hatte.

Während unseres Gesprächs hatte mich der Stationsarzt der Orthopädie mehrmals angepiept, weil eine unserer Patientinnen nach einer Hüftoperation eine Rücküberweisung in die Psychiatrie brauchte. So pingelig die Orthopäden waren, in diesem Moment schien mir die Zusammenarbeit mit ihnen produktiver zu sein als die mit Emily. Nicht allzu eilig schlängelten wir uns zwischen den Stühlen hindurch in Richtung der Tür von Emilys Zimmer und versprachen, bald wiederzukommen.

»Noch was«, sagte Emily. Ich drehte mich noch einmal zu ihr um. Im Schneidersitz auf ihrem Bett sitzend reckte sie die Arme in die Luft. »Ich glaube, es wäre grade besser, wenn ich nicht allein wäre.«

Aha. Das war doch etwas. Die Eröffnung. Endlich würde sich der innere Sturm Bahn brechen. Ich wartete, ohne eine weitere Frage zu stellen.

Emily begleitete den Seitenblick aus ihren blaugrauen Augen mit einem Viertellächeln. Aber sie sagte nichts mehr. Ihr Schweigen breitete sich aus und füllte den ganzen Raum. Der Druck wurde größer, doch der Wolkenbruch blieb aus.

In der Hoffnung auf eine Eingebung sah ich mich im Zimmer um. Es war sonderbar: Ihr Koffer war noch unausgepackt, Laptop und Handy waren ordentlich auf dem Nachttischchen abgelegt – persönliche Besitzgegenstände, die selbst in der offenen Station kein alltäglicher Anblick waren. Doch mir war klar, dass die ungewöhnliche Einlieferung unsere gesamte Aufnahme-Choreografie aus dem Lot gebracht hatte. Sie war gerade erst eingetroffen und noch nicht einmal von der Oberschwester in Empfang genommen worden.

Ich sah Emily an. Ich hatte länger schon länger als üblich auf eine Antwort gewartet, um der Medizinstudentin zu demonstrieren, wie man darauf wartet, dass sich die Patientin selbst erklärt, um das, was da ist – was immer es sein mag –, nicht schon vorab einzuordnen und eine Geschichte zu suggerieren.

Doch aus dem Schweigen wurde schließlich ein Rauschen – negativ, störend und sogar ein bisschen feindselig. »Okay, Emily«, sagte ich schließlich. »Warum sprechen wir nicht darüber.«

Mit blieb nichts anderes übrig, als mit der Studentin im Schlepptau ins Zimmer zurückzugehen. Wir setzten uns wieder auf unsere Stühle, und die weißen Kittel legten sich um uns wie fallende Fäden von Marionetten.

Nicht nur, dass unser Gespräch bislang keinerlei psychiatrischen Befund zutage gefördert hatte, auch Emilys Laborbefunde waren normal – zum Beispiel keine Schilddrüsenüberfunktion, die eine Erklärung für Rastlosigkeit und Unruhe gewesen wäre. So dürftig wie die Informationen waren auch meine Überlegungen zu einer möglichen Diagnose, die sich vor allem auf ihre innere Unruhe bezog – möglicherweise eine Sozialphobie oder eine Angststörung. Doch meine Frage nach entsprechenden Symptomen hatte sie verneint. Auch ein Aufmerksamkeitsdefizit hatte ich in Betracht gezogen und die Symptome abgefragt – auch dies ein Etikett für einen von vielen Zuständen, an deren Verständnis wir in der Psychiatrie noch arbeiten. Wir sind uns bewusst, dass unsere Modelle und Begriffe im Laufe der nächsten Generation durch neue Forschungsergebnisse überarbeitet, verworfen und ersetzt werden, und in der übernächsten Generation durch wieder neue.

Dennoch verwenden wir sie, weil wir derzeit nichts anderes zur Verfügung haben und sie uns Behandlung und Forschung ermöglichen; jede Diagnose hat ihre eigene Liste von Symptomen und Kriterien. Doch Emily bestätigte keines davon.

All meine direkten Fragen, mit denen ich diesen Möglichkeiten nachgegangen war, hatten nichts zutage gebracht, ebenso wenig die indirekten wie die offenen Sprechpausen, die die Patientin hätte füllen sollen. Sie hatte eine leichte Depression, aber keinerlei Selbstmordgedanken, zeigte einige Hinweise auf die für ihre Altersgruppe so typischen Essstörungen sowie Ansätze von Zwanghaftigkeit. Doch zum eigentlichen Problem waren wir nicht vorgedrungen: Wir konnten uns nicht erklären, warum sie es nicht mehr im Unterricht aushielt. Erst als wir schon auf dem Weg zur Tür waren und dachten, unsere Diagnose – *unspezifische Angststörung* – könnte bestenfalls ein Platzhalter sein, schien unser Gespräch wirklich zu beginnen.

Mit ihrer kryptischen Wiederaufnahme des Dialogs schossen neue Diagnosen hervor wie Pferde aus den Startboxen, nur um eine nach der anderen zu straucheln. Selbst die eindeutigen schienen mit einem Mal weniger schlüssig. Wenn sie vorhatte, sich das Leben zu nehmen, hätte sie uns nicht zurückgerufen. Wenn sie psychotisch wäre, wäre sie verschlossener und weniger geordnet. Und als Borderlinerin wäre sie weniger zurückhaltend gewesen und hätte ihre Angst vor dem Alleingelassenwerden früher und direkter angesprochen.

Welche Störung sie auch in sich tragen mochte, sie war so subtil wie stark. Körperlich wirkte sie gesund und schien nicht zu leiden, doch irgendetwas hatte von ihrem starken Geist Besitz ergriffen. In diesem entscheidenden Moment ihrer Entwicklung und Ausbildung hatte Emily ihre größte Stärke verloren: ihre Fahrkarte in die Zukunft, entwendet von einer diebischen Instanz, die sie kannte und beschützte.

Während ihre letzten Worte zwischen uns in der Luft hingen, passierte irgendetwas mit ihr, mit der Schülerin und Athletin, die sie mir zeigte, mit ihrer robusten und ungestümen Fassade. Für einen Augenblick war die Maske gefallen, und plötzlich war alles echt. Sie hatte eine Wahrheit ausgesprochen, so wie sie sie verstand, dennoch war in ihren Augen- und Mundwinkeln auch ein leises Zucken zu erkennen. Sie zeigte mir etwas, und es war beinahe komisch … allerdings zeigte sie mir nicht zu viel, denn, na ja, sie war ein Teenager, und es war ihr peinlich.

»Warum solltest du besser nicht allein sein, Emily?«

Sie schwieg. Mit dem Finger zeichnete sie Muster auf die straff gespannte Bettdecke und sah mich aus dem Augenwinkel an. Sie hatte etwas Wichtiges gesagt, doch es schien, als handelte es sich gleichzeitig um eine Art privaten Witz, und sie überlegte nun, ob sie mich aufklären sollte oder nicht. War das Ganze nur die perfekte Täuschung einer durchtriebenen Manipulatorin und diente einem Zweck, den ich nicht durchschaute? Oder war der Witz schwärzer, als ich ahnte? Ein morbider Kommentar auf eine destruktive Seite Emilys, die sich Selbstverletzung wünschte? Ein verhülltes Phantom, das sie bekämpft hatte, aber erst offenbaren konnte, als sich die soziale Situation durch unseren Aufbruch entspannte?

Zehn Sekunden vergingen. Was nun? Ich hatte eine Verbündete dabei, die Studentin Sonia, und die sah ich jetzt an.

Sonia war Ärztin im Praktikum, doch gegenüber Patienten musste sie so auftreten, als hätte sie bereits ihre Approbation und dürfte Behandlungspläne erstellen und Anordnungen treffen. Letzteres durfte sie als AiP noch nicht, ansonsten sollte sie aber in jeder Situation ärztliche Aufgaben übernehmen – ein anspruchsvolles Rollenspiel für Studenten, die sich bereits für ihre Fachrichtung entschieden und ihre Berufung gefunden haben und nun Erfahrungen sammeln wollen. Mit Autorität aufzutreten, ohne über sie zu verfügen, ist eine Gratwanderung und erfordert Selbstbewusstsein, Sozialkompetenz, Entschlossenheit und Stärke.

Und Sonia war stark – furchtlos und einfallsreich, flink mit Stift und Handy, eine Macherin. Das war mir von Anfang an aufgefallen, seit ihrem ersten Moment im Team – obwohl ich mir immer Mühe gab, Menschen nicht schnell in Schubladen zu stecken. Meine Ausbildung fand noch in einer härteren Zeit statt, als Stationsteams die Neuen sofort ins kalte Wasser warfen und Entscheidungen über Leben und Tod treffen ließen. Als ich mit meinem Praktikum begann, interessierte sich niemand im Team, wo ich in der Forschung gearbeitet hatte. Stattdessen verwendeten sie Schubladen, die ich aus dem Studium nicht kannte: Ist der Neue stark oder schwach?

Das Team fällte blitzschnell seine Urteile, egal ob richtig oder falsch, Hauptsache schnell. Die Praktikanten hatten keine Ahnung, wie wichtig ihr erster Auftritt im Team war, doch damit verdienten sie sich ihr Etikett – top oder flop, ausgesprochen oder nicht. Ging etwas schief, war noch nicht alles verloren, denn die Praktikanten wechselten nach einem Monat das Team, übernahmen neue Aufgaben, konnten sich dort weiterentwickeln und neue Stärken entdecken. Doch bei den übrigen Teammitgliedern hatten sie nach diesem einen Monat ihren Stempel weg. In dunkleren Momenten frage ich mich: Bei wie vielen Oberärzten stecke ich immer noch in einer dieser Schubladen, stark oder schwach? Da ich seinerzeit davon ausging, meinen Facharzt in Neurochirurgie zu machen, hatte ich meinen Schwerpunkt auf Chirurgie gelegt, wo es reichlich Gelegenheit gibt, Schwäche zu zeigen.

Nach meiner Promotion in Allgemeiner Neurologie trug ich den Kopf noch in den Wolken, ich war rechthaberisch und legte mich mit den Regeln und Ritualen der Praxis an. Die Gepflogenheiten der Medizin waren mir zuwider, doch durch Zufall kam meine Art den Interessen des Teams manchmal entgegen. Während meines Turnus in der Gefäßchirurgie hatte ich von Tuten und Blasen keine Ahnung, stellte aber zufällig am ersten Morgen eine interessante (wenngleich nervige) Frage. So kam es, dass ich bei der nachmittäglichen Visite dem Oberarzt vorgestellt wurde als »der neue Student, stark«. »Gut«, meinte der Oberarzt. Wie sehr sie sich täuschten! Doch danach ließen sie mich in Ruhe, ich war im Boot, und es würde ein guter Monat werden. Der Student war stark. Das Team hatte ihn in eine Schublade gesteckt und konnte weiterarbeiten.

Als Arzt wollte ich für eine andere Kultur stehen, die mehr Komplexität toleriert und in der Ärzte erkennen, dass die Welt mehr als nur eine einzige Herangehensweise an die Medizin braucht. Sonia hätte man allerdings niemals als »schwach« bezeichnen können, und als ich sie nun ratlos ansah, suchte ich nach einer ihrer vielen Stärken, mit denen sie dieses namenlose Etwas anpacken konnte. Sie war seit zwei Wochen in meinem Team, und wir hatten Zeit gehabt, einander ein bisschen besser kennenzulernen. Sie hatte einen ähnlich breiten und bürgerlichen Bildungshintergrund wie Emily.

In diesem kurzen Moment tauschten wir eine Menge Informationen aus. Sonia schwieg, doch mit ihren leicht geweiteten Augen, mit denen sie mich ansah, gab sie mir zu verstehen, dass wir tiefer schürfen sollten.

Als ich den Blick wieder auf Emily richtete, sah ich keine Angst, keine Panik, keinen Zorn. Sie strahlte eher eine Art nervöse Aufgeregtheit aus, als stünde sie vor ihrem ersten Rendezvous. Da wusste ich es. Mein Bild von Emily passte auf andere, die ich vor langer Zeit in der Jugendpsychiatrie gesehen und abgespeichert hatte, und mit nur ein wenig Schieben und Drehen stimmte es perfekt überein.

Es war ein anderes Wesen mit im Raum – eines, das sie brauchte und fürchtete, aber keinesfalls gehen lassen konnte. Emily öffnete sich und zeigte es mir, weil es egal war und weil weder sie noch wir noch irgendjemand sonst etwas tun konnte. Sie hatte tatsächlich ein extremes Rendezvous geplant. Es würde passieren, und niemand konnte es verhindern – doch sie wollte, dass wir es wussten und Zeugen wurden. Sie hatte eine glasklare, unverstellte und einfache Wahrheit ausgesprochen, von einer Generation zur anderen. Die Tatsache war die: Sie wollte nicht allein sein, aber ich sollte derjenige sein, der sich fürchtete.

Emily war nicht meine erste Patientin mit Essstörung. Ich hatte einige Monate in der Kinderpsychiatrie absolviert, die im Grunde nichts anderes ist als eine Magersucht-Station. Dort hatte ich weniger schwer erkrankte Patientinnen und Patienten betreut, und andere, die kurz vor dem Tod standen. Von ihnen hatte ich ganz unterschiedliche Beschreibungen von *Anorexia nervosa* und *Bulimia nervosa* gehört: Manche der weniger schweren Fälle gaben den beiden Störungen sogar Namen wie »Ana« und »Mia«, die Schwerkranken hingegen hatten jede bemäntelnde Metapher aufgegeben.

Kinderpsychiater verfügen über viel Gespür und Erfahrung, doch ihre Beschreibungen (und die eines Großteils der Psychiatrie) stehen nicht auf festem wissenschaftlichem Grund. In der gesamten Medizin und Psychiatrie gibt es nichts, was mir größere Rätsel aufgibt als Essstörungen.

Im Fall von Emily war ich bewusst zurückhaltend mit der Diagnose, weil ich in der offenen Station gerade einige weitere Patienten mit Essstörungen hatte. Einer von ihnen war Micah, ein Kibuzznik und Kunsthändler mit Augen schwarz wie Schuhwichse. Er hatte ein akkurat gestutztes Van-Dyke-Bärtchen, war erschreckend dürr und trug einen Schlauch in der Nase, der in den Rachen führte. Micah lebte eine intensive Beziehung zu beiden Krankheiten zugleich, Anorexie und Bulimie. Er war lebensgefährlich abgemagert, und die Widersprüche und

Konflikte zehrten an seinen Kräften. Es war eine Vollbeschäftigung für ihn geworden, den Anforderungen beider Krankheiten zu genügen und jeder die Zeit zu geben, die sie verlangte.

Anorexia nervosa wird oft als grausam und stark personifiziert geschildert, als eine böse Prinzessin, abweisend und streng, die ihre Opfer in ein eisiges Grab der kognitiven Kontrolle sperrt. Um die Unabhängigkeit vom Überlebenstrieb zu erklären und den Essenstrieb als einen von außerhalb des Selbst kommenden Feind zu deklarieren, muss die Anorexie stärker werden als alles, was die Patientinnen und Patienten je gekannt oder gefühlt haben – wobei sie anfangs stark sind, denn wie sonst könnten sie so etwas hervorbringen.

Mit der Anorexie kontrollieren sie Wachstum und Leben und scheinbar auch die Zeit selbst. Bei jüngeren Patienten unterdrückt die Anorexie die Sexualentwicklung, sie verlangsamt die Alterung und ist mit medizinischen Mitteln nicht behandelbar. Kein Medikament befreit die Patienten aus ihrem Griff, was sie zu verzweifelten Maßnahmen zwingt. Sobald Micahs Situation lebensbedrohlich wurde, wenn Puls und Blutdruck auf frappierend niedrige Werte absackten, gestattete er uns, ihm eine Magensonde zu legen, um ihm ein paar Kalorien zuzuführen. Doch sobald er allein war, riss er den Schlauch wieder heraus, manchmal noch bevor wir etwas zuführen konnten, und wir mussten ihn erneut legen. Ich konnte Anorexia fast hören, wie sie sich aus Micahs Kopf heraus über unsere Bemühungen mokierte. Teilnahmslos sah Micah mir zu, und alle drei wussten wir, was ich tun würde, alle drei wussten wir, was er tun würde, und insgeheim lachten die beiden über diesen mit seinen Schläuchen hantierenden Trottel.

Bulimia nervosa ist anders. Bulimie bietet ein irres und erregendes Gefühl der Belohnung, sie drückt die Nahrungsaufnahme nicht auf ein Minimum, sondern schraubt sie auf das Maximum: fressen, kotzen und wieder fressen. Bulimie scheint eine positivere Bindung herzustellen als Anorexie. Sie kratzt einen Juckreiz tief unter der Haut, sie hinterlässt den Eindruck von Reinheit und Gesundheit und bietet die brutalste aller Belohnungen. Bulimie kann unbegrenzt geben – außer der Menge an Potassium, die dem angegriffenen Körper bleibt, ehe er stirbt. Die Bulimie weiß, was man wirklich will, sie erregt und schmerzt mehr als die Anorexie, und am Ende tötet sie genauso sicher.

Anorexie und Bulimie sind Verbündete und Todfeindinnen, sie werden gehasst und begehrt, ein Knäuel aus Krankheit, Täuschung und Belohnung. Sie entziehen sich dem Zugriff von Medizin und Wissenschaft weiter als jede andere psychiatrische Störung, auch weil zwischen Patient und Krankheit eine Partnerschaft entsteht. Diese Beziehung reicht von Verliebtheit bis Hass, doch oft ist sie einfach nur praktischer Natur; wie viele zwischenmenschliche Beziehungen entsteht sie aus einem Wechselspiel von Stärke und Schwäche. Auch wenn Medikamente diesen beiden Krankheiten so wenig anhaben können wie einem Freund oder Feind im wirklichen Leben, lassen sie sich mit Worten erreichen, so wie ein Mensch einen anderen erreicht.

Weil diese Störungen so stark sind und sich personalisieren lassen, entsteht eine in der Psychiatrie (beziehungsweise der Medizin allgemein) nahezu einmalige Situation. Am nächsten kommt diese Empfindung von Kontrolle einer von außen kommenden, überwältigenden Macht noch der Drogenmissbrauch, doch hier ist die persönliche Beziehung weniger stark. Essstörungen üben beide Formen der Macht aus: beherrschende Autorität und persönliche Intimität.

Wie Drogen beziehen Anorexie und Bulimie ihre Macht aus einer anfänglichen, selbst nur kurzen Zustimmung ihrer Opfer. Später wird diese Macht bösartig, die Freiheit geht schon bald verloren, Patient und Krankheit kommen sich immer näher, bis sie einander wie eine Doppelsonne umkreisen, um bei jeder

Umrundung weiter in ein Gravitationsfeld eingeschlossen zu werden und an Masse zu verlieren, bis sie schließlich in einem schwarzen Loch kollabieren.

In der Jugendpsychiatrie hatte ich Anorexie in ihrer schwersten und vernichtendsten Form erlebt. Sie traf vor allem Mädchen und zerstörte neben ihnen auch ihre Familien. Ich erlebte eine Dynamik von einmaliger Tödlichkeit, eine Mischung aus Liebe und Zorn, wobei die Eltern versuchten, ihre Jungen zu füttern, und dieses unerklärliche Monster aus tiefstem Herzen hassten. Die Eltern gaben einander die Schuld, in Andeutungen, Sticheleien, bissigen Bemerkungen und heftigen Ausbrüchen, denn es war ja niemand sonst greifbar, und es gab keine andere Möglichkeit, ihr ausgemergeltes Kind zu verstehen, das umgeben war von Essen, aber nichts davon anrühren wollte. Es gibt in der gesamten Psychiatrie kein besseres Beispiel für menschliches Leid, das sich nur durch Verständnis angehen lässt, wenngleich es keine Heilung gibt.

Diese Kinder waren einmal so stark gewesen, sie waren Stars und Topakteure, in höchstem Maße diszipliniert, zutiefst geliebt und doch so ausgezehrt, dass selbst ihr Gehirn verkümmerte, schrumpfte und sich von der Schädelwand ablöste. Kinder waren dermaßen zerbrechlich und kalt, dass ihr Puls auf vierzig oder dreißig Schläge pro Minute sank und ihr Blutdruck kaum zu ermitteln war. Das Leben war biologisch verlangsamt und wie erstarrt, die Entwicklung angehalten oder gar umgekehrt, und das Paar aus Patientin und Krankheit lehnte alle Zumutungen der Entwicklung zur Frau ab – Älterwerden, Erwachsenwerden und Gewichtszunahme waren gemeinsame Feinde, die es als von außen kommende Kraft abzuwehren galt. Jugendliche, die aussahen und sich verhielten wie Kinder, doch selbst im Griff der Krankheit sozial kompetent, klug und sprachgewandt waren, versiert im Umgang mit Cliquen und Kultur. Gleichzeitig waren sie nicht mehr imstande, die einfachste

Rechnung aufzumachen: das Eins-plus-Eins des Überlebens und der Nahrungsaufnahme.

Viele kommen dem Tod nahe, einige sterben. Warum, fragen die Familien. Bitte verraten Sie uns das.

Aber warum fragen wir nicht die Patientinnen, die Wirtinnen dieser Krankheit? Jedes Wort trägt zu unserem Verständnis bei, selbst (oder gerade) in der unkomplizierten Sprache und Sicht einer Heranwachsenden. Doch wie bei jeder anderen psychiatrischen Störung fällt es ihnen schwer, ihre Symptome zu benennen. Eine Anorexie-Patientin kann ihre Krankheit genauso wenig erklären, wie ein Schizophrenie-Patient sagen kann, wie es sich anfühlt, wenn eine Hand ferngesteuert wird, oder eine Borderlinerin das erlösende Hochgefühl beim Ritzen erklären kann. Manche Menschen können einfach nicht so existieren, wie andere es sich wünschen.

Sobald Familien und Ärzte versuchen einzugreifen, beginnt das Paar von Patient und Krankheit seine Täuschungsmanöver. Gemeinsam haben sie »Bedürfnis« neu definiert, ähnlich wie dies in der Meditation oder Religion geschehen kann, allerdings nicht nachhaltig. Die Anorexie ist stark, doch sie schwächt und schützt sich auf tödliche Weise. Sie predigt laut vor dem Spiegel und setzt die Einflüsterungen als innerer Gauner und Scharlatan fort, bis die Lüge schließlich akzeptiert wird. Die Täuschung gewinnt anfänglich an Einfluss, weil sie nützlich scheint, und weitet sich dann rasch aus, um ihrer monumentalen Aufgabe gewachsen zu sein. Einmal entsandt, lassen sich die neuronalen Söldner nicht mehr zurückrufen und verwüsten als marodierende Bande die gesamte Landschaft.

Es handelt sich dabei nicht um schlichte Wahnvorstellungen. Die Patientin weiß auf irgendeine Art, was da vor sich geht, versteht es aber nicht, sie ist sich ihrer bewusst, hat aber keine Kontrolle. Die Vorstellung lebt wie eine Kriegsmaske, die mit Feuer auf das Gesicht des Lebens geschmiedet wurde. Die

Lüge bestimmt das gesamte Leben der Patientin, in der Klinik wird sie anhand von Gedanken, Gewicht und Handlungen vermessen. Der Arzt ermittelt und notiert das Denken der Anorexie, also das eines verzerrten Selbstbildes: Die Patientin erklärt und glaubt das eine, doch der Body-Mass-Index sagt das Gegenteil. Auch die Handlungen der Patientin lassen sich messen, mittels Protokollen der eingeschränkten Nahrungsaufnahme, wobei wir – genau wie die Patientin – streng die Kalorien zählen.

Kognitive Verhaltenstherapien können bei Anorexia nervosa helfen – insbesondere über mehrere Monate am Stück –, indem sie mit Worten Erkenntnisse und Einsichten schaffen und so die Verzerrungen bei den Patienten ganz allmählich korrigieren. Das Ziel besteht darin, die miteinander verwobenen Faktoren von Verhalten, Denken und Umwelt zu erkennen und zu thematisieren sowie mit einem gewissen Maß an Zwang die Nahrungsaufnahme zu kontrollieren. Medikamente wirken nicht gegen die eigentliche Krankheit, helfen jedoch, die Symptome zu lindern. Mit Serotoninmodulatoren wird die oft begleitende Depression behandelt, und in einigen Fällen werden Antipsychotika verschrieben, die zusätzlich auf Dopaminsignale zielen, um eine Reorganisation des Denkens zu begünstigen und einen Ausbruch aus den Ketten und Spiralen der Verzerrung zu ermöglichen. Diese Mittel können auch zu Gewichtszunahme führen, womit eine sonst unerwünschte Nebenwirkung sogar einen positiven Effekt hat.

Es steht viel auf dem Spiel. Bezieht man medizinische Komplikationen wie Organversagen durch Mangelernährung sowie Selbstmorde mit ein, dann nehmen Essstörungen häufiger ein tödliches Ende als jede andere psychiatrische Störung. Körperlicher Verfall und Tod sind die Folge, wenn Zellen im ganzen Körper buchstäblich verhungern. Depression und Selbstmord, wenn zuerst das Gehirn betroffen ist. Infektionen, wenn das

Immunsystem beeinträchtigt ist. Herzversagen, wenn die bereits von der Mangelernährung geschwächten, elektrische Signale generierenden und weiterleitenden Zellen des Herzens nicht mehr mit dem Ungleichgewicht der Salze im Blut fertigwerden – der Ionen, der vor Jahrmilliarden im Ozean unserer Evolution gelösten Gesteine, die nun mit dem täglichen Auf und Ab des Hungers schwanken.

Die Überlebenden winden sich allmählich aus dem schwächer werdenden Griff der inneren Tyrannin und setzen gewaltsam ein neues Denk- und Handlungsmuster durch – möglicherweise eine neue Maske, doch immerhin erreichen sie nach Jahren endlich einen Punkt, an dem sie ihre Geschichte erzählen können, als wäre sie ein Albtraum gewesen.

Medikamente sind auch machtlos gegen die Bulimie, die ich als Emilys Geheimnis vermutete: Sie schwächen zwar die Begleitsymptome, doch den Kern treffen sie nicht. Auch Bulimie tötet durch ein Ungleichgewicht der Ionen in Form heftiger Kalium- und Herzrhythmusschwankungen beim Erbrechen. Manchmal geht Bulimie mit Anorexie einher, wie bei Micah, und gemeinsam bewirken sie noch extremere Ausschläge bei Flüssigkeiten und geladenen Teilchen, auch bei Kalzium und Magnesium, die für die Stabilität des erregbaren Gewebes in Herz, Hirn und Muskeln sorgen. Deren Zellen benötigen Kalzium und Magnesium, andernfalls gerät die Aktivität außer Kontrolle. Die Folge sind Muskelzuckungen, Herzrhythmusstörungen, Hirnkrämpfe und manchmal der Tod.

Das Übergeben kann verschiedene Formen annehmen: als selbst herbeigeführtes Erbrechen, durch Abführmittel oder exzessive sportliche Betätigung – alles, was die Massenbilanz drückt. Der Saldo wird dann mit neuer Nahrungszufuhr ausgeglichen, oft in Fressorgien, bei denen der Teller immer wieder vollgeladen wird und die Befriedigung der Kalorienzufuhr durch die

Wiederholung gesteigert wird, in dem Wissen, dass die Reinigung kommt und nichts den Rausch aufhalten kann.

Ich kannte den Bulimie-Rausch, diese erregte Qual, aus meiner Zeit in der Jugendpsychiatrie, und als ich die Anzeichen in Emily erkannte, wollte ich ihr signalisieren, dass ich Bescheid wusste. Wenn ich recht hatte und es uns gelang, offen darüber zu sprechen, konnten wir ein Bündnis schmieden – einen Therapiebund. Alles Weitere wäre nur noch eine Frage der Vorgehensweise: Wir beginnen mit einer Grundlagentherapie, schaffen erste Einsichten und entlassen sie, sobald sie so weit ist, in unser ambulantes Programm.

»Kannst du uns etwas darüber erzählen?«, fragte ich sie, nun mit etwas Druck. »Ich spüre, dass du das Bedürfnis hast.«

Nun wich sie meinem Blick aus und wandte sich ganz der Bettdecke zu. »Ich kann nicht, wirklich.«

»Hat es irgendetwas damit zu, warum du nicht im Unterricht bleiben kannst?« Ich sah kurz zu Sonia hinüber. Sie schien gefesselt.

»Ja, es ist irgendwie ähnlich.«

Ein guter Moment, um noch ein wenig mehr Druck auszuüben. Anders als in der ambulanten Therapie haben wir auf Station keine Wochen oder Monate zur Verfügung, und es gab schließlich auch noch andere Patienten.

»Emily, du hast vorhin erwähnt, dass du dich vor langer Zeit manchmal nach großen Mahlzeiten übergeben hast.« Sie hatte es dargestellt, als handele es sich um eine weit zurückliegende und unbedeutende Angelegenheit, die nichts mit ihren aktuellen Symptomen zu tun hatte, doch nun schien es mir ein schlüssiger Grund dafür, warum sie während des Unterrichts das Klassenzimmer verließ. »Könnte das gerade wieder passieren?« Ihr Finger, mit dem sie Schleifen und Achter auf die Bettdecke zeichnete, hielt inne. Ihr Blick richtete sich starr auf einen festen Punkt auf dem Bett.

»Was würde passieren, wenn du allein wärst?«, fragte ich weiter. Sie sah Sonia an.

»Ich weiß nicht«, sagte Emily zu Sonia. »Vielleicht wäre es okay. Aber wahrscheinlich nicht.«

Ich wartete einige Augenblicke, dann setzte ich mich zurecht. Sonia verstand und übernahm. »Emily. Möchtest du, dass ich mich zu dir setze, damit wir reden können? Ich glaube, der Doktor muss gleich los und ein paar andere Patienten besuchen.«

»Klar, in Ordnung«, antwortete sie. »Kein Ding.« Sie klang zwar ein wenig zaghaft, doch es war sehr wohl ein großes Ding, eigentlich das größte. Denn anscheinend wollte Emily wohl, dass es ihr wieder besser ging. Mein Pieper meldete sich erneut, und jetzt musste ich wirklich in die Orthopädie. Aber nachdem der Kurs nun klar war, konnte ich Sonia das Ruder überlassen. Ich knöpfte meinen Kittel zu, verabschiedete mich und schlurfte nach draußen. Keine Eile mehr, ein Bündnis braucht Raum und Zeit.

Auf dem Weg in die Orthopädie dachte ich über die Unterschiede zwischen Micah und Emily nach. Micah litt unter Anorexie und Bulimie, doch seine Bulimie äußerte sich nicht in Erbrechen, sondern in ständiger Bewegung: Er ging auf und ab, lief im Kreis, und selbst im Sitzen spannte er heimlich die Beinmuskeln an – alles, um Kalorien zu verbrennen. Eine kryptische und subtile Form der Reinigung, nicht die klassische Bulimie, und insgesamt schien bei ihm die Anorexie zu dominieren.

Der Unterschied zu Emily hätte größer kaum sein können. Sie war stark, extravertiert, lebhaft und hatte ein gesundes Körpergewicht. Doch wer weiß, vielleicht sprang auch sie zwischen den beiden Krankheiten hin und her. Während unseres Gesprächs hatte sie auch Diäten erwähnt, die sie Jahre zuvor gemacht habe.

Gibt es bei allen äußerlichen Unterschieden zwischen den beiden Krankheiten und Patienten biologische Gemeinsamkeiten?

Magersucht ist eine strenge Buchhalterin, sie zählt jede Kalorie und jedes Gramm und unterdrückt das natürliche Gefühl der Belohnung, das mit der Nahrungsaufnahme einhergeht. Bulimie verstärkt dieses Gefühl dagegen und wiederholt es rasend im Kalorienrausch. Dennoch gibt es eine paradoxe Gemeinsamkeit, denn beide können nebeneinander existieren und sogar kooperieren. Beide sind bereit zu töten, allerdings schien mir die Gemeinsamkeit noch weiter zu gehen: Beide bewirken eine toxische Befreiung und sind Ausdruck eines Selbst, das seine eigenen Bedürfnisse unterwirft.

Gibt es ein anderes Gehirn als das menschliche, das dazu in der Lage ist? In welchem Moment der Evolution schlug das Machtverhältnis um, und das Denken wurde stärker als der Hunger? Diese Frage lässt sich nicht beantworten, doch ich vermute, dass es nicht lange vor der Entstehung des modernen Menschen gewesen sein kann. Nicht mehr essen zu wollen reicht allein nicht aus. Die körperlichen Bedürfnisse in den Griff zu bekommen ist ein verbreiteter menschlicher Wunsch. Bei einem so grundlegenden Bedürfnis wie der Nahrungsaufnahme ist das allerdings nicht ganz so einfach. Doch das Gehirn des modernen Menschen hat gewaltige und flexible Reserven, die nur darauf warten, zum Einsatz gebracht zu werden – in der Mathematik, der Poesie oder der Raumfahrt.

Der Antrieb könnte aus ganz unterschiedlichen Regionen unserer vielfältigen Hirnlandschaft kommen. Dem Hunger zu trotzen ist keine Kleinigkeit, doch in einer Nation von 90 Milliarden Zellen ist es vielleicht nicht so schwer, ein paar Millionen für eine Revolte zu mobilisieren. Viele Regionen sind groß und vernetzt genug für einen Aufstand und könnten ihre Abläufe, ihre Kultur und ihre Stärken entsprechend anpassen. Je nach genetischer Veranlagung und sozialem Umfeld des Patienten könnte die Anorexia nervosa also eigene Wege nehmen, worauf schon die Vielfalt der an dieser Störung beteiligten Gene hinweist. Ein Patient könnte seine Armee gegen den Hunger in den Schaltkreisen der Frontallappen rekrutieren, die unter anderem für Selbstbeherrschung zuständig sind; andere könnten Querverbindungen zwischen Lust- und Überlebenszentren herstellen und lernen, das Hungergefühl mit einem Lustgewinn zu assoziieren; wieder andere, die wie Micah unter Anorexie und Bulimie gleichzeitig leiden, könnten mit Bewegung und Denken arbeiten und Rhythmen generierende Schaltkreise mobilisieren, uralte Schwingungserzeuger im Striatum und Mittelhirn, die für sich wiederholende Verhaltensabläufe zuständig sind. Die Kontrolle des Gehrhythmus in Hirnstamm und Rückenmark könnte durch zwanghafte sportliche Betätigung die befriedigenden Rhythmen des Zählens einnehmen, ob Schritt oder Kalorien. Mit Anorexie und Bulimie könnte Micah beides zählen, Kalorien rein, Schritte raus, tick, tack. Micah hatte einen Rhythmus aus beiden gewoben, und mit ihrer ineinander verzahnten rauen Textur saugten sie sein Blut und sein Salz auf.

Wiederholung hat etwas Unwiderstehliches. Vögel haben Schaltkreise für das periodisch wiederholte Putzen, mit dem sie ihr Gefieder flugfähig halten, und müssen daher den Grund für dieses Verhalten nicht kennen. Die Evolution schafft einfach einen Antrieb, einen Zyklus ohne Sinn und Verstand, vor und zurück, hin und her, wieder und wieder, befriedigend und unerklärlich. Oder das Grabverhalten von Erdhörnchen, Dachs oder Grabspinne – jede dieser Arten hat ihren eigenen Rhythmus, den ein zentraler Mustergenerator vorgibt. Oder das Kratzen bei Säugetieren wie dem Menschen, das der Beseitigung von Parasiten dient und von einem derartigen Gefühl der Befriedigung begleitet wird, dass man kaum aufhören kann und sogar umso heftiger kratzt, je stärker die Haut leidet. Eine komplette Umkehr der Wertigkeit: Schmerz wird zur Belohnung.

Unser Gehirn kennt auch komplexere Rhythmen über Raum und Zeit hinweg. Der Frontallappen, der plant und zusammen

222

mit seinem Partner im Striatum unsere kratzende Hand führt, ist auch an der Planung unserer täglichen Abläufe, jahreszeitlichen Rituale und jährlichen Zyklen beteiligt. Wir empfinden Rhythmus als befriedigend, egal in welcher zeitlichen Dimension und bei welcher Tätigkeit: beim Stricken und Flicken, in Musik und Mathematik und in den abstrakten Ritualen von Planung und Organisation. Nicht nur Handlungen, sondern auch Gedanken können in der Wiederholung so zwingend werden wie ein Tick: Mit der Übertragung uralter Rhythmen auf neue und abstrakte Grabtätigkeiten bauen wir unsere Kulturen. Wobei ein allzu fesselnder Rhythmus seine eigenen Opfer fordert: Zwängler, Zähler, Streichler, Überprüfer und alle anderen an Unerbittlichkeit Leidenden.

Als ich die Orthopädie betrat, meldete sich erneut mein Pieper – diesmal das Büro der Psychiatrie. Aus dem nächsten Schwesternzimmer rief ich dort an. Es war Sonia. »Sie ist weg.«

»Äh … was? Weg?«

»Kaum waren Sie gegangen, da hat sie gesagt, dass sie ihr Problem für mich zeichnen will.« Sonias Stimme bebte, zwischen den Silben konnte ich die Angst heraushören. »Sie hat mich gebeten, ein paar Stifte zu holen, also bin ich ins Büro und gleich wieder zurück.« Sie hatte sich schon die Diagnose vorgestellt, vielleicht sogar eine Publikation über den Fall, ein dickes Plus für die spätere Stellensuche. »Ich war keine dreißig Sekunden weg, und als ich zurückgekommen bin, da war sie einfach fort. Sie war ja noch nicht aufgenommen, deswegen hat keiner auf sie geachtet, und keine der Schwestern hat sie gehen sehen.«

»Ich komme«, sagte ich. »Bleib, wo du bist, es ist alles in Ordnung.« Aber das war es natürlich nicht. Ich hatte sie falsch gedeutet. Emily war die verschlossenste psychotisch depressive Patientin, die man sich vorstellen kann, sie wollte sich umbringen, war aber noch umsichtig genug, um mir einen Streich zu spielen. In ihrer List hatte sie sich allein abgesetzt. Es war die

Freude über ihre endgültige Befreiung gewesen, die ich gehört, missverstanden und falsch diagnostiziert hatte. Mein Kartenhaus war in sich zusammengefallen, und ich war verantwortlich. Auf dem Weg zurück in die Psychiatrie rannte ich fast. Schwach.

Die Situation war kompliziert, aber Sonia hatte recht, wir hatten keine Handhabe. Emily war volljährig und nicht in Gewahrsam. Sie hatte keine Selbstmordabsichten geäußert und konnte kommen und gehen, wie sie wollte. Wir konnten nichts tun.

Wir schwirrten durch die Abteilung auf der Suche nach Spuren. Sie hatte nichts mitgenommen, sogar ihr Laptop und ihr Handy lagen unberührt neben dem Bett. Nichts, was jemand tun würde, der gegen ärztlichen Rat die Klinik verlässt, um nach Hause oder zu einer Freundin zu gehen. Wir hatten keine Zeit zu verlieren – unsere größte Sorge mussten wir nicht aussprechen.

Wir informierten den Oberarzt, doch auch der konnte natürlich nichts tun. Es war unsere Schuld, meine.

Zehn Minuten waren vergangen. Das Krankenhaus war ziemlich streng gesichert, selbst in den nicht geschlossenen Abteilungen ließ sich kein Fenster öffnen. Wenn sie sich das Leben nehmen wollte, dann war nicht klar, wohin sie sich wenden würde. Wir waren in der offenen Psychiatrie in der zweiten Etage – ich wusste, wie man durch eine versteckte Luke im Fitnessraum des fünften Stocks aufs Dach kam, doch den Weg dorthin würde sie ganz sicher nicht finden.

Scharfe Kanten, Klingen ... die Krankenhaus-Cafeteria im ersten Stock, fast direkt unter uns? Oder schlimmer noch, ein Balkon hinter der Cafeteria, der auf einen Innenhof hinausging – es war ein weiter Weg von dort zum Boden des Kellergeschosses. In dreißig Sekunden hätte sie da sein können, und in dieser Zeit konnte alles passiert sein.

Sonia wusste und spürte, was auf dem Spiel stand. Ihr Gesicht war reglos, doch unter der Oberfläche sah ich die feinen Haarrisse von Versagen und Selbstzweifel.

»Okay«, sagte ich so beruhigend wie möglich. »Sie ist wahrscheinlich nur mal eine rauchen gegangen. Vermutlich ist es sowieso nicht mehr – genauso der ganze Schulkram.« Es klang beinahe glaubhaft. Mir schoss eine Erinnerung aus meinem zweiten Jahr als Arzt in den Sinn, als ich panisch in die Entbindungsstation gerufen wurde. Eine Mutter wollte direkt nach ihrem Kaiserschnitt nach Hause gehen, und die ganze Station war in Aufruhr. Ich wurde als Psychiater gerufen, um, wie der Oberarzt meinte, »keine Ahnung, nimm sie in Gewahrsam oder sonst was«. Nachdem ich mich zehn Minuten lang mit der Mutter unterhalten hatte, erfuhr ich den Grund: Sie wollte nur eine Zigarette rauchen, aber es war ihr peinlich, darum zu bitten. Diesen kleinen Triumph kostete ich noch Jahre aus, auch weil er etwas auf den Punkt brachte, was ich seit jeher beobachte: Man kommt immer hinter die Wahrheit, wenn man die Leute nur reden lässt.

Diesmal jedoch nicht. Emily war anders. Hätte sie einfach nur eine rauchen wollen, dann hätte sie uns als Autoritätspersonen wohl kaum gebeten, uns zu ihr zu setzen. Das behielt ich aber für mich. »Warte mal«, sagte ich zu Sonia. »Trennen wir uns. Sieh du in der Notaufnahme und auf dem Parkplatz nach. Ich gehe auf die andere Seite des Erdgeschosses. Nicht rennen.« Während sich Sonia davonmachte, beschrieb ihr Pferdeschwanz hektische Achter in der Luft.

Im Aufzug hinunter ins Erdgeschoss bemühte ich mich, professionelle Ruhe auszustrahlen. Zehn Sekunden bis zur Cafeteria, zwanzig zum Balkon. Ich bog um die Ecke, noch einen Gang entlang. Während ich meine Schritte zählte, horchte ich auf Schreie. Doch das einzige Geräusch war ein Tick-Tack, jeder Schritt ein kleiner Sieg, jeder Schritt verbrennt Kalorien.

Niemand kann mich daran hindern, weitere Schritte zu gehen – und jeder Schritt bringt mich dem Tod näher.

Ich war so nah dran gewesen, dann hatte ich meine unverdiente Gabe verraten, das unentrinnbare Thema meines Lebens, dass sich Menschen mir gegenüber öffnen. Ein Mensch, der Hilfe brauchte, hatte einen ersten Kontakt hergestellt, und ich war aufgestanden und gegangen. Warum? Nur weil mich die Orthopädie einmal zu oft wegen einer Überweisung angepiepst hatte, die warten konnte.

Hier. Scharfe Kanten um diese Ecke, am sonnenüberfluteten Eingang zur Cafeteria. Ich erlaubte mir den Gedanken: Es war ein schöner Tag, so wie jeder Tag hier in Kalifornien. Die Sonne schien, doch ich war bereit für das Dunkel, für den großen schwarzen Vogel.

Als ich um die Ecke bog, strömte die Sonne aus der Cafeteria, und da stand sie vor mir: Emily. Fast wären wir zusammengestoßen.

Ich hatte sie erwischt, als sie gerade eilig aus der Cafeteria gehuscht kam. Wir sahen uns an, dann blickten wir beide zu Boden. Sie kicherte erleichtert. In der Hand hielt sie einen Teller mit Essen, aufgetürmt zu einem statisch schier unmöglichen Gebilde. Hähnchenschlegel, Kuchen, Pizza – ein Bauwerk reinster kalorischer Befriedigung.

Später gestand sie mir, es sei schon ihre dritte Runde innerhalb von zehn Minuten gewesen. Rein in die Cafeteria, Teller vollstapeln, ohne zu zahlen wieder raus, runter in den Hof zum Schlingen und Kotzen, dann wieder zurück. Ein Zyklus der Befriedigung und Befreiung, ohne jede Konsequenz – und dabei immer die Hoffnung, das Bedürfnis, erwischt zu werden. Kreisläufe: der Sieg über den Körper und die Massenbilanz. Das war alles, und es gab kein Halten. Doch sie spürte, dass es verrückt war, sie wusste, dass es gefährlich war, und sie wollte nicht allein sein.

In dieser Nacht hatte ich Dienst, und in einer ruhigen Minute ging ich raus aufs Dach, auf die mondbeschienene Betonfläche mit ihren Rohren und Lüftungsklappen. In den seltenen ruhigen Nächten trafen wir uns manchmal hier, zwei oder drei Ärzte, Praktikanten oder Studenten, und lehnten uns in unseren dünnen Kitteln unter den Sternen gegen die harten Metallgeländer.

Es war unbequem, doch das Dach war unser Heiligtum, in das wir uns zwischen der nächsten Welle von Anrufen und Piepsern zurückziehen konnten. An diesem Abend kam es mir wichtig vor, zu schweigen und allein zu sein und über das nachzudenken, was wir mit Emily erlebt hatten. Irgendetwas an der Biologie dieser gestörten Nahrungsaufnahme erschien mir so falsch, und wann immer dieses Gefühl aufkam, half es mir, ein wenig allein zu sein mit dem Geheimnis.

Die Störung schien mir einzigartig und bedeutsam, ein Hinweis auf ein tiefes Rätsel. Doch als Erstes musste ich mir eine Frage stellen: Inwieweit hing meine Reaktion – mein Gefühl, dass die Neurowissenschaft viel von dieser Krankheit lernen musste – mit meiner eigenen väterlichen Anteilnahme zusammen, mit einem verdrängten Fürsorgeinstinkt für Emily? Ich erinnerte mich an den Vater am Bett eines vierzehnjährigen Mädchens in der Anorexie-Abteilung. Der Mann trägt einen Blaumann, am Hemd ein Namensschildchen mit der Aufschrift »Nick«. Das Mädchen hat einen Herzinfarkt gehabt und einen Pneumothorax, und die Ärzte haben ihm gesagt, dass sie vielleicht sterben wird. Er kann sie nicht mehr ansehen, er hält sie einfach, der Tastsinn ist sein einziger Sinn, er sieht nichts, er achtet nur auf die zerbrechliche, spatzenhafte Form ihres Schulterblatts, auf ihren Herzschlag, den er an seiner Brust spürt, alle zwei Sekunden, und auf ihren kühlen, schwachen Atem an seiner Schulter. Er erinnert sich an das Geräusch vor ihrer Geburt, das dumpfe Wusch-wusch des Herzens im

Ultraschall, das den Raum erfüllt wie Kriegsgetrommel, wild und stark und schnell, sie war nicht aufzuhalten, sie war sein, und nun kam sie. Damals wie heute schießen ihm die Tränen aus den Augen. Sie war unaufhaltsam, und sie muss es doch immer sein.

Ich rieb mir die Augen und blinzelte in den Mond. Das war ein existenzieller Konflikt: das Selbst im Krieg gegen seine eigenen Bedürfnisse.

Um Essstörungen zu verstehen, mussten wir offenbar etwas noch Wesentlicheres und genauso wenig Zugängliches verstehen: die biologische Grundlage des Selbst. Wenn sich das Selbst von seinen Bedürfnissen abtrennen ließ, was war es dann? Was lag innerhalb, was außerhalb seiner Grenzen? Eine uralte Frage, auf die es noch immer keine Antwort gibt. Wir fühlen uns darin zu Hause, es ist unsere Heimat. Wir sind das Selbst, glauben wir. Und doch sind wir nicht in der Lage, präzise unsere Grenzen zu ziehen oder unsere Hauptstadt zu benennen. Nicht als Menschen, nicht als Neurowissenschaftler, noch immer nicht.

Manche Grenzen lassen sich erahnen. Das Selbst existiert beispielsweise nicht jenseits der Haut. Wobei auch das nicht so eindeutig ist, wie es scheint, denn Elternschaft verwischt diese Grenze. Außerdem scheint das Selbst weder den gesamten Raum unter der Haut auszufüllen noch das gesamte Gehirn. Das Selbst spürt die Bedürfnisse des Körpers, doch diese Bedürfnisse werden von etwas anderem vermittelt, was sich ebenfalls im Körper befindet. Die einzige Währung, die das Selbst zum Handeln motiviert, sind Lust und Leid – die Freude, wenn unsere Bedürfnisse befriedigt werden, und der Schmerz, wenn nicht. Diese Münzen werden von einem harten Banker in unserem Gehirn ausgezahlt, doch sie sind genauso wenig das Selbst wie jede andere Währung: Soll und Haben, Anreize.

Philosophie, Psychiatrie, Psychologie, Recht, Religion: Sie alle haben ein anderes Verständnis vom Selbst. Reine Fantasien, ohne Ausnahme, obwohl jede Fantasie auch eine Art von Wahrheit beschreibt. Die Neurowissenschaft hätte die Möglichkeit, eine neue Art der Wahrheit beizusteuern, doch sie hält sich mit einer Antwort noch zurück. Vorsicht ist angesagt: Die richtigen wissenschaftlichen Worte dafür existieren vielleicht noch gar nicht. Und vielleicht gibt es so etwas wie ein Selbst ja überhaupt nicht.

In manchen Situationen ist unser Selbstgefühl besonders stark, etwa wenn wir mit einem Trieb ringen, ihm widerstehen und ihn überwinden. Doch dieses Selbstgefühl könnte bloße Illusion sein, und die siegreiche Einheit nicht mehr als ein wechselndes Bündnis konkurrierender Triebe. Trotzdem, die Untersuchung des Widerstands gegen Primärtriebe (für den Essstörungen ein extremes Beispiel sind) könnte uns weiterbringen, denn das, was sich im Endstadium der Magersucht der Nahrungsaufnahme widersetzt, ist ja offensichtlich kein konkurrierender Trieb. Ich hätte keinen natürlichen Prozess benennen können, der gegen den Hunger konkurriert, und auch die Patienten hätten nicht begründen können, weshalb sie ihm widerstanden. Dennoch leisteten sie Widerstand. Anfangs mag dieser Widerstand gegen das Essen einen Grund gehabt haben, zum Beispiel den sozialen Druck, der zu einer Diät motiviert. Aber das war nur der erste Anstoß zur Mobilmachung einer schlagkräftigen Armee aus Zellen und Schaltkreisen, die am Ende keinen anderen Grund für die endgültige Verwüstung des Körpers hat als ihre bloße Existenz. Doch im Ausmaß ihrer blinden Zerstörungswut offenbarte sich vielleicht etwas über die zugrundeliegenden biologischen Vorgänge, so wie ein Erdbeben Erdschichten freilegt, die einen Hinweis auf die Entstehung der Erde geben – und zwar in ebendem Akt des Aufbrechens der Erde selbst.

Biologen sprechen von genetischen Mutationen, die entweder einen Funktionsgewinn oder -verlust bewirken. An solchen

Mutationen kann man erkennen, wozu das Gen dient. Wenn wir beobachten, was passiert, wenn wir zu viel oder zu wenig von etwas haben, dann können wir die Rolle dieses Etwas besser verstehen. Bei allem, was Micah durch seine Nahrungsverweigerung verloren hatte, ließ sich sein Verhalten vielleicht als ein Funktionsgewinn des Selbst verstehen, oder was immer sich dem natürlichen Trieb widersetzen kann, bei Hunger zu essen und bei Durst zu trinken. (Wobei »Gewinn« auf keinen Fall heißt, dass diese verzerrte Form des Selbst für den Menschen von Vorteil ist; auch der Funktionsgewinn eines Gens ist nicht automatisch gut, sondern kann zerstörerisch sein.) Könnte man die Aktivität der Hirnzellen belauschen, dann ließe sich womöglich ein Schaltkreis lokalisieren, der sich unter bestimmten Bedingungen den Zwängen dieses Triebs widersetzt und sich mit anderen Schaltkreisen verbündet, um Handlungen zur Befriedigung des Triebs zu unterbinden.

Ein interessanter Ausgangspunkt für weitere Untersuchungen, dachte ich. Wobei immer klar sein musste, dass es sich dabei um eine grobe Vereinfachung handelte, denn das Selbst kennt abstraktere und komplexere Darstellungen der Triebsteuerung als Essen oder Trinken und umfasst alle Prinzipien und Prioritäten, Rollen und Werte. Zudem gab es eine weitere Dimension, ebenfalls innerhalb des Selbst, die das Selbst mitdefiniert, aber vollkommen unabhängig von Prioritäten und der Entscheidung über Primärtriebe ist. Diese Dimension des Selbst ist das Gedächtnis.

Ich spürte die Kühle der Nacht, doch ich wollte das mondbeschienene Dach noch nicht verlassen – die Nacht ist auf ganz eigene Weise vollkommen und schafft Erinnerungen, die von Dauer sein können. So überlegte ich, dass unsere Erinnerungen an unsere Empfindungen und Handlungen ein ebenso wichtiger und grundlegender Teil des Selbst sein könnten wie unsere Prioritäten. Wenn eine von außen kommende Kraft meine

Erinnerungen veränderte, dann wäre mein Gefühl des Selbstverlustes unter Umständen größer, als wenn diese Kraft meine Prioritäten veränderte.

Die Antwort darauf, was der wichtigste Teil des Selbst ist, könnte davon abhängen, wer die Frage stellt.

Als ich auf diesem Dach zwischen Rohren und surrenden Lüftungen an andere Menschen dachte – Kollegen, Stützen der Gesellschaft, Fremde auf der Straße –, schienen mir ihre Prioritäten ein wichtigerer Aspekt ihres Selbst zu sein als ihre Erinnerungen. Auch deshalb, weil jede Änderung ihrer Prinzipien für mich wichtiger würde. Das Selbst der anderen befand sich in einer anderen Kategorie, denn auf mein eigenes Selbst traf das Gegenteil zu: Meine Erinnerungen waren mir wichtiger als meine Prioritäten. Geliebte Menschen befanden sich irgendwo dazwischen; im Fall meines Sohnes schienen mir seine Erinnerungen genauso wichtig wie seine Prioritäten. Möglicherweise verwischten sich hier die Grenzen des Selbst ein wenig. Liebevolle Beziehungen verlängern das Selbst in die Welt hinaus.

Weshalb sind unsere Erinnerungen an vergangene Erfahrungen so wichtig für unser Selbstgefühl und zumindest ebenso bedeutsam wie unsere Grundsätze? Da wir keine Kontrolle über unsere Erinnerungen haben, ist es doch sonderbar, dass wir sie als wesentlich für unser Selbst wahrnehmen – sogar Erinnerungen an Erfahrungen, die eindeutig außerhalb von uns stattfinden und über uns kommen wie ein überraschender Kuss oder eine Monsterwelle.

Während ich allein unter den blassen Sternen über diese Frage nachdachte, kam mir eine Antwort, die all diese Fäden zusammenführte: Eventuell erwächst unser Selbstgefühl weder allein aus unseren Prioritäten noch allein aus unseren Erinnerungen, sondern aus beiden, die gemeinsam unseren Pfad durch die Welt definieren. Das Selbst könnte sogar identisch sein mit diesem Pfad, wobei dieser nicht nur durch den Raum führt, sondern durch höhere Dimensionen, durch drei Dimensionen des Raums, eine der Zeit und vielleicht eine weitere des Werts – derjenigen von Kosten und Nutzen in der Welt, mit Tälern der Belohnung und Klippen des Leids.

Wir werden nicht festgelegt von den Hindernissen und Durchgängen, die von anderen, von der Natur oder von den Trieben unseres Körpers vorgezeichnet werden. Andere Menschen, Stürme und Bedürfnisse kommen und gehen und verändern dabei die Hügel und Täler der Landschaft, doch das Selbst wählt seinen Weg. Prioritäten entscheiden über die Richtung. Unser Selbst ist nicht die Kontur der Landschaft vor uns, sondern der Pfad, den wir gehen. Erinnerungen dienen dazu, diesen Weg zu markieren, sodass wir zur Verkörperung dessen werden, was wir auf dem Weg passiert haben.

So konnte ich das Selbst als Fusion von Erinnerungen und Grundsätzen verstehen, die sich im zentralen Element des Pfads vereinen.

Ich hatte keine Ahnung, wie ich diesen Gedanken weiterentwickeln sollte, und an diesem Abend kam ich auch nicht mehr viel weiter, denn der Pieper rief mich wieder zurück in die Klinik. Doch diese Fragen beschäftigten mich während meiner gesamten Ausbildung, nach meiner Begegnung mit Emily sollten allerdings noch fünfzehn Jahre vergehen, ehe die Neurologie eine Antwort gab. Und als die Wissenschaft schließlich antwortete, tat sie dies in der Sprache der Nahrungsaufnahme: Essen und Trinken, Hunger und Durst.

In John Miltons Versepos *Das verlorene Paradies* hält der gefallene Engel den Verlust des paradiesischen Glücks für banal im Vergleich zu der Stabilität und Gewissheit des Selbst, *»den Sinn, den weder Zeit noch Ort verändert«* – selbst nachdem er in die Hölle stürzt, einen Ort, der Patienten mit Essstörungen und ihren

Familien wohlvertraut ist. Die meisten von uns kennen diese psychische Abwehr und haben auch schon Gebrauch von ihr gemacht. »*Hier zum mindsten sind wir doch frei*«: Das Leid wird annehmbar, wenn man damit Freiheit erkauft.

Dieses Verständnis liefert uns eine nützliche Definition des Selbst als etwas, was lieber leidet, als sich der Tyrannei der Bedürfnisse und Annehmlichkeiten zu unterwerfen. Das Selbst schafft sich seinen eigenen Ort in Zeit und Raum: Es lässt sich nicht durch Bedürfnisse oder Umstände festlegen, sondern nur durch den Pfad, den es für sich wählt. Doch welche Zellen und Regionen des Gehirns haben die Fähigkeit, einen solchen Weg zu wählen und einen Pfad durch eine Welt zu legen, der Grundbedürfnissen widersteht (ohne dabei bloß ein anderes Bedürfnis zu befriedigen)? Ein Schaltkreis dieser Art müsste eine ganz besondere Freiheit schaffen, und bei einigen Patienten eine ganz besondere Hölle. Unlängst hat die Hirnforschung einen schwachen Lichtstrahl auf diese Frage geworfen, auf die Grenze zwischen Bedürfnis und Selbst, und damit die Tür zu diesem Geheimnis einen Spaltbreit geöffnet.

Hunger und Durst, zwei der stärksten Antriebe tierischen Handelns, nehmen ihren Anfang als Signale von kleinen, aber leistungsstarken Neuronenpopulationen tief im Gehirn. Dabei handelt es sich um ein Gewirr von Zellen mit ganz unterschiedlichen Aufgaben, die in und um eine Struktur namens Hypothalamus angesiedelt sind. Der Hypothalamus liegt tief im Innern des Gehirns, und die Vorsilbe »Hypo« erinnert daran, dass diese Region im Lauf der Evolution unter Schichten neuronaler Ablagerungen versank, unter dem größeren Thalamus, der seinerseits unter dem noch größeren Striatum liegt, und dieses wiederum unter der jüngsten Rinde, dem dicht verwobenen Zellgewebe an der Oberfläche unseres Gehirns.

In diesen Tiefen wurden einige der ersten optogenetischen Experimente durchgeführt. So gelang es 2007, lediglich die

Orexin-Zellen des Hypothalamus so zu manipulieren, dass sie auf Licht aus einer Glasfaser ansprachen. Auf diese Weise ließen sich Wachen und Schlafen sowie der REM-Schlaf steuern. Mit zwanzig blauen Lichtstößen pro Sekunde in diesem Bereich des Hypothalamus wurden schlafende Mäuse selbst im REM-Schlaf früher wach, als sie es ansonsten geworden wären.

Diese neue Präzision war nötig, denn im scheinbar chaotischen Zellgemenge des Hypothalamus befinden sich nicht nur Hirnzellen, die am Schlaf beteiligt sind, sondern auch Zellen für Sex, Aggression, Körpertemperatur, Hunger und Durst sowie fast alle anderen primären Überlebenstriebe. All diese Zellen dienen der Kommunikation von Bedürfnissen, sie zwingen ihre Botschaft dem übrigen Gehirn auf, dem Selbst (wo immer sich dieses befinden mag), sie mobilisieren es, dieses Bedürfnis zu befriedigen, und bedienen dazu ganz nach Bedarf die Hebel von Lust und Leid. Weil all diese Zellen im Hypothalamus miteinander verwoben sind, waren Wissenschaftler jedoch nicht in der Lage, sie im Einzelnen anzusteuern, um ihre Rolle bei bestimmten Verhaltensweisen zu untersuchen.

Mithilfe der Optogenetik konnte man jedoch Experimente zum Funktionsgewinn und -verlust durchführen und beobachten, wie Aktivitätsmuster in konkreten Zelltypen und sogar in einzelnen Zellen primäre Überlebenstriebe generieren. In all diesen miteinander verwobenen Zelltypen konnten Neurowissenschaftler die elektrische Aktivität kontrollieren, indem sie dasselbe optogenetische Verfahren anwendeten, mit dem sie auch Angst, Motivation, Sozialverhalten und Schlaf erforscht hatten: indem sie mithilfe der Gene von Mikroorganismen in den fraglichen Zellen lichtaktivierte elektrische Ströme erzeugten.

Mithilfe der Optogenetik ließ sich feststellen, welche der Zellen im Hypothalamus Hunger- und Durstverhalten auslösen, also zu Fressen und Trinken motivieren. Mithilfe von Laserlicht, das über Glasfasern ins Gehirn gespeist wurde, ließen sich konkrete Zelltypen im Hypothalamus an- und abschalten. Wurde per Knopfdruck die optogenetische Erregung eingeschaltet, begann eine satte Maus, gierig zu fressen, wohingegen mit dem Gegenteil, also einer hemmenden optogenetischen Intervention, selbst eine hungrige Maus die Nahrungsaufnahme einstellte. Damit war die natürliche Bedeutung dieser Zellen klar.

Ähnliche Experimente wurden mit verschiedenen, für den Durst zuständigen Zellen des Hypothalamus durchgeführt. Diese Experimente zeigten eindeutig, wie die elektrische Aktivität in wenigen konkreten Zellen im Zentrum des Gehirns über die Entscheidungen eines Tiers bestimmt. Zwar liefern diese Experimente keine Antwort auf die große Frage nach dem freien Willen, doch sie tragen zu ihrer Schärfung bei: Es besteht kein Zweifel, dass winzige Ausschläge elektrischer Aktivität in einigen wenigen Zellen über die Handlungen eines Individuums entscheiden.

Die Beobachtung dieser Experimente an Mäusen kann bei einem Psychiater persönliche Erinnerungen auslösen – an herzzerreißende klinische Bilder von Anorexie und Bulimie, an Menschen, die ohne Hunger Essen in sich hineinstopfen oder dringend benötigte Nahrungsaufnahme unterdrücken. Die optogenetischen Experimente zu Hunger und Durst erbrachten den Beweis, dass Zellverbände tief im Gehirn diese Symptome hervorrufen und unterdrücken, was wiederum bedeutet, dass man Medikamente oder andere Behandlungsformen entwickeln könnte, die genau auf diese Zellen wirken.

Zwischen den optogenetischen Experimenten und der Realität der Krankheit besteht allerdings ein wesentlicher Unterschied, der für die Behandlung genauso entscheidend ist wie für das wissenschaftliche Verständnis des Selbst. In den Experimenten hatten wir direkten Zugriff auf Zellen, die Triebe wie Hunger und Durst kommunizieren. Doch Anorexie- und Bulimiepatienten wissen trotz ihrer extremen Gedanken und

Handlungen, dass der Hunger oder zumindest die Leere da ist. Möglicherweise wirken die Patienten den Auswirkungen dieses Gefühls entgegen, indem sie diese Leere positiv besetzen. Weil die Bedürfniszellen im Hypothalamus nicht der bewussten Kontrolle des Selbst unterliegen, muss es auf diese Weise ablaufen. Die Patienten fahren Gegenmittel auf, bekämpfen die Auswirkungen der Bedürfniszellen und mobilisieren einen ausreichend großen und lautstarken Mob, um den Hunger zu übertönen.

Ist das der Grund, weshalb Anorexie und Bulimie mit einer Persönlichkeit ausgestattet werden? Sie satteln auf den Schaltkreis des Selbst auf, sind jedoch eindeutig unabhängig – ein Parasit, der die Maschinerie der Wirtszelle ausbeutet, ein Schadprogramm auf einem Betriebssystem, die Nachbildung eines Selbst. Nur so findet die Krankheit Zugang zu den Problemlösungsfähigkeiten des menschlichen Verstands. Die Krankheit vereinnahmt das gesamte Gehirn, zu dem normalerweise das Selbst Zugang hat, indem es den Hunger in eine zu lösende Aufgabe verkehrt.

Mit diesem einfachen und vom Patienten anfangs gutgeheißenen Umsturz lassen sich all die Fähigkeiten mobilisieren, die unser Gehirn auszeichnen: abstrakte und konkrete Problemlösung für Bedürfnisse, die von der Evolution so nie vorgesehen waren. Wären wir nicht so geschickte Problemlöser, hätten wir die Fähigkeit zu dieser Art von Krankheit wohl nie entwickelt. An dem Tag, an dem wir Emily verloren und wiederfanden, wurde mir klar, dass jeder Patient eigene Tricks zur Lösung des Problems anwendet. Einige nutzen Hirnregionen wie das Striatum, die an wiederholten Handlungen beteiligt sind (und die zwangsähnlichen Rhythmen des Zählens, Schlagens, Grabens, Kratzens und Webens lustvoll besetzen), während andere Hemmantriebe im Frontallappen nutzen könnten (und damit machtvolle exekutive Funktionen, die die Nahrungsaufnahme in sozialen Zusammenhängen unterdrücken).

Das sind faszinierende und gar nicht so weit hergeholte Möglichkeiten. 2019 wurden mithilfe optogenetischer Experimente Zellen im Frontallappen entdeckt, die bei sozialer Interaktion, nicht jedoch bei der Nahrungsaufnahme aktiv waren. Wurden diese sozialen Zellen direkt aktiviert, unterdrückten sie selbst bei hungrigen Mäusen die Nahrungsaufnahme. Doch unabhängig davon, welche Miliz ein bestimmter Patient nun mobilisiert, handelt es sich dabei um starke Schaltkreise, auch wenn einige aus evolutionärer Sicht sehr jung sind wie der Neocortex, diese dünne und ausgedehnte Zellschicht, zu der auch der Frontallappen gehört, ein Problemlöser mit dem tiefer gelegenen und älteren Striatum als seinem Handlungsarm.

Die Gehirne von Nagetieren sind sehr viel kleiner als unsere, auch ihr Neocortex, weshalb sie weniger gut in der Lage sind, Trieben zu widerstehen. Doch auch sie verfügen über einen Neocortex, und weitere Experimente aus dem Jahr 2019 zeigten, dass dieser selbst von starken Primärtrieben unabhängig sein kann. Wenn sich eine Maus satt getrunken hat, die Durstneuronen aber optogenetisch aktiviert werden, sucht die Maus weiter nach Wasser. Doch einige Hirnzellen lassen sich nicht narren und scheinen zu wissen, dass das Tier in Wirklichkeit nicht durstig ist. Diese Schaltkreise hören den Trieb, aber sie schenken ihm keinen Glauben, weshalb ihre Aktivitätsmuster weitgehend unverändert bleiben. Das zeigte ein hirnumfassendes Lauschexperiment der Art, wie ich es mir Jahre zuvor gewünscht hatte: Während Durstneuronen optogenetisch angeregt werden, belauschen Elektroden Zehntausende Einzelzellen im gesamten Gehirn.

Die erste und überraschende Erkenntnis dieses Lauschangriffs war, dass bei Durst der größte Teil des Gehirns aktiv an der Wassersuche beteiligt ist, darunter zum Beispiel auch Regionen, von denen man annahm, dass sie in erster Linie mit Sinneswahrnehmung oder Bewegung zusammenhängen. Damit könnte ein wichtiger Prozess entdeckt worden sein, mit dem das Gehirn seine sämtlichen Bereiche über geplante Bewegungen und Ziele auf dem Laufenden hält, sodass selbst einfache Handlungen von allen Teilen des Gehirns als vom Selbst erzeugt erlebt werden und es keine Verwirrung hinsichtlich der Herkunft eines Handlungsantriebs gibt. Diese einheitliche Qualität kann bei Störungen wie Schizophrenie verloren gehen, bei der sich einfache Handlungen fremd anfühlen können, als kämen sie von außerhalb des Selbst.

Im fraglichen Experiment waren mehr als die Hälfte der beobachteten Hirnzellen an der Wassersuche beteiligt – wenn das Tier tatsächlich Durst hatte, aber auch, wenn er mithilfe der Optogenetik erzeugt worden war. Damit sind nicht nur die obsoleten Behauptungen endgültig widerlegt, wonach wir bei dieser und jener Tätigkeit nur die Hälfte oder gar nur zehn Prozent unseres Gehirns gebrauchten. Aus der Tatsache, dass bei einer so einfachen Tätigkeit wie dem Durstlöschen fast alle Hirnregionen mitwirken, können wir vielmehr folgern, dass bei jeder konkreten Erfahrung oder Handlung offenbar das gesamte Gehirn in bestimmten Mustern aktiv wird.

Die zweite entscheidende Entdeckung waren die Widerstandsnester, also diejenigen Hirnregionen, die sich dem Trieb nicht beugten. Diese wenigen und relativ jungen Hirnstrukturen an der Oberfläche vernahmen zwar das Durstsignal aus der Tiefe, reagierten jedoch nicht voll und stimmten nicht mit dem Zustand überein, den sie bei einem tatsächlich durstigen Tier auf Wassersuche angenommen hätten. Dieser Widerstand zeigte sich als ein Schatten über dem präfrontalen Kortex (der für das Aufstellen von Plänen oder Pfaden durch die Welt verantwortlich ist und uns auf diese Pfade setzt) und dem retrosplenialen Kortex (der eng mit dem entorhinalen Kortex und dem Hippocampus verbunden ist, die wiederum an der Steuerung und Erinnerung von Pfaden in Raum und Zeit beteiligt sind). Beide

Regionen passen zur Vorstellung des Selbst als einer Art Pfad und sind – was man schon länger weiß – an reizunabhängigem Denken beteiligt – etwa wenn wir aufgefordert werden, stillzusitzen und an nichts zu denken. Dieses Muster stand im Gegensatz zu dem in benachbarten Regionen der Hirnrinde (unter anderem der Inselrinde oder dem anterioren cingulären Kortex), deren Aktivität sich kaum von der in einer tatsächlich durstigen Maus beobachteten unterschied.

Demnach scheinen also zahlreiche Hirnregionen an der Wahrnehmung und Verarbeitung des natürlichen Durstzustands beteiligt zu sein, was ja auch sinnvoll ist, da sie Handlungen steuern, die dem Lebenserhalt des Tiers dienen. Doch mindestens zwei Regionen, der präfrontale und der retrospleniale Kortex, möglicherweise in ihrer Rolle als Erschaffer und Lenker des Selbst (und des Pfades), wissen in einem gewissen Sinn offenbar besser, was die Prioritäten des Tiers sein sollten, in Bezug darauf, wo es gewesen ist und wohin es geht, unabhängig vom Dursttrieb. Diese beiden befinden sich in jüngeren Hirnregionen, die im Wesentlichen typisch für Säugetiere und in unserer Spezies besonders ausgeprägt sind.

Die Essstörungen könnten auf diesen Widerstand aufsatteln – ein stehendes Heer, das in ihren neuronalen Kasernen einquartiert ist, aber stets unruhig darauf wartet, von der Krankheit mobilisiert zu werden. Wie die Schaltkreise des Selbst, die ich mir Jahre zuvor auf dem mondbeschienenen Krankenhausdach vorgestellt hatte, während ich über Emily nachdachte, können diese Teile dem Ganzen den Krieg erklären – und ihn sogar gewinnen.

Ich brachte Emily von der Cafeteria zurück in ihr Zimmer. Sie war froh, wieder dort zu sein. Wir organisierten Mitarbeiter, um sie zu beaufsichtigten, was einige Verhandlungen nötig machte, denn es gibt keine juristische Handhabe gegen Fressen und

Kotzen; immerhin konnten wir vorbringen, dass sie das Essen gestohlen hatte. Sonia machte den Anfang. Sie war wieder ganz sie selbst, so stark und gelassen wie eh und je. Und Emily fand endlich Ruhe, weil sie vorübergehend keinen Zugang zu Essen hatte; nun konnte sie sich erholen und an der Erarbeitung eines langfristigen Behandlungsplans zu ihrer vollständigen Heilung mitwirken. Noch während wir dafür sorgten, dass Emily nicht allein blieb, stellte unser Sozialarbeiter eine ambulante Therapie zusammen. Die Bulimie hatte noch nicht lange von Emily Besitz ergriffen, und als sie zwei Tage später entlassen wurde, waren wir zuversichtlich.

Anders bei Micah, der mit seinen Mitte vierzig das Verhalten fest verinnerlicht hatte. Wir hatten bereits alles in unserer Macht Stehende versucht. Sobald sein Blutdruck und Herzschlag gefährlich absackten, konnten wir ihm einen Schlauch durch die Nase in den Magen legen und Nahrung zuführen, doch damit bewegten wir uns juristisch auf unsicherem Grund und waren von seiner wechselhaften Zustimmung abhängig. Er war weder selbstmordgefährdet, noch ging eine Gefahr für andere von ihm aus, und andere Begründungen sieht das Gesetz für eine psychiatrische Zwangsbehandlung nicht vor. Die Situation wäre eine andere gewesen, wenn Micah eine schwere Behinderung gehabt hätte und nicht für sich selbst hätte sorgen können. Doch dies konnte Micah sehr wohl – er wollte nur nicht. Ärzte können auch dann ohne Zustimmung des Patienten behandeln, wenn dieser außerstande ist, die Optionen und die Folgen einer Behandlung zu überblicken und eine vernünftige Entscheidung zu treffen, doch Micah verstand sämtliche Entscheidungen und Konsequenzen ganz genau. Er war nicht geistig umnachtet oder psychotisch. Er wollte einfach, dass sein Körper eine bestimmte, sicherlich ungewöhnliche Form annahm – mit allen damit verbundenen Risiken. Hierin zumindest konnte er frei sein.

Während Micah die künstliche Ernährung gelegentlich akzeptierte – offenbar nur, um mit mir zu spielen und den Schlauch nachts wieder zu entfernen –, fragte ich mich, wie er mich in all dem wahrnahm. Unglückselig und kindisch, arrogant und bedrohlich – oder am Ende wohl doch nicht einmal eines Gedankens wert. Der Pfad durch Raum, Zeit und Wert, den Micahs Doppelerkrankung vorgab, war so stark überdeterminiert, dass er selbst die steilsten Schmerzklippen hinaufstieg. Was ich sagte und tat, war ohne Belang und nicht mehr als ein Kiesel auf seinem Weg. Eine allerletzte Option sahen wir in einer niedrig dosierten Gabe von Olanzapin, das sein Denken organisieren und als Nebenwirkung eine Gewichtszunahme bewirken sollte; doch auch dies verweigerte er. Eine Woche später wechselte ich die Schicht, und Sonia übernahm Micah. Wenige Tage darauf wurde er in eine ambulante Einrichtung entlassen, ohne dass unsere Bemühungen etwas gefruchtet hätten.

Ein paar Wochen später kippte Sonia während eines Abendessens bei einem Kollegen um. Ich hatte sie seit drei Wochen nicht gesehen. David, ein Neurochirurg und der Verlobte einer Psychiaterin, stand neben ihr und wurde sofort aktiv. Sonia hatte das Bewusstsein nicht ganz verloren, doch David untersuchte sie kurz noch auf dem Teppich, dann legten wir sie auf ein Sofa und flößten ihr Orangensaft ein. Wir standen herum, während David sie weiter untersuchte. Da ich Sonia am besten zu kennen schien, stand er schließlich auf und kam zu mir, um mir den Fall zu präsentieren, als wäre ich der Oberarzt.

Ich war zwar besorgt und hätte gern selbst mit ihr gesprochen, doch ich konnte nicht umhin, Davids elegante Präsentation zu bewundern. Er ging die Vorgeschichte durch, die er erfragt hatte, und fasste die medizinische und neurologische Untersuchung zusammen, die er mit dem wunderbar intimen Echolot des Arztes herausgespürt hatte, der wie ein Pianist mit seinen Fingerspitzen auf Luft, Wasser, Organen, Reflexen, Puls und Blutdruck des Körpers spielt. Dabei war er zu dem Schluss gekommen, dass Sonia schwer dehydriert war. Sie hatte David gestanden, dass sie jeden Morgen 14 oder 15 Kilometer joggte und wenig aß. Einfach nicht genug Zeit dafür, hatte sie gesagt. An diesem Tag habe sie nur ein paar Möhren gegessen und Kaffee getrunken.

Ich versuchte, an David vorbeizuschauen und in der dämmrigen Beleuchtung einen Blick auf Sonia zu erhaschen, die auf der anderen Seite des Raums auf der Couch lag. Sie wirkte genauso wie bei unserer Zusammenarbeit im Team, weder dünn noch schwach. Was hatte ich übersehen an der starken Sonia? Oder vielleicht hatte sie diese Lebensform ja erst kürzlich entdeckt, vielleicht war etwas anderes erst in den vergangenen Wochen zu ihr gestoßen, um sie auf ihrem Weg zu begleiten.

Wenn jemand das Problem der Massenbilanz lösen und einen Weg gehen konnte, der sich den Primärtrieben widersetzt, dann war das Sonia. Sie war ihre Bewegung, sie war ihr Weg, und ohne Bewegung auf dem Weg gibt es kein Selbst. Widerstand? Warum nicht. Sie hatte das, was aktiv wird, was dagegen ankämpft und dafür in die Hölle geht.

7 MORO

Der Deich gebrochen, Dämme weggespült,
geflutet und ertrunken Feld und Vieh,
fremd das Vertraute, Haus und Bäume, die
entwurzelt waren, um- und umgewühlt –
war dies der Tag, an dem er, unterkühlt,
auf seinen Schatten fiel und schied, weil
Mühsal schwerer wog als eine Bettstatt, die
der Lehm ihm bot? Hatte er ausgespielt?
Nein, nein. Ich sah ihn, als die Sonne sank,
zu Wasser, rudernd, über seinem Dach,
und unter ihm glomm seine Gartenbank,
der Pflug; das Unkraut schwamm ihm nach –
er fuhr zur Küste, zauderte nicht lang,
die Tasche voller Samen, war hellwach.

EDNA ST. VINCENT MILLAY, *GRABSCHRIFT FÜR DEN MENSCHEN*
(AUS: ICH LEBE, ICH VERMUTE; DEUTSCH VON GÜNTER PLESSOW)

Mr. Norman ist auf der 4A. Achtzig Jahre alt, Veteran, lange Vorgeschichte von Multi-Infarkt-Demenz. Wurde gestern von Angehörigen in die Notaufnahme gebracht.« Die Stimme des Arztes kam gepresst aus dem Hörer. Er hatte viel zu tun und wollte seine Untersuchungsergebnisse so schnell wie möglich herunterspulen. »Sie geben an, dass er in den letzten Monaten allmählich aufgehört hat zu sprechen, bis zum völligen Schweigen. Das ist das einzig neue Symptom.«

Diese Beschreibung klang besorgniserregend für eine neurologische Krankheit und konnte auf einen neuerlichen Schlaganfall hindeuten. Allerdings wäre es seltsam, wenn sich ein mit einem Schlaganfall in Zusammenhang stehender Prozess so lange hingezogen hätte. Ich bemerkte ein leicht befriedigendes

Gefühl der Neugierde in mir – ein Gefühl, das ich vom Schach her kenne, wenn ich auf eine unkonventionelle Eröffnung treffe. Es war ein angenehmes Gefühl, und ich hatte fast ein schlechtes Gewissen deswegen. Ich lehnte mich in meinem Stuhl zurück und blickte an die schmutzige, abblätternde Decke der Krankenhauscafeteria. »Interessant«, begann ich, doch der Arzt unterbrach mich.

»Der Patient ist gerade aus Seattle hierhergezogen, kurz nach dem Tod seiner Frau. Wohnt seit ein paar Monaten bei der Familie seines Sohnes in Modesto. Die Familie meinte, es könnte ein neuer Schlaganfall sein, aber auf dem Scan haben wir nichts gesehen – nur alte Läsionen. Hat einen Harnwegsinfekt, den wir behandeln, und wir haben ihn aufgenommen, um festzustellen, warum er nicht spricht. Und jetzt raten Sie mal!«

Er machte eine dramatische Pause – bei allem Druck konnte der Arzt nicht verbergen, dass er den Fall ebenfalls interessant fand. Auf Station sind Momente intellektueller Befriedigung oft frustrierend kurzlebig und kaum geeignet, die menschliche Neugierde zu befriedigen. Doch das hier schien so ein Moment zu sein.

»Ich habe ihn zum Sprechen gebracht«, fuhr er fort. »Er kann es, wenn er will. Ist einfach ein echt unangenehmer Zeitgenosse, schert sich um niemanden, und es ist ihm egal, dass sich seine Familie Sorgen macht. Extrem kalt. Antisoziale Persönlichkeit, würde ich sagen. Schätze, das kriegt nicht mal ihr hin.« Geraschel im Hörer. »Ich habe seine Akte aus Seattle angefordert, aber die Klinikverwaltung ist erst am Montag wieder da. Der Sohn ist hier, weiß aber nicht viel über die Vorgeschichte. Haben nicht viel miteinander zu tun gehabt. Wundert mich nicht. Mein Oberarzt fragt, ob Sie eine psychiatrische Untersuchung vornehmen können, denn wir finden hier nichts. Delir ist es meines Erachtens nicht, er wirkt orientiert, man könnte es trotzdem mit Haloperidol probieren. Sein QT ist bei 520, also

Vorsicht. Wie auch immer, ich glaube, er ist einfach ein Menschenhasser. Sollte schnell gehen.«

Der Arzt hatte sich zu Recht über die Nebenwirkungen des Herzrhythmus Gedanken gemacht – wenn beim EKG zwischen der Q-Zacke und der T-Welle 520 Tausendstelsekunden vergehen, kann ein Medikament wie Haloperidol eine schwere Arrhythmie verursachen. Seine Einschätzung einer dissozialen Persönlichkeitsstörung überzeugte mich allerdings nicht, und es meldeten sich bereits naheliegendere Diagnosen an meinem mentalen Arbeitsplatz. Höchstwahrscheinlich handelte es sich eher um eine Form von Delir, die nicht zu den Erwartungen des Kollegen passte – ein stiller Untertypus einer wechselhaften Desorientierung, wie man ihr bei älteren Menschen öfter begegnet und die als Nebenwirkung eines Medikaments oder einer leichten Erkrankung wie eben einem Harnwegsinfekt auftreten kann. Vermutlich hatten ihn die Ärzte zufällig während einer klareren Phase des Delirium-Zyklus untersucht und daher festgestellt, dass er orientiert war.

Die Stillen werden oft übersehen. Viele Ärzte erwarten bei Delir einen aktiven, lautstarken und gut zu erkennenden Zustand, doch das sogenannte hypoaktive Delir äußert sich in Rückzug, Schweigen und äußerlicher Ruhe, während im Innern ein Sturm der Verwirrung tobt.

Sollte der Arzt jedoch recht haben und es sich nicht um ein Delir, sondern um eine Persönlichkeitsstörung handeln, dann kam wahrscheinlich eher eine Veränderung der Persönlichkeit in Betracht, wie sie mit Demenz einhergeht, und weniger eine klassische dissoziale Persönlichkeitsstörung. Der Mangel an Mitgefühl, der Letztere kennzeichnet, wäre Teil eines lebenslangen Musters gewesen und der Familie deshalb jetzt nicht als etwas Ungewöhnliches aufgefallen. Für die Demenz sprach außerdem der Hirnscan, der auf die Verstopfung von Blutgefäßen (mit möglichem Absterben von Hirnzellen) sowie eine mangelnde

Versorgung tiefer Hirnregionen mit Zucker und Sauerstoff hinwies.

Diese Infarkte, durch Schlaganfälle abgestorbenes Gewebe, lassen sich noch Jahre später auf Hirnscans als Löcher im dichten Geflecht der Langstreckenverbindungen von Hirnzellen erkennen; in der Computertomografie erscheinen sie als seeartige schwarze Lücken oder sogenannte Lakunen. Selbst bei Patienten ohne bekannten Schlaganfall lassen sich mit der noch empfindlicheren Magnetresonanztomografie die kleinen Gefäßblockaden der sogenannten vaskulären Demenz entdecken – als Vielzahl über das Gehirn verteilter, intensiv weißer Flecken, die das Ende des Tages signalisieren wie Sterne am frühen Abendhimmel.

Persönlichkeitsveränderungen sind bei allen Formen der Demenz verbreitet, vor allem gegen Ende, wenn die für Vorlieben und Werte zuständigen Hirnbereiche abbauen. Ich habe Alzheimer-Patienten erlebt, die plötzlich explosive Wutausbrüche zeigten; Parkinson-Patienten, die mit einem Mal risikofreudig wurden; und Patienten mit Frontotemporaler Demenz mit einem fast infantilen Egozentrismus, der an das antisoziale Verhalten grenzte, das der Arzt wahrgenommen haben mochte.

Gedächtnisverlust ist wohl das bekannteste Symptom, doch die Demenz ist weit mehr. Der Begriff beschreibt vielmehr einen Verlust des Geistes selbst. Erinnerungen – auf der Reise des Lebens abgelegte Empfindungen, Erfahrungen und Erkenntnisse, die dem Pfad Farbe und Sinn verleihen – werden genauso ausgelöscht wie die Werte, die dem Pfad Form und Richtung gegeben haben. Letzteres – die veränderte Persönlichkeit und das auf den Kopf gestellte Wertesystem – kann genauso erschreckend sein wie der Gedächtnisverlust: Die Identität, das ganze Wesen eines Menschen, den man so lange kannte und auf den man sich verlassen hat, verändert sich von Grund auf.

Das war meiner Ansicht nach das plausiblere Syndrom. Doch um sicher zu sein, musste ich den Patienten untersuchen. Es war ja durchaus vorstellbar, dass der Arzt den Nagel auf den Kopf getroffen hatte und es sich um eine verborgene dissoziale Persönlichkeitsstörung handelte, die durch einen anderen Prozess wie etwa den Harnwegsinfekt zum Vorschein gekommen war. Ich stellte mir die typische Kühle der antisozialen Persönlichkeit vor und wappnete mich schon für diese aalglatte Gleichgültigkeit, die vorgetäuschte Freundlichkeit und den giftigen Blick, der mir unbeabsichtigt verriet, wie unwichtig ich war, und mir gleichzeitig zeigte, dass man nicht verbergen kann, was man nicht versteht.

Es war ein ruhiger Samstagnachmittag im Spätfrühling, die Belegschaft war ausgedünnt und ich als Bereitschaftspsychiater allein. Die Aufgabe fiel mir zu, also stand ich von meinem Tischchen in der Cafeteria auf, zog meine Rüstung über – gestärkter weißer Kittel, Stethoskop, Hämmerchen, Stift –, räumte meinen Kaffeebecher weg und machte mich auf den Weg in die Station im vierten Stock.

Jeder Bereich des Krankenhauses hat einen eigenen Bereitschaftsdienst, der Kollegen bei komplizierten Fällen aushilft. Zur Psychiatrie-Ausbildung gehört auch die Zusammenarbeit mit anderen Abteilungen, etwa Einsätze in der Intensivmedizin, wo ein Delir behandelt werden muss; im Kreißsaal, wo eine Wochenbettpsychose zu diagnostizieren ist; in der Chirurgie, wo es um Eingriffskompetenzen und Einwilligungen gehen könnte; oder einfach bei einem Patiententransfer, wenn eine Abteilung mit einem Schloss an der Tür gebraucht wird.

Bei fachübergreifenden oder rätselhaften Fällen kann die gesamte Klinik mobilisiert werden, wobei die Ärzte der unterschiedlichsten Disziplinen dann wie bei einem Straßenfest durch die Stationen schwirren. Dieser Fall schien mir dafür nicht kompliziert genug, doch als ich die Akte aus dem Schwestern-zimmer holte, stellte ich fest, dass schon eine ganze Reihe von Teams vor mir da gewesen waren, zuletzt die Neurologen. Ich war quasi der letzte Strohhalm für Mr. N. (wie er in der für das Veteranenkrankenhaus üblichen Anonymität in der Akte ge-nannt wurde).

Zu den Möglichkeiten, die der Arzt nicht erwähnt hatte, die aber in den Aktennotizen erörtert wurden, gehörte die Parkin-son-Krankheit. Die Sprachtherapeuten hatten zu Recht ange-merkt, dass diese mit einer Verlangsamung der Bewegungen und einer Abnahme sprachlicher Äußerungen einhergeht. Die Neurologen, die oberste Instanz bei der Parkinson-Diagnose, hatten zwar ein schlechtes Kurzzeitgedächtnis und eine Multi-Infarkt-Demenz festgestellt, aber keinerlei Hinweise auf Par-kinson gefunden; sie hielten fest, dass Mr. N. zwar nie spontan lächelte, auf Aufforderung jedoch seine Gesichtsmuskeln be-wegen konnte, diese also nicht wie bei Parkinson zur Maske erstarrt waren.

Die Neurologen hatten außerdem die Multi-Infarkt-Demenz auf den Hirnscans bestätigt gefunden; weil sich alte und frische Infarkte darauf deutlich unterscheiden und nachweislich kein neuer Schlaganfall hinzugekommen war, musste das Schweigen von Mr. N. eine andere Ursache haben. Daher wurde als Letz-tes die Psychiatrie hinzugezogen, als Abschluss des üblichen Gänsemarschs der Disziplinen, der im Reich des Unbekannten endete.

Als ich ins Zimmer kam, lag Mr. N. im Bett und starrte son-derbar reglos vor sich hin. Sein kahl geschorener Kopf ruhte auf drei Kissen, seine faltigen Wangen schienen unter den flu-oreszierenden Lampen schwach zu glänzen. Nach meiner kör-perlichen Untersuchung kam ich ebenfalls zu dem Schluss, dass es sich nicht um Parkinson handeln konnte – es fehlten die typische Starre und das Zittern der Extremitäten. Auch für

Katatonie, ein seltenes Syndrom der Starre, das seinen Ursprung in Psychosen und Depressionen haben kann, fand ich keine Anzeichen; auf meine Aufforderung hin war er in der Lage, alle seine Muskeln zu bewegen, Nerv für Nerv.

Auch ein Delirium konnte ich ausschließen, unter dem recht unwahrscheinlichen Vorbehalt, dass ich ihn ebenfalls zufällig in einem lichten Moment angetroffen hatte. Wie der Stationsarzt berichtet hatte, konnte Mr. N. sprechen und sagte tatsächlich ein paar Worte, auch wenn er es vorzog, nur auf reine Sachfragen und erst nach mehrmaligem Nachfassen zu antworten. Das reichte mir jedoch, um festzustellen, dass er gut orientiert war. Mr. N. wusste, dass er sich in einem Krankenhaus befand, er wusste, wer gerade Präsident war, und er wusste sogar, in welchem Bundesstaat wir uns befanden. Er erinnerte sich an den Namen seines Sohnes – Adam, der in Modesto wohnte, ihn diesmal ins Krankenhaus gebracht hatte und ihm zwei Enkelkinder geschenkt hatte.

Zwar weigerte er sich, Fragen zu seinem Befinden zu beantworten, indem er entweder gar nicht reagierte oder nur kurz den Kopf schüttelte. Doch eine dieser Weigerungen wurde von einem subtilen Zeichen begleitet, das mir leicht hätte entgehen können, hätte ich nicht genau hingesehen. Um den geistigen Zustand eines Patienten zu ermitteln, fragen wir auch nach Alltagsinteressen und Hobbys. Die Frage klingt nach Small Talk, doch sie verrät viel über Motivation und die Fähigkeit, Freude zu empfinden. Als ich ihn fragte, ob er seine normalen Interessen und Aktivitäten genieße, antwortete er wortlos mit dem Zucken eines Mundwinkels – einem winzigen Anzeichen von Abscheu vor sich selbst, das mir nicht zu Delir oder einer dissozialen Persönlichkeit zu passen schien.

Damit hatte ich nun eine vorrangige Aufgabe, die weder der Stationsarzt noch ich selbst hatten absehen können. Nach diesem winzigen Einblick in sein Innenleben konnte ich eine

Depression nicht ausschließen, und eine möglicherweise damit einhergehende Paranoia (die durch schwere Depressionen ausgelöst werden kann und seine Verschlossenheit erklären könnte). Diese potenziell lebensgefährliche Möglichkeit musste ich mit einem weitgehend wortlosen Patienten angehen, obwohl sich jedes Diagnosekriterium in der Psychiatrie letztendlich auf sprachliche Äußerungen stützt.

Wenn Mr. N. in einem Sturm psychotischer Depression versank und äußerlich immer stoischer wirkte, während er innerlich durch Halluzinationen und Paranoia gelähmt wurde, könnte es fatale Folgen haben, wenn dieses Syndrom unerkannt bliebe, vor allem, weil es sich einfach mit Medikamenten behandeln lässt. Und auch wenn es sich nicht um eine Psychose handelte, musste ich eine schwere Depression ausschließen, bei der jede Form der Artikulation zu viel Aufwand bedeutet und die Motivation nicht dafür ausreicht, um Lippen, Zunge und Zwerchfell zu bewegen und einfache Worte zu artikulieren. Eine derart nicht-psychotische Depression wäre gleichermaßen folgenschwer, doch fast ebenso gut zu behandeln.

Ich brauchte einen Ansatz, bei dem der Patient nicht sprechen musste. Da sah ich auf dem Nachttisch das Foto eines etwa fünfzehnjährigen Mädchens im Basketballtrikot der Modesto Highschool, das vermutlich sein Sohn dort hingestellt hatte. Also bat ich Mr. N., mir ein Bild seiner Enkelin zu zeigen. Er kam der Bitte nach, als handelte es sich um eine Last, ohne jeden großväterlichen Stolz und ohne das Bedürfnis, selbst einen Blick auf das Bild zu werfen. Er deutete lediglich mit den Augen in dessen Richtung, das war alles. Kein Hinweis auf eine Desorganisation oder Psychose.

Ich nahm das Bild in die Hand, zeigte es ihm, deutete auf das Mädchen und fragte ihn, wie es hieß. Dabei beobachtete ich ihn genau. Ich sah nicht die Andeutung eines Lächelns, keine Regung um die Augen, doch sein Blick war nicht ganz so kühl, wie es schien. Aus der Nähe sah ich ein kaum wahrnehmbares Glitzern auf seinen Wangen. Zunächst hatte ich gedacht, dass es sich um feinen Schweiß handelte, doch im Krankenzimmer war es kühl, und nun ahnte ich seinen Ursprung und verfolgte dessen lückenhaften Weg durch die Falten und Spalten bis hinauf zur Quelle, den Augenwinkeln. Er schwieg weiter, brachte ihren Namen nicht über die Lippen. Das Schweigen hallte zwischen uns wie ohrenbetäubender Lärm.

Unlust ist bei schweren depressiven Störungen ein klassisches Symptom mit einem klassischen Namen: Anhedonie, der Verlust von Freude an der Schönheit im Leben und die Unfähigkeit, aus alltäglichen Freuden Befriedigung und Motivation zu ziehen. So restlos und vollständig wie bei einer gewöhnlichen Erkältung Geruchs- und Geschmackssinn verloren gehen, kann Freude von Erfahrung abgetrennt werden.

Sooft ich die Anhedonie der Depression auch erlebt habe, erschüttert sie mich jedes Mal aufs Neue. Ich konnte sehen, was den Stationsarzt auf einen falschen Diagnoseweg geführt hatte. Auf Ärzte, Freunde und Angehörige wirkt diese Symptomatik oft unmenschlich – eine scheinbar echsenhafte Kälte sogar gegenüber der eigenen Enkelin.

Wie viele Millionen depressiver Menschen wurden im Laufe der Geschichte in ihrem Leid so missverstanden, wie viele haben durch ihren Rückzug in anderen Wut und Frustration ausgelöst und damit ihr Leiden noch vergrößert? Selbst mit diesem Wissen musste ich noch an meinen Wahrnehmungen arbeiten, um auf ihn als Menschen nicht negativ zu reagieren. Wissen ist eine Sache, Verstehen eine andere. Ich wusste, doch ich verstand noch nicht ganz, weder als menschliches Tier noch als Wissenschaftler.

Um zu verstehen, wie sich Freude von derart universellen und grundlegenden menschlichen Erfahrungen ablösen kann, könnten wir fragen, wie wir unseren Erfahrungen überhaupt Werte zuweisen – wo und warum im menschlichen Gehirn? Und wo und warum in der Geschichte des Menschen? Sollten wir diese Antworten finden, könnte uns das erklären, warum Freude so zerbrechlich ist.

Manchmal wird Freude automatisch zugewiesen. Wir können dabei tiefe angeborene Befriedigung empfinden, die einer Verstärkung von Verhaltensweisen dient und Überleben und Fortpflanzung sichert. Auch der Umgang mit Enkelkindern könnte eine dieser voreingestellten Befriedigungen sein, die Erfahrung scheint einen natürlich positiven Wert für uns zu besitzen, der durch Erfahrung noch verstärkt wird. Bei unseren Vorfahren (nicht bei allen Säugetieren) könnte diese Reaktion mit zunehmender Lebenserwartung und Bedeutung des Soziallebens für das Überleben wichtig geworden sein, weil es dem Schutz und der Aufzucht des Nachwuchses dient. Wessen Belohnungssystem im Zusammenhang mit der Großfamilie zunehmend aktiviert wurde, der könnte von dieser angeborenen Verbindung enorm profitiert haben. Doch wie alle anderen Verbindungen und Regionen im Gehirn sind auch diese anfällig für einen Schlaganfall, und je nach Ort könnte ein solcher Infarkt ganz konkrete Belohnungen und Motivationen betreffen (und zum Beispiel eine Verkehrung von Prioritäten und eine damit einhergehende Veränderung der Persönlichkeit bewirken) oder einen allgemeineren und umfassenderen Verlust von Lebensfreude bewirken (wie die unspezifische Anhedonie der Depression).

Andere angeborene Freuden scheinen evolutionär weniger Sinn zu ergeben – was lediglich unseren mangelhaften Kenntnisstand unterstreicht. Dass wir zum Beispiel den Anblick einer zerklüfteten Meeresküste als befriedigend empfinden, ohne dass damit die Verheißung von Nahrung, Wasser oder Gesellschaft einhergeht, ist nur schwer zu erklären. Grund dafür ist jedenfalls nicht die Freude über die Heimkehr, auch nicht in einem evolutionären Sinne. Unsere fischähnlichen Vorfahren lernten, zwischen Wasser und Land zu atmen, nicht jedoch in den Turbulenzen zwischen Klippen und Wellen. Dieser Teil unserer Geschichte spielt sich eher in den flachen Sümpfen ab, in denen vor 350 Millionen Jahren die ersten Luft atmenden Fische an Land kamen.

Weshalb nehmen wir fast alle eine wilde Meeresküste dann als schön wahr? Empfinden wir den Gegensatz zwischen Brandung und Fels, zwischen der Kraft der Bewegung und der Festigkeit des Bollwerks als befriedigend? Oder erinnern uns die Wogen an die im Wind wiegenden Baumkronen oder die tröstlichen Wiederholungen des Schlaflieds? Was immer die Freude bedeuten mag, sie ist echt. Sie wird von vielen Menschen geteilt und reicht tief, doch eine Erklärung für sie gibt es nicht. Ähnliche Beispiele gibt es viele.

Die natürliche Auslese bietet eine mögliche Erklärung für den Sinn der Freude: Sie hat keinen. In der Evolution ist Sinn eine flüchtige, ja sinnlose Größe. Es gibt keinen Sinn hinter dem Aufstieg der Säugetiere nach dem Untergang der Dinosaurier, es war reiner Zufall. Der Einschlag eines gewaltigen Asteroiden und die damit einhergehenden Naturkatastrophen sowie die aus diesen resultierende Verdunklung der Sonne löschten vor 65 Millionen Jahren einen Großteil des Lebens auf der Erde aus. Es war sinnlos, aber folgerichtig, wie plötzlich es wertvoll war, ein kleiner, warmblütiger und behaarter Höhlenbewohner mit einer hohen Reproduktionsrate zu sein.

Viele Gefühle und die daraus resultierenden Verhaltenstriebe könnten einfach aus solchen Zufallsverbindungen entstanden und nicht mehr als Launen der Umwelt sein. Wenn eine kleine Gruppe von menschlichen Vorfahren eine spontane Vorliebe für das Meer hegte und sich dort niederließ, dann könnte ein in keinem Zusammenhang damit stehender dramatischer Bevölkerungsrückgang vor einigen Jahrzehntausenden einen Gründereffekt bewirkt haben, das heißt, eine kleine Gruppe von Überlebenden hätte großen Einfluss auf die gesamte nachfolgende Population. Wenn sich diese wenigen überlebenden Menschen von Muscheln und essbaren Überresten aus Gezeitentümpeln ernährten – die sie wie Schnecken von nassen Felsen kratzten, da die üppige Pflanzenwelt und das Haarwild an Land ausstarben –, könnte es durchaus sein, dass die Menschheit in der Folge eine freudige Verbundenheit mit dem Meer empfindet und es als einzigartig schön wahrnimmt. Diese Freude ist keine Folge des Bevölkerungseinbruchs, sondern darf einfach eine Weile lang fortbestehen und sich ausbreiten, nachdem die Menschheit so knapp ihrer Auslöschung entgangen ist. Das ist natürlich ein rein hypothetisches Szenario, obwohl wir dank der Paläogenetik wissen, dass es in der Tat solche Flaschenhälse gab, darunter einen globalen Kollaps vor gerade einmal 50 000 Jahren. Unsere rätselhafte Wahrnehmung der Schönheit könnte also nicht mehr sein als ein zufälliger Handabdruck, den die Überlebenskünstler an der Höhlenwand unseres Genoms hinterlassen haben.

Wenn wir alle Freude empfinden, ohne es gelernt zu haben, dann ist dies eine Spur der Vergangenheit, die sich über Jahrtausende durch die Erfahrung unserer Spezies zieht. Diese Freude müssen irgendwann einmal auch unsere Vorfahren empfunden haben, und diejenigen, die sie empfanden, waren in der Lage, uns zu gebären. Doch erworbene Befriedigungen sind eine andere Sache, sie entstehen im Laufe eines Lebens und oft sogar von einer Minute auf die andere. Das Gehirn scheint angelegt, neue Informationen aufzunehmen und sich in Reaktion darauf in kürzester Zeit modifizieren zu können. Auf diese Weise schafft ein Mensch Erinnerungen und erlernt oder verändert Verhaltensweisen. Diese raschen physischen Veränderungen lassen sich im Labor untersuchen und liefern ein Kurzzeitmodell dessen, was sich über die langen Zeiträume der Evolution ereignet haben könnte. Durch eine Regulierung der Stärke von Verbindungen im Gehirn lassen sich erlernte Verhaltensweisen schnell anpassen, und ähnlich könnte sich das Fundament von angeborenen Verhaltensweisen zur Suche nach Befriedigung über Jahrtausende hinweg entwickelt haben – als evolutionär entstandene und genetisch vorgegebene Stärke von Verbindungen im Gehirn. Doch unabhängig davon, ob Gefühle erlernt oder angeboren sind, lassen sie sich über die Veränderung der Stärke bestimmter Verbindungen im Gehirn körperlich mit einer Erfahrung verknüpfen oder von ihr trennen. So finden zwei eigenständige Prinzipien – Gefühl und Erinnerung – in gesundem Zustand wirkmächtig zusammen – und wenn sie sich wieder voneinander lösen, sind das Ergebnis Anhedonie und Demenz.

Wir brauchten die Krankenakte von Mr. N., um festzustellen, ob schon einmal Depression diagnostiziert worden war, ob es Hinweise auf Psychose oder Katatonie gegeben hatte und ob er bereits in psychiatrischer Behandlung gewesen war, und wenn ja, wie diese angeschlagen hatte und welche Nebenwirkungen aufgetreten waren. Diese Informationen waren unerlässlich, um eine sichere Behandlung einleiten und unverträgliche Medikamente vermeiden zu können (gerade in der geriatrischen Psychiatrie ein besonders wichtiger Punkt).

Es war Samstagabend, und die Klinikverwaltung in Seattle sollte erst am Montag wieder erreichbar sein. Doch ich benötigte diese Informationen, ehe ich eine Medikation vorschlagen konnte. Im nächsten Schritt würde ich mich mit den erstbehandelnden Stationsärzten zusammensetzen und einen Therapieplan erstellen. Allerdings war es bereits spät und Schlafenszeit für Mr. N. Da er im Moment stabil war, verabschiedete ich mich und erklärte ihm, dass ich morgen mit einem Plan wiederkäme. Er reagierte nicht.

Als ich die Tür öffnete und schon im Begriff war, in den Flur hinauszutreten, hörte ich eine Stimme hinter mir.

»Das wird eine lange Nacht.«

Ich erstarrte. Unaufgefordert hatte er einen ganzen Satz gesagt – ein Patient, der zuvor von sich aus kein einziges Wort gesprochen und auf meine wiederholten Fragen nur einsilbig geantwortet hatte.

Ich drehte mich um. Er saß aufrecht im Bett und sah mich direkt an. Das Glitzern auf seinen Wangen war heller, vor allem unter den Augenwinkeln. Der Raum um ihn verschwamm plötzlich. Ich sah nur ihn, vollständig, den kahlen, von Adern überzogenen Schädel, der bei jedem Atemzug leicht nickte, die symmetrisch herabhängenden Augen- und Mundwinkel, seinen fest auf mich gerichteten Blick. Er sagte nichts mehr. Doch er hatte mir etwas Wichtiges mitgeteilt.

Nach einer langen Pause lächelte ich freundlich und nickte ihm beruhigend zu. »Keine Sorge, Mr. Norman. Wir sind bei Ihnen.«

Das wird eine lange Nacht. Es war der letzte Satz, den er sagen sollte.

Die lange Nacht der Demenz, die Jahre oder Jahrzehnte andauern kann, ist ein recht neues Phänomen des irdischen Lebens, in die Welt gebracht von der modernen Medizin und der Pflege durch die erweiterte Familie. Durch unterstützende Sozialstrukturen, die wir mithilfe unserer Gehirne erschufen, haben wir diese lange Dauer der Demenz zwar ermöglicht, eine Lösung dafür haben wir aber noch nicht gefunden. Es gibt keine Heilung, und die wenigen verfügbaren Medikamente verlangsamen den Verfall nur unerheblich.

In der Psychiatrie bezeichnet man Demenz aktuell als eine schwere neurokognitive Störung (auch diese Bezeichnung wird sich wieder ändern), und die Diagnose erfordert die Verbindung der beiden Symptome Beeinträchtigung der Eigenständigkeit sowie des Denkvermögens (worunter man alles versteht, was mit Gedächtnis, Sprache, sozialen Funktionen, Wahrnehmung, Bewegung, Aufmerksamkeit, Planung und Entscheidung zusammenhängt). Die Vielzahl und Verschiedenartigkeit von möglichen Symptomen macht es wiederum möglich, Demenz als Oberbegriff für sämtliche größeren und kleineren Störungen in der Kommunikation des Gehirns anzusehen, die sich im Laufe eines Lebens ereignen können: Lakunen infolge von Schlaganfällen, Plaques und Tangles (fadenartige Bündel) bei Alzheimer, Läsionen durch Verletzungen.

Unterbrechung, Fehlkommunikation, verlorene Pfade. Aber was genau fehlt da eigentlich?

Obwohl bei einer Demenzerkrankung zweifelsohne Hirnzellen absterben, wissen wir nicht, ob zum Beispiel der Gedächtnisverlust immer auf den Verlust von Zellen zurückzuführen ist, in denen die Erinnerung abgelegt ist. Bei Multi-Infarkt-Demenz und anderen Formen, die die weiße Masse treffen, kann das Gedächtnis selbst intakt bleiben, allerdings gleichzeitig seine Input- oder Output-Verbindungen verloren haben und lediglich von der Kommunikation abgeschnitten sein.

Wird nur der Input unterbrochen, wäre die Erinnerung nicht verloren, sondern nur nicht auffindbar. Wäre hingegen nur der Output gestört, ließen sich Erinnerungen zwar auffinden, hätten jedoch keinen Zugang mehr zum Bewusstsein. Gleich, ob die Erinnerung im Dornröschenschlaf liegt oder ins Nichts schreit, sie könnte noch vorhanden sein, allerdings abgekoppelt vom übrigen Gehirn, da regionale Infarkte lange Verbindungen durchtrennt haben.

Ein großer Teil der Patienten mit Multi-Infarkt-Demenz weist Anhedonie auf – ein erstaunlicher Zusammenhang für zwei scheinbar eigenständige Symptome. Untersuchungen zeigen eine erhebliche Zunahme von Anhedonie bei Senioren mit beeinträchtigtem Denkvermögen im Vergleich zu gesunden Testpersonen. Diese Beziehung zwischen Gefühl und Gedächtnis geht noch weiter: Je größer die Lakunen in der weißen Masse – also die Verluste an langen Verbindungen, die Informationen vermitteln und steuern –, umso stärker die Anhedonie. Erst geht das Gedächtnis, dann folgen die Gefühle.

Optogenetische Experimente zeigen, dass durch lange Verbindungen hergestellte Gehirnzustände mit einem Wert (oder einer Valenz, wie wir sagen) verknüpft werden können. So wird etwa die Valenz der Beendigung eines Angstzustandes durch Verbindungen von der Stria terminalis zum Belohnungssystem tief im Mittelhirn gesetzt. Diese faszinierenden Verbindungen etwa zwischen Anhedonie und Demenz oder in der Demenz zwischen der Größe der Lakunen und der Anhedonie ließen sich erklären, wenn der Prozess, der den Gedächtnisverlust bewirkt (die Schädigung der langen Fasern aus weißer Masse, Input und Output), auch für den Gefühlsverlust verantwortlich ist. Genau wie im Fall des Gedächtnisses könnten Zellen, die Gefühle hervorbringen, noch vorhanden, aber abgeschnitten sein: indem sie sprachlos werden.

Das Gedächtnis ist in gewisser Hinsicht auch auf Gefühle angewiesen. Es hat wenig Sinn, eine Erfahrung zu speichern und abzurufen, wenn diese so unwichtig ist, dass sie kein Gefühl hervorruft. Die Speicherung von Information verbraucht Platz und Energie und verlangt zusätzlich Verwaltungskapazitäten – ein Aufwand, der evolutionär nur dann sinnvoll ist, sofern er auch einen Vorteil bringt. Die Speicherung und Nutzung von Information hängt also häufig davon ab, dass eine Erfahrung bedeutsam ist, und bei bewusstseinsfähigen Tieren geht sie oft mit einem Gefühl einher. Anhedonie könnte also nicht nur auf den gleichen Prozess zurückgehen wie die Demenz, sondern auch das Gedächtnis selbst beeinträchtigen und damit die Verbindung zwischen diesen beiden Zuständen weiter verstärken.

Viele Neurowissenschaftler glauben, dass bei der Erinnerung an eine Erfahrung zum Teil dieselben Hirnzellen aktiviert werden wie im Moment der Erfahrung selbst. Einige Forscher haben versucht, diese Überlegung mithilfe der Optogenetik zu beweisen, und dazu Regionen wie den Hippocampus und die Amygdala untersucht, die mit dem Gedächtnis in Zusammenhang stehen. Dazu haben sie Zellen markiert, die während einer Lernerfahrung (zum Beispiel das Gefühl der Angst in einer bestimmten Situation) besonders aktiv waren, und später in einem völlig anderen Zusammenhang einen Teil dieser Zellen mit Licht erneut aktiviert.

In diesen Experimenten zeigten Mäuse Angst, obwohl die neue Situation nichts mit der ursprünglichen angsteinflößenden Erfahrung zu tun hatte. Das heißt, die Angst entstand lediglich durch die optogenetische Reaktivierung einiger an der ursprünglichen Angstreaktion beteiligter Hirnzellen. Eine Erinnerung könnte demnach zustande kommen, wenn die richtige Kombination von Hirnzellen – ein sogenanntes Ensemble – zusammen aktiv wird.

Sollte das Erinnerung sein, was ist dann das Gedächtnis selbst, wenn es nicht aktiv genutzt wird? In welchen Molekülen, Zellen oder Verbindungen verbirgt sich die Information? Wo liegen die gespeicherten Erfahrungen, Erkenntnisse oder Gefühle, während sie auf Abruf warten?

Viele Neurowissenschaftler sehen die Antwort auf diese Frage in einer Größe, die sie als Synapsenstärke bezeichnen – eine Maßeinheit dafür, wie stark eine Hirnzelle auf eine andere wirken kann, definiert als *Verstärkung* des Empfängers durch den Sender. Je stärker die Synapsenverbindung zwischen zwei Zellen, umso intensiver die Reaktion der Empfängerzelle auf einen festgelegten Impuls der Senderzelle. Das klingt abstrakt, doch genau diese Veränderung des Einflusses an den Synapsen könnte in einem ganz realen und physischen Sinne das Gedächtnis *sein*.

Die Synapsenstärke hat einige interessante Eigenschaften, die diesen Gedanken plausibel erscheinen lassen. Erstens haben theoretische Neurowissenschaftler nachgewiesen, dass sich mit Veränderungen der Synapsenstärke während einer Erfahrung Erinnerungen abspeichern lassen, und zwar in einer Form, die einfach wieder abrufbar ist (das heißt, ohne Erfordernis einer intelligenten Kontrollinstanz). Und zweitens kommt es in realen Gehirnen und Hirnzellen in Reaktion auf Aktivitätsschübe oder Botenstoffe tatsächlich sehr schnell zu solchen Veränderungen der Synapsenstärke. Bestimmte Muster synchroner oder hochfrequenter Impulse können die Synapsenstärke vergrößern, während asynchrone oder niederfrequente Impulse sie verringern. Beide Effekte könnten eine Rolle bei der Erinnerung spielen, so die Theorie.

Es war zunächst nur eine faszinierende Hypothese, dass sich die Synapsenstärke auf dem Weg von einem Teil des Säugetiergehirns zum anderen konkret und direkt anpassen ließe, um Verhaltensänderungen zu bewirken. Diese Theorie ließ sich aber nicht überprüfen, solange man konkrete Synapsenverbindungen nicht mit gezielten Impulsen beeinflussen konnte. Die Optogenetik ermöglicht genau diesen Eingriff: Mit ihrer Hilfe können konkrete Verbindungen von einer Hirnregion zur anderen lichtempfindlich gemacht und dann mit hoch- oder niederfrequenten Impulsen manipuliert werden. Seit 2014 wenden mehrere Wissenschaftlergruppen dieses Verfahren zur Erforschung des Säugetiergedächtnisses an und haben dabei bestätigt, dass Veränderungen der Synapsenstärke in konkreten Verbindungen spezifische Verhaltensänderungen nach sich zieht.

Langstreckenverbindungen bestimmen, wie gut unterschiedliche Hirnregionen zusammenarbeiten, ob in Gesundheit oder Krankheit. So weiß man zum Beispiel, dass die Stärke der Verbindungen zwischen verschiedenen Regionen Vorhersagen über Entsprechungen der Aktivität zwischen beiden zulässt. Man weiß auch, dass diese interregionale Aktivität mit bestimmten Zuständen von Freude einhergeht – so lässt etwa beim Menschen die verminderte Koordination zwischen der Hörrinde und dem Nucleus accumbens (einer Region, die mit Belohnung zusammenhängt) auf einen Verlust des Musikgenusses schließen. Ähnlich könnte die Befriedigung über die Fürsorge für ein Enkelkind durch eine starke Synapsenverbindung zwischen einer Antriebs- und Belohnungsregion (etwa dem Hypothalamus oder dem ventralen Tegmentum/Nucleus accumbens) und einer anderen, die Hierarchien von Verwandtschaftsbeziehungen repräsentierenden Region (wie dem lateralen Septum) ermöglicht werden. Verbindungsspezifische Synapsenstärken könnten dafür sorgen, dass derartige Verhaltensweisen belohnt und damit begünstigt werden, vor allem bei erlernten positiven Erfahrungen.

Die Synapsenstärke überregionaler Verbindungen ist also eine interessante Größe, die für die Entwicklung und Evolution unserer inneren Gefühle relevant ist, da die Evolution besonders mit solchen interregionalen Verbindungen arbeitet. Die Evolution weiß zwar nichts von Musik und Enkelkindern, sie konnte jedoch die Bedingungen herstellen, damit wir beides genießen – wenn wir die richtigen Erfahrungen machen. Die Gene sind jedenfalls ausreichend komplex, um die Grundlagen dafür zu legen, vor allem in der Vielfalt der Muster des Genausdrucks, die über Zellvielfalt, Axonlenkung und damit die genaue Verkabelung des Gehirns entscheiden.

Wert – ob negativ für Aversion oder positiv für Belohnung – ist unterm Strich nur eine Art neurales Etikett, welches das Gehirn Erfahrungen oder Erinnerungen anheften und wieder entfernen kann. Diese Flexibilität ist eine wesentliche Voraussetzung für Lernen, Entwicklung und Evolution – im Guten wie im Schlechten, in Gesundheit oder Krankheit. Erinnerungen und Werte könnten beide mit Synapsenstärken zusammenhängen, egal ob wir sie erlernt oder als physische Strukturen herausgebildet haben. Der Weg zur Synapse – entlang des Axons, der langen Faser, die aus einer Zelle austrat, um mit anderen Zellen in Kontakt zu treten – entwickelt sich nach Anweisungen von Genen (die sich wiederum nach den Regeln der Evolution richten), doch konkrete Erfahrungen können die Synapse justieren. Unsere Pfade, Freuden und Werte hängen an dünnen und leicht zu kappenden Fäden – Beziehungen, die unsere Erinnerungen tragen, Verbindungen, die unser Selbst sind.

Ich übergab an den Kollegen der Nachtschicht, der zwischen meiner Samstags- und Sonntagsschicht die Bereitschaft übernahm. Ich kannte ihn nicht, aber für meinen Geschmack wirkte er übermäßig sportlich und energiegeladen. Müde, aber nachsichtig erstattete ich ihm Bericht über die Patienten und anstehenden Probleme auf unserer Station, dann fuhr ich nach Hause, um mich ein paar Stunden auszuruhen.

Als ich am nächsten Morgen durch die sonntäglich leeren Straßen von Palo Alto zurück zur Klinik fuhr, schweiften meine Gedanken wieder zu Mr. N. Bevor wir mit der Medikamentenbehandlung beginnen konnten, waren noch einige knifflige logistische Probleme zu lösen. Die behandelnden Ärzte mussten mit seinem Sohn über die Einwilligung zu einer Behandlung sprechen, sollte Mr. N. selbst nicht mehr dazu in der Lage sein. Im Augenblick konnte ich kaum etwas tun, denn in diesem Fall war ich nur Berater ohne Entscheidungsbefugnis.

Nachdem ich den inzwischen reichlich mitgenommen wirkenden Kollegen begrüßt und mir mit freundlichem Interesse seine nächtlichen Heldentaten angehört hatte, ging ich zu einem Computer, um zu sehen, ob es Neuigkeiten zu Mr. N. gab. Verwundert stellte ich fest, dass er verlegt worden war und dass sein Name nicht mehr unter Station 4A auftauchte. Dann sah ich, dass er auf der Intensivstation lag.

In der Nacht, eine Stunde nachdem ich gegangen war, hatte

Mr. N. einen massiven Schlaganfall erlitten. Sein Körper war noch am Leben, doch es war unwahrscheinlich, dass er je wieder eigenständig würde leben können. Sein Sohn war nun sein Vormund. Die Patientenverfügung besagte: keine Wiederbelebungsmaßnahmen, keine künstliche Beatmung.

Reglos starrte ich auf den Bildschirm. Er hatte recht gehabt, und er hatte es mir sagen müssen. Es sollte eine lange Nacht werden.

Am Ende des Lebens, wenn alle Schachzüge gemacht sind, keine Überraschungen mehr kommen und keine Konsequenzen mehr zu erwarten sind, können wir eine faire Einschätzung von uns selbst vornehmen und Entscheidungen bewerten, die letztlich Erfolg oder Misserfolg gebracht haben. Doch genau in diesem Moment verlieren wir die Erinnerung an unsere Züge – eine grausame Wende, denn wie sollen wir ohne diese Erinnerung unser Leben verstehen und den Sinn unserer Pfade begreifen?

Wir können es nicht, und so enden wir, wie wir begonnen haben, in Hilflosigkeit und Ungewissheit.

Mr. N. überraschte uns alle, denn er hielt noch einige Wochen lang durch, bevor er schließlich starb. Im Hospiz lief ich zwei- oder dreimal einem Mann über den Weg, der sein Sohn sein musste. Einmal schob er Mr. N. auf seinem Krankenbett liegend durch den Flur. Ich blieb stehen, um ihnen zuzusehen, wie sie auf einen sonnigen Streifen vor einem Fenster zusteuerten, und hörte, wie der Sohn zärtlich flüsterte: »Hier ist ein bisschen Sonne für dich, Papa.«

Mr. N. sah älter aus, als ich ihn in Erinnerung hatte – reglos lag er auf dem Bett, seine Haut wirkte grauer, die Augen geschlossen, der Mund geöffnet, ohne dass ein Laut aus ihm drang. Sein stoppeliger Kopf, als einziges Körperteil nicht von einem Laken bedeckt, erschien mir trotzdem voller Stolz und

Würde. Er erinnerte mich an seine letzte Bewegung, mit der er sich im Bett aufgesetzt hatte, um mir aus dem Nebel der Demenz und dem Abgrund der Depression etwas zu sagen, was wichtig war, nachdem ihm schon fast alles genommen worden war.

Als sie sich dem Fenster und dem Sonnenlicht näherten, hörte ich, wie ein schnatternder Ärzteschwarm heranrauschte. Auch der Sohn von Mr. N. hörte sie und schob das Bett ein wenig schneller, um Platz zu machen.

Während das Team lebhaft diskutierend an mir vorüberflatterte, stieß das Bett sacht gegen die Wand und kam zum Stehen. Im Moment des Auftreffens schossen die Arme von Mr. N. mit einem Mal in die Luft. Das Laken rutschte zur Seite, ein Arm flog gerade nach oben, der andere, schwächere, nur halb hoch, beide Hände geöffnet und die Finger gespreizt. Ein verzweifeltes Greifen von erschütternder Kraft.

Bestürztes Schweigen legte sich über den Flur, wir alle starrten auf die suchenden, greifenden Arme, gebannt von der unwirklichen Szene. Doch schon im nächsten Moment sanken die Arme wieder zurück aufs Bett, und Mr. N. war wieder ruhig.

Die Ärzte hatten den Schritt nur verlangsamt. Es vergingen einige Sekunden, bis sie ihr Geschnatter wieder aufnahmen, dann verschwanden sie um die Ecke des Flurs, ihr Summen jetzt gedämpft, die Neurologie der Reflexe nur ein leises Plätschern im Strudel ihrer Erinnerungen und Wünsche.

In der Demenz kehren frühkindliche Reflexe wieder, die von der Evolution für das Überleben von Primatenbabys choreografiert wurden: Im Moro-Reflex fliegen die Arme nach oben, wenn der Körper plötzlich fällt oder beschleunigt, womit sich die Jungen unserer auf Bäumen lebenden Vorfahren zu retten versuchten. Gleichzeitig wird im Suchreflex der Kopf durch eine leichte Berührung der Wange gedreht, um die Mutterbrust zu finden. Der Sturz aus der Höhe, der Verlust des Kontakts mit der Mutter – Urängste, die ein menschliches Neugeborenes nicht erlernen muss.

Diese Reflexe verlieren sich nach den ersten Lebensmonaten, doch mit Demenz oder Hirnschädigungen kehren sie zurück – nicht als Neuerfindungen am Lebensende, sondern als Wiederentdeckung von etwas, was nie verschwunden war, was Jahrzehnte lang ruhte und von höheren Funktionen wie Hemmung und kognitiver Kontrolle sowie den Fäden eines ganzen Lebens übersponnen wurde. Doch wenn der Stoff ausfranst und das Gewebe sich auflöst, findet das ursprüngliche Selbst seine Stimme wieder in einer herzzerreißenden Geste der Schutzsuche bei der längst verstorbenen Mutter.

All die Einzelheiten des Lebens, die lange so wichtig waren und Momente des Glücks und des Leids brachten, hatten sie mit ihren Fäden nur verdeckt. Doch am Ende kommen die tragenden Fäden, die immer da waren, wieder an die Oberfläche. Die feinen Fäden fallen ab, und einmal mehr wird sie zur ganzen Welt. Sie ist wieder greifbar, die Mutter, die ihr Baby ins Leben geholt, es bebend gehalten, gestillt und vor Regen und Sonne geschützt hat.

Wenn der Geist fadenscheinig wird, wenn sich gewaltige isolierte Stränge aufdröseln und ausfransen, wenn sich Erinnern und Denken auflösen, dann bleibt nur noch das, was von Geburt an da war – ein Säugling in dünnem grauem Tuch, wieder der Kälte ausgeliefert.

In der wirren Finsternis bleibt nur ein sanftes Wiegen. Und wenn sich plötzlich das Gleichgewicht verschiebt und der morsche Ast bricht, gleitet das Baby in die Nacht, losgelöst von der Welt, und reißt die Arme hoch, um sich verzweifelt festzuhalten.

Ein Zweig bricht, und das ist das Ende. Ein baumbewohnendes Baby, ein Griff nach der Mutter, ein Sturz durchs Nichts.

Epilog

Mein großes blaues Schlafzimmer, die Luft so still, kaum eine Wolke.
In Frieden und Ruhe. Ich hätte die ganze Zeit da oben bleiben können, bloß.
Es ist halt so, dass uns was im Stich lässt. Erst fühlen wir. Dann fallen wir.
Lass sie jetzt regnen, wenn sie mag. Sanft oder stark, wie sie mag.
So oder so, lass sie regnen, meine Zeit ist reif …
Also. Avelaval. Meine Blätter sind davongeflossen. Alle.
Nur eins hält noch. Ich werd's an mir tragen.

James Joyce, *Finnegans Wake*

Das Schiffchen schwingt weiter, vor und zurück am voranschreitenden Saum des Tuchs, es misst die Zeit wie ein Pendel und verwebt Augenblicke und Gefühle. Der Werft weist hinaus in den ungestalteten Raum, ein Rahmen, wenn auch keine Festlegung, für das Kommende.

Die stete Vorwärtsbewegung der Erfahrung klärt Muster und verbirgt Strukturfäden. Jedes Ergebnis ist eine Art Lösung.

Mein ältester Sohn, den ich die meiste Zeit allein erzogen habe und dessen kaputte Familie mir angesichts meiner Erfahrungen in der Klinik einiges Kopfzerbrechen bereitete, studiert inzwischen Informatik und Medizin, hat liebevolle Beziehungen und spielt Gitarre. Kreuzende Fäden können Muster knüpfen oder unterbrechen, ohne dass uns das Leben eine Erklärung gibt. Inzwischen habe ich vier jüngere Kinder mit einer Medizinerin, die an meiner Universität forscht und sich mit ebenjenem Tumor am Hirnstamm des schielenden Mädchens beschäftigt, der meine medizinische Laufbahn beinahe beendet hätte. Im Mittelpunkt jeder der Geschichten in diesem Buch steht ein verlorenes Kind – aber eines, das vielleicht noch gefunden werden kann.

Jede der hier beschriebenen Empfindungen, jedes Gefühl und jeder Gedanke, der mich bis hierhergeführt hat, scheint heute strukturierter als damals und enger mit dem Rest verwoben. Doch wird das ursprüngliche Gefühl durch diese späteren Verknüpfungen genauer definiert oder verschleiert? In gewisser Hinsicht spielt das keine Rolle – so wenig, wie sich verborgene Fäden erkennen lassen, ohne das Gewebe zu zerstören, so wenig lassen sich frühere Gefühle bergen und erleben, ohne Verbindungen und Erinnerungen zu durchtrennen und sich darüber selbst zu verlieren.

Die wissenschaftliche Entwicklung wird für die hier geschilderten Geschichten weitergehende, noch strukturiertere Erklärungen liefern. Mit jeder neuen Entdeckung werden die Beschreibungen unserer eigenen evolutionären Entwicklung immer komplexer, und selbst das Aussterben der Neandertaler gewinnt mit den Fortschritten der Paläogenetik an Tiefe. Natürlich leben sie in uns weiter und sind damit nicht endgültig ausgestorben, doch es wird auch noch eine tiefere Wahrheit erkennbar. Heute wissen wir, dass die letzten Neandertaler bereits zum Teil moderne Menschen waren, weil die Vermischung in beide Richtungen ging und die letzten Neandertaler auch die letzten Überlebenden einer Welle moderner Menschen gewesen sein könnten, die Afrika als Erste verlassen haben. Ihr Aussterben ist wahrhaft menschlich und unser eigenes.

Die meisten der hier beschriebenen medizinischen Erkenntnisse werden im Lauf der Zeit als Elemente eines sehr viel größeren Bildes erkennbar werden – zumindest die Erfolgsgeschichten. Andere werden vergessen oder sich als so fehlerhaft oder brüchig herausstellen, dass sie geflickt oder ersetzt werden müssen. Doch ebendieser Prozess von Erkenntnis und Korrektur ist unserem Verständnis nach gleichbedeutend mit wissenschaftlichem Fortschritt. Lücken und Fehler erhellen und enthüllen, so wie die Krankheiten selbst.

Die vergangenen Jahre haben Einblicke in das Tor selbst gebracht. Im Einklang mit meinem einstigen Wunsch, die Geheimnisse des gesamten Gehirns zu ergründen und dabei in unserer wissenschaftlichen Methode fest auf der Zellebene verankert zu bleiben, forschen wir heute noch tiefer, auf der Ebene der Moleküle und Atome, und untersuchen, wie das lichtempfindliche Protein Kanalrhodopsin tatsächlich funktioniert. Wir haben herausgefunden, wie ein Molekül Licht erkennen und in Elektrizität umwandeln kann, die durch eine Pore dieses Moleküls fließt. Diese Experimente arbeiten mit starker Röntgenstrahlung, der gleichen Methode wie die Kristallografie, welche die Entdeckung der Doppelhelixstruktur der DNA ermöglichte.

Dem gingen einige Kontroversen voraus: Prominente Wissenschaftler hatten behauptet, das Kanalrhodopsinmolekül verfüge über keine lichtempfindliche Pore. Doch dank der Kristallografie konnten wir diese Pore nicht nur sehen und ihre Existenz beweisen, sondern mit diesem Wissen die Pore auch umgestalten und damit unsere Erkenntnis gleich mehrfach unter Beweis stellen. So konnten wir unter anderem die innere Lage der Pore mit Atomen auskleiden, um Kanalrhodopsine zu schaffen, die negativ statt positiv geladene Ionen leiten, womit diese Moleküle auf rotes statt auf blaues Licht reagierten, oder wir konnten Einfluss auf die Geschwindigkeit nehmen, mit der sich Licht in Elektrizität verwandelt, und damit die Ströme um ein Vielfaches bremsen oder beschleunigen. Diese neuen Kanalrhodopsine haben seither in einer Vielzahl von Anwendungen ihre Nützlichkeit für die Neurowissenschaften bewiesen, wodurch die Entschlüsselung dieses geheimnisvollen Lichtleiters und einer erstaunlichen Pflanze der Wissenschaft die Tür zu neuen Erkundungen der Natur und uns selbst geöffnet hat.

Neben der Forschungsarbeit in meinem Labor in Stanford behandle ich bis heute Patienten in einer ambulanten Klinik, die sich auf Depression und Autismus spezialisiert hat, und leiste eine gewisse Zeit im Jahr Dienst in der klinischen Psychiatrie. Außerdem bilde ich eine neue Generation von Psychiatern aus, lehre und lerne auf unserem gemeinsamen Weg durch ein Gebiet, das mich noch genauso fasziniert wie bei meiner ersten Begegnung mit dem Patienten mit der schizoaffektiven Störung. Viele Patienten können wir heilen, bei anderen können wir lediglich Symptome behandeln – wie viele andere Bereiche der Medizin, die ebenfalls Erkrankungen behandeln können, die sie nicht verstehen, weil ihre Patienten andernfalls sterben. Wie die ehrbaren Heilerinnen von einst heilen wir mit wirksamen Kräutern – mit Fingerhut und Traubenkraut.

Während sich unsere Erkenntnisse über psychiatrische Krankheiten Hand in Hand mit unserer Erforschung der Rolle von neuronalen Schaltkreisen bei konkreten Verhaltensweisen weiterentwickeln, sollten wir uns einigen unangenehmen Fragen stellen, auf die wir womöglich nicht vorbereitet sind. Wir müssen philosophisch und moralisch eine Nasenlänge voraus bleiben und nicht erst versuchen aufzuholen, wenn es zu spät ist. Eine ungewisse Welt erwartet von der Psychiatrie schon heute schwierige Antworten auf Fragen zu unserer Gesundheit, nicht nur zu unseren Krankheiten. Dieser Druck hat gewichtige Gründe: Es geht darum, den teils erfreulichen, teils beunruhigenden Widersprüchen des Menschen ins Auge zu sehen und sich mit ihnen auseinanderzusetzen.

In diesem Nachwort werfen wir daher einen kurzen Blick in die Zukunft, auf drei finstere Waldwege, die von den hier geschilderten Geschichten nur schwach ausgeleuchtet werden und die sämtlich genauer erkundet werden wollen: auf unseren wissenschaftlichen Fortschritt, unsere Auseinandersetzung mit Gewalt und auf das Verständnis unseres eigenen Bewusstseins.

Wissenschaftliche Durchbrüche lassen sich schwer vorhersehen oder steuern und stehen damit in einem sonderbaren Gegensatz zur wissenschaftlichen Arbeit selbst, die sich vor allem durch kontrolliertes und geordnetes Denken auszeichnet. Geordnetes Denken stellt sich dem menschlichen Geist sogar als etwas Naturgegebenes dar, und die Kontrolle komplexer Gedanken erscheint uns so selbstverständlich wie der stete Fluss der Zeit. Doch sosehr wir uns Ordnung wünschen, Wissenschaft ist nicht vollständig planbar. Das ist eine wichtige Lektion aus den allermeisten solcher Durchbrüche, einschließlich dem der Optogenetik: Sie zeigen, dass wir die Grundlagenforschung fördern müssen, auch wenn diese nicht planbar ist. Als vor 150 Jahren die Erforschung lichtempfindlicher Mikroben begann, war nicht abzusehen, welche Bedeutung diese für die Neurowissenschaften haben würde. Viele wissenschaftliche Gebiete wurden durch ähnlich unerwartete Entwicklungen auf den Weg gebracht.

Die Optogenetik hat also nicht nur neue Erkenntnisse über das Gehirn möglich gemacht, sondern sie sagt auch viel darüber aus, wie wissenschaftliches Arbeiten funktioniert. Daran müssen wir uns auf unserem gemeinsamen Weg in die Zukunft erinnern: Wissenschaftliche Erkenntnis entsteht aus Entdeckung und Austausch. Und vielleicht auch ein wenig aus ungeordnetem Denken.

Ich erinnere mich an einen Patienten mit Leberzirrhose, der ohne Aussicht auf eine Transplantation in meine Behandlung kam und nun in die Endphase der Krankheit eintrat. Er ertrank auf dem Trockenen in einer Flüssigkeit, die er selbst erzeugte. Sein Unterleib war stark angeschwollen durch Aszites – jener typischen Ansammlung von gelblich-brauner Flüssigkeit bei Leberversagen, zehn Liter oder mehr, die seinen Bauchraum aufblähten und von unten Druck auf Zwerchfell und Lunge ausübten. Er war erst 48 Jahre alt, das Atmen fiel ihm schwer, keuchend lag er vor mir im Bett.

Ich nehme ein krudes Werkzeug zur Hand, einen sogenannten

Trokar. Er liegt mir schwer in der Hand und erinnert an ein mittelalterliches Instrument, ist aber das Einzige, was wir haben. Im grellen Licht der Operationslampe wirkt der Trokar stumpf wie Zinn, ein grober Zylinder, um eine Drainage in die Bauchdecke zu legen. Mit seiner Hilfe kann ich fünf oder sechs Liter Flüssigkeit auf einmal entnehmen, was dem Patienten für zwei oder drei Tage Platz und damit Luft verschafft, bis sich der Bauchraum erneut gefüllt hat. Ich kann die Krankheit nicht heilen, aber ich kann etwas unternehmen, bis wir mehr wissen.

Unser Trokar ist vorläufig die Wahrheit. Eine Wahrheit, zu der wir durch offenen Gedankenaustausch und kreative Entdeckung gelangen.

Genau wie Literatur und Gesang ist die Wissenschaft eine freie Form der menschlichen Kommunikation. Sie unterscheidet sich jedoch insofern, als sie zunächst auf jene kleine Gruppe von Menschen beschränkt scheint, die über die Ausbildung verfügt, um sie zu verstehen. Doch wie die Performance-Künstlerin Joan Jonas 2018 über ihre Kunst sagte, ist Wissenschaft »ein Gespräch vor Publikum mit der Vergangenheit und mit der Zukunft«. Wissenschaftler sind keine Eremiten, die ihre Daten ins Nichts schreien, und sie sind keine Maschinen, die Speicherplatten mit Bits füllen. Wir suchen die Wahrheit, und wir wollen sie so vermitteln, dass sie etwas bewegt. Unsere Arbeit erhält ihre Bedeutung von den Menschen, an die wir uns richten, in dem Bewusstsein, dass unsere Gespräche keine Einbahnstraße sind.

Auch eine revolutionäre Entdeckung will vermittelt werden, und dabei kommt es auf die Zuhörer genauso an wie auf den sich stets verändernden Kontext – den dynamischen Rahmen des Orts und des historischen Moments. In offenen, urteilsfreien Räumen sind wir wie Patienten in einer Gesprächstherapie, die ihre Einsichten nur im freien Austausch ohne Furcht vor Konsequenzen gewinnen können. Andernfalls fliehen sie in unreife Abwehr und errichten Mauern, die das Verständnis verhindern und Gefühle abtrennen. Das geschieht jedoch nur, wenn wir nicht die Bedingungen für ein aufrichtiges und offenes Gespräch herstellen, das die gesamte menschliche Familie einbezieht. Wir müssen sein, was wir sein könnten, um zu erkennen, wer wir sind.

Dicht unter der Oberfläche gibt es etwas, was wir sein können, nämlich gewalttätig gegen andere. Viele, allzu viele Wege führen zu Gewalt, und dabei spielt sicher auch die Komplexität unserer Gesellschaft eine Rolle (das wäre allerdings Thema eines anderen Buchs). Doch wenn Menschen ohne erkennbaren Grund Gewalt ausüben, dann ist die Psychiatrie (und damit die Neurowissenschaft) vielleicht mehr gefragt als jede andere menschliche Disziplin. Die Psychiatrie behandelt dies als dissoziale Persönlichkeitsstörung, in der breiteren Öffentlichkeit spricht man von »Soziopathie«. Warum gibt es diese Störung? Was kann man gegen sie tun? Fragen wie diese werden immer dringlicher, doch wir haben noch immer keine Antwort.

Welcher Anteil der Menschheit ist in der Lage, anderen ohne Rücksicht auf menschliche Gefühle Leid zuzufügen oder sie gar zu töten? Die Schätzungen unterscheiden sich erheblich und schwanken zwischen ein und sieben Prozent, was wahrscheinlich vom Schweregrad abhängt. Und von der Gelegenheit – vielleicht dem Einzigen, was aktive Fälle von latenten unterscheidet.

Ein Merkmal der dissozialen Persönlichkeitsstörung ist ein »langfristiges Muster der Gleichgültigkeit gegenüber anderen oder der Verletzung ihrer Rechte«, was auf Kinder, die Tiere quälen, genauso zutrifft wie auf Erwachsene, die keine Rücksicht auf die körperliche und seelische Unversehrtheit anderer nehmen. Beides lässt sich oft verbergen, doch im psychiatrischen Gespräch tritt es mit erstaunlicher Mühelosigkeit zutage, und erfahrene Psychiater kommen sehr schnell zu einer vorläufigen Diagnose.

Was fangen wir mit diesen ein bis sieben Prozent an – mit dieser hohen Zahl und dieser enormen Bandbreite? Ist der Mensch im Grunde seines Herzens gut, oder ist er ein Ursünder? Wie dem auch sei, es gibt gute Gründe, die Gesellschaft so einzurichten, dass niemand unbegrenzt Vertrauen und Macht genießt und es auf persönlicher, institutioneller und staatlicher Ebene Kontrollen gibt. Doch selbst dieser verhältnismäßig geringe Anteil bedeutet, dass die Störung tief in die Bevölkerung eingebrannt ist. Das ist eine schwere Bürde für die gesamte Menschheit und erklärt einen Gutteil der menschlichen Geschichte, aber auch der Gegenwart, in der unser Handeln immer globalere und dauerhaftere Folgen hat. Trotzdem sind wir optimistisch, denn wie sonst sollte man sich die Zukunft der Menschheit vorstellen?

Die Astrophysik stellt eine ähnliche Frage zur Zukunft des Jahrmilliarden alten Kosmos mit seinen zahllosen Planeten: Wenn die technische Revolution einer Spezies unserer Erfahrung nach nur wenige Jahrhunderte in Anspruch nimmt, warum ist es dann so still da draußen? Eine einfache Erklärung wäre, dass auf die Technisierung rasch die Auslöschung folgt. Kontrolle durch Institutionen reicht nicht aus: Die Triebe, die dem Überleben dienen, führen schließlich auch in die Selbstzerstörung. Die Evolution bringt Intelligenz hervor, die ungeeignet ist für die Welt, welche diese Intelligenz ihrerseits schafft.

Könnten wir uns durch ein besseres Verständnis unserer Biologie selbst retten? Wir wissen wenig über die Biologie der dissozialen Persönlichkeit. Untersuchungen an Zwillingen haben gezeigt, dass sie bis zu 50 Prozent erblich ist, und es gibt Hinweise auf ein reduziertes Zellvolumen im präfrontalen Kortex, der für Hemmung und Sozialverhalten verantwortlich ist. Konkrete Gene wurden mit Soziopathie oder Aggression in

Verbindung gebracht, darunter diejenigen, die Proteine zur Herstellung von Botenstoffen wie Serotonin in den Synapsen kodieren. Außerdem wurden Änderungen in den Aktivitätsmustern des Gehirns beobachtet, zum Beispiel Veränderungen in der Koordination zwischen präfrontalem Kortex und Belohnungsregionen wie dem Nucleus accumbens. Doch wir verfügen weder über ein tieferes Verständnis, noch wissen wir, was wir dagegen unternehmen können. Die Forschung dazu ist voller Kontroversen; sie kann sich nicht einmal darauf einigen, ob das Hauptsymptom der Störung die impulsive Gewalt ist oder ihr Gegenteil, die berechnende und manipulative Gewalt. Je nach Antwort auf diese Frage wären gegensätzliche Diagnosen und Behandlungen angezeigt.

Bei der Erforschung von Hirnregionen, die mit Gewalt gegen Artgenossen zusammenhängen, macht die Neurowissenschaft dennoch erste Fortschritte. Die Ergebnisse sind allerdings so beunruhigend wie die Experimente selbst. So untersuchten Wissenschaftler, was passiert, wenn sie bei Nagetieren eine schmale Hirnregion stimulieren, die mit der Regulierung der Aggression in Verbindung gebracht wird, den ventrolateralen Abschnitt des ventromedialen Hypothalamus, kurz VMHvl. Trotz zahlreicher Versuche, diese Region mit Elektroden anzuregen, waren die Forscher lange Zeit nicht in der Lage, aggressive Reaktionen zu beobachten, was vermutlich damit zusammenhängt, dass VMHvl eine kleine Region und dicht von anderen Strukturen umschlossen ist, die stattdessen Abwehrreaktionen wie Flucht oder Starre auslösen; diese könnten bei dem Experiment mit angeregt worden sein, weshalb die Reaktionen unklar ausfielen. Als es Forschern jedoch mithilfe des präziseren optogenetischen Verfahrens gelang, ausschließlich die VMHvl-Zellen anzuregen, war die Folge eine rauschhafte Attacke gegen eine andere Maus im Käfig (ein kleineres, nicht bedrohliches Exemplar derselben Spezies, das die optogenetisch gesteuerte Maus völlig in Ruhe gelassen hatte, bis der Laserimpuls erfolgte).

Die Tatsache, dass sich die Gewaltäußerung eines Tiers so plötzlich und stark verändern lässt, verweist auf tief reichende Fragen der Moralphilosophie. Wenn ich in Einführungsseminaren Videos der Gewaltausbrüche von optogenetisch gesteuerten Mäusen zeige, staune ich jedes Mal wieder über die Reaktionen der Studierenden. Im Anschluss benötigen die Teilnehmer oft eine Diskussionsrunde, fast schon eine Gruppentherapie, um das Gesehene zu verarbeiten und in ihr Weltbild zu integrieren.

Was bedeutet es für uns, dass sich gewalttätige Aggression ganz einfach über die Stimulation einiger weniger tief im Gehirn verborgener Zellen erzeugen lässt? Als Professor kann ich erklären, dass dieser Effekt nicht gänzlich neu ist und Aggression schon zuvor über Jahrzehnte mithilfe genetischer, pharmazeutischer, chirurgischer und elektrischer Mittel moduliert und gesteuert wurde. Doch das hilft den Studierenden in diesem Moment nicht weiter. Diese früheren Eingriffe waren nie so spezifisch und immer von Nebenwirkungen begleitet. Je präziser die optogenetischen Eingriffe dagegen werden, desto problematischer werden im Kontext einer anscheinend fehlenden Selbstbegrenzung ihre Implikationen und werfen anscheinend umso stärker gewisse Rätsel auf.

Worin genau bestehen diese Rätsel? Die Optogenetik ist zu komplex, um eine Waffe zu sein. Es geht vielmehr darum, was uns diese Tiere über uns selbst zu verraten scheinen: Die Macht, Schnelligkeit und Bestimmtheit, mit der die gewalttätige Aggression eintritt, lassen die Frage sinnlos erscheinen, was man gegen die Gewalt in unserer Zivilisation tun kann. Oder anders gesagt scheinen diese Hirnschaltkreise stärker zu sein als sämtliche gesellschaftlichen Strukturen zu ihrer Beherrschung. Was kann man tun? Wo soll da die Hoffnung sein? Was sind wir, wenn ein elektrischer Impuls in einigen wenigen Zellen ausreicht, um uns zu mörderischen Gewalttätern zu machen? Andererseits lässt sich Gewalt auch durch ein paar Impulse unterdrücken, es gibt also eine Perspektive: Mithilfe der Optogenetik und ähnlicher Verfahren lassen sich auch Zellen und Schaltkreise erforschen, die Aggression hemmen. Auch wenn dies keinen unmittelbaren praktischen oder therapeutischen Nutzen hat, ermöglichen uns die neurowissenschaftlichen Erkenntnisse, die erbitterten gesellschaftlichen Debatten der Vergangenheit hinter zu uns lassen und anzufangen, aus dem Zusammenspiel von Genen und Gesellschaft konkrete Zusammenhänge von Ursache und Wirkung zu erforschen. Wir verstehen die Ursachen von Verhaltensweisen inzwischen gut genug, um zu wissen, dass komplexe Verhaltensweisen wie gewalttätige Aggression mit klar definierten Hirnregionen in Zusammenhang stehen – Verbindungen, die durch individuelle Gehirnentwicklung und Lebenserfahrung geformt werden.

Da wir weder unsere Gehirnentwicklung noch unsere Erfahrungen beeinflussen können, bleibt die Frage nach der persönlichen Verantwortung für unser Handeln ein interessantes und strittiges Thema. Eine moderne, durch die in diesem Buch beschriebenen neurowissenschaftlichen Arbeiten unterfütterte Sicht könnte zu dem Schluss kommen, dass wir für bestimmte Handlungen (etwa Schreckreaktionen) nicht haftbar gemacht werden können, weil zu keinem Zeitpunkt die Schaltkreise des Selbst konsultiert wurden. Bei anderen Handlungen schalten sich dagegen Prioritäten und Erinnerungen ein, also Schaltkreise wie der retrospleniale und der präfrontale Kortex, die unseren Pfad durch die Welt definieren. Da eine solche Beschreibung kausaler und messbarer Zusammenhänge ohne die Verwendung von schwer definierbaren Begriffen wie »Bewusstsein« oder »Willensfreiheit« auskommt, kann die moderne Neurowissenschaft tatsächlich einen Beitrag zur Beantwortung dieser schwierigen Fragen leisten, die bislang der Philosophie vorbehalten war.

Es gibt vermutlich nicht den einen Ort im Gehirn, der die freie Entscheidung unserer Handlungen erklärt. Vielmehr entdecken wir bei der Erforschung der Aktivität von Zellen und ihren Verbindungen bei bestimmten Tätigkeiten zunehmend dezentralere Schaltkreise der Entscheidungsfindung und Pfadselektion. 2020 brachte die Beobachtung von Zellaktivitäten in den Gehirnen von Mäusen und Menschen neue Erkenntnisse über die Konstruktion des Selbst auf der Ebene von Schaltkreisen. Dazu wurde der faszinierende Prozess der Dissoziation untersucht, bei dem die Selbstwahrnehmung von der Körperempfindung abgespalten wird und die Betroffenen sich dem eigenen Körper entfremdet fühlen. Das Selbst ist sich Empfindungen zwar bewusst, jedoch von ihnen abgekoppelt, das heißt, es fühlt sich nicht mehr als Besitzer des Körpers und nicht mehr verantwortlich für ihn. Mithilfe der Optogenetik und anderer Verfahren wurden Aktivitätsmuster im retrosplenialen Kortex und in einigen seiner verstreuten Verbindungen gefunden, die offenbar entscheidend für die Regulierung des Selbst und seiner Erfahrungen sind (was zu den im Kapitel über Essstörungen beschriebenen Überlegungen passt). Man könnte also die Vorstellung akzeptieren, dass jede Handlung und sogar unser Selbst dezentralen Ursprungs sind, ohne den Gedanken aufgeben zu müssen, dass es so etwas wie einen realen und biologischen Akteur namens Selbst gibt, der sich mit wissenschaftlichen Mitteln untersuchen lässt.

Wenn wir diese Komplexität bei den Hörnern packen, können wir Menschen mit dissozialen Störungen irgendwann verstehen, behandeln und ihnen auch mit Mitgefühl begegnen. Diese Menschen haben genauso viel Willensfreiheit und persönliche Verantwortung wie jeder andere, doch wenn sie oft grausam zu sich selbst – zu ihrem Selbst – sind, dann vielleicht aufgrund einer biologisch fassbaren Form der Ablösung oder Dissoziation von ihren eigenen Gefühlen und denen anderer. Für mich als Arzt hilft mir ein Verständnis dieses letzten Aspekts mehr als jeder andere, mich um diese Mitmenschen zu kümmern und ihnen zu helfen, trotz allem.

Angesichts unserer immer präziseren Erforschung von Zellen und Verbindungen beziehungsweise ihrer Aktivität bei bestimmten Verhaltensweisen werden wir in Zukunft nicht nur unsere eigene komplizierte und gefahrenträchtige Bauweise besser verstehen und behandeln können, sondern uns auch – neben der alten großen Frage: Warum sind wir hier? – einem der größten Geheimnisse des Universums annähern: Warum haben wir ein Bewusstsein?

Mithilfe der optogenetischen Technik lässt sich das Verhalten von Säugetieren auf eine ganz neue Weise steuern. Seit 2019 lassen sich nicht nur Zelltypen kontrollieren – das zentrale Arbeitsfeld der Optogenetik in ihren ersten fünfzehn Jahren –, sondern auch Gruppen von Einzelzellen und konkrete Neuronen. Heute sind wir in der Lage, aus Millionen von Zellen einige Dutzende oder Hunderte je nach Position, Typ oder Aktivität auszuwählen und optogenetisch zu steuern.

Das verdanken wir neuartigen Mikroskopen, darunter holografischen Geräten mit Flüssigkristallen. Als Schnittstelle zwischen Licht und Gehirn stellen diese Hologramme einen gewaltigen Sprung gegenüber den Glasfasern dar: Sie erlauben die komplexe Gestaltung der Lichtverteilung im dreidimensionalen Raum zur präzisen Steuerung von einzelnen opsinerzeugenden Neuronen etwa einer Maus.

So konnten wir in einem Experiment die Tiere dazu bringen, sich in völliger Dunkelheit so zu verhalten, als sähen sie Gegenstände, die wir in ihr Gehirn projizierten. Zum Beispiel können wir Zellen auswählen, die normalerweise auf vertikale (nicht horizontale) Streifen im Sichtfeld ansprechen, und diese Zellen dann ohne visuellen Reiz, sondern nur mithilfe eines Hologramms optogenetisch anregen. Tatsächlich verhält sich die Maus so, als würde sie diese Streifen sehen, und bei der Beobachtung der Aktivität Tausender einzelner Hirnzellen der primären Sehrinde (in der die Informationen aus der Netzhaut als Erstes eintreffen) erkennen wir, dass der Rest dieses hochkomplexen Schaltkreises mit seinen unzähligen Zellen genauso arbeitet wie bei der Wahrnehmung realer vertikaler Streifen.

Nun befinden wir uns in einer erstaunlichen Position: Wir können Gruppen von Zellen auswählen, die während einer Erfahrung auf natürliche Weise aktiv werden, und durch die optogenetische Ansteuerung einzelner Zellen ohne jedes reale Erleben Aktivitätsmuster einspeisen; daraufhin verhält sich das Tier (und sein Gehirn) so, als nähme es den echten Reiz wahr. Sein Verhalten zeigt keine Abweichung, ob der Sinnesreiz nun auf natürliche oder optogenetische Weise zustande kommt. Soweit wir wissen (und wir werden nie wissen, was ein anderes Tier, menschlich oder nicht, subjektiv erlebt), speisen wir etwas ein, was einer konkreten, durch natürliches Verhalten und natürliche innere Darstellung definierten Empfindung gleichkommt.

Wir wollten herausfinden, wie viele Zellen ausreichen, um ein Wahrnehmungsobjekt zu simulieren – oft reichte schon eine Handvoll, zwischen zwei und zwanzig. Es waren so wenige Zellen beteiligt, dass sich eine neue Frage aufdrängte: Warum werden Säugetiere nicht immer wieder abgelenkt durch zufällig synchrone Ereignisse in einigen wenigen Zellen mit einer ähnlichen natürlichen Ansprechbarkeit? Sprich: Warum glaubt das Gehirn nicht irrtümlich, dass ein nicht vorhandenes Objekt, auf dessen Wahrnehmung bestimmte Zellen ausgerichtet sind, tatsächlich vorhanden ist? Bei einigen Menschen ist das ja der Fall, etwa beim sogenannten Charles-Bonnet-Syndrom, bei dem erblindende Erwachsene komplexe visuelle Halluzinationen wahrnehmen können. Das visuelle System verhält sich, als sei es ihm zu still und als wolle es etwas unternehmen, um aus dem Rauschen irgendetwas zu erschaffen. In meiner klinischen Praxis hatte ich einen Patienten mit diesem Syndrom, einen freundlichen älteren Veteranen, der vollständig erblindet war und umfassende Halluzinationen hatte, oftmals von friedlich in der Nähe grasenden Schafen und Ziegen. Diese Visionen ließen sich mit einem Antiepileptikum namens Valproinsäure abschwächen, doch schließlich entließen wir ihn ohne Rezept, weil er die Bilder lieb gewonnen hatte, die ihm seine unter Entzug leidende Sehrinde vorspiegelte.

Spontane unerwünschte Ausstöße, die durch ein Irrlichtern von Zellen jeder beliebigen Hirnregion hervorgebracht werden, könnten die Ursache vieler psychiatrischer Störungen sein, von akustischen Halluzinationen bei Schizophrenie über unerwünschte Ticks und Gedanken beim Tourette-Syndrom bis zu unkontrollierbaren Wahrnehmungen bei Ess- und Angststörungen. Das Säugetiergehirn befindet sich gefährlich nah an einem Punkt, an dem es Rauschen als Signal missverstehen kann – eine wichtige Erkenntnis nicht nur in der neurologischen Erforschung der Varianz von Säugetierverhalten, sondern auch in der klinischen Psychiatrie.

Jenseits der Wissenschaft und Medizin lassen sich mithilfe der Optogenetik philosophische Rätsel wie das subjektive Bewusstsein besser fassen. Dem philosophischen Gedankenexperiment (wie es die Physiker Ernst Mach und Albert Einstein in einer bis zu Galileo zurückreichenden Tradition genannt hätten) wird so neues Leben eingehaucht; in der modernen Fassung könnte es folgendermaßen aussehen:

Stellen wir uns vor, wir könnten mithilfe des optogenetischen Verfahrens jede Hirnzelle eines zu subjektiver Empfindung fähigen Säugetiers ansteuern und über längere Zeit hinweg ein bestimmtes Aktivitätsmuster erzeugen, zum Beispiel eines angenehmen, immens befriedigenden inneren Gefühls. Und stellen wir uns vor, dieses Muster entspräche exakt dem, das wir zuvor aufgezeichnet haben, als dieses Tier eine reale befriedigende Erfahrung hatte. Das führt zu der scheinbar trivialen Frage: Wären die jeweiligen subjektiven Empfindungen des Tiers quasi identisch? Wir wissen bereits, dass eine Maus und ihre Sehrinde sich so verhalten, als hätten sie einen realen visuellen Reiz empfangen und verarbeitet – aber hätte das Tier dabei auch das gleiche innere Bewusstsein? Hätte die Erfahrung über die Information selbst hinaus dieselbe Qualität wie bei einem natürlichen Reiz?

Wir müssen unterstreichen, dass es sich hier um ein Gedankenexperiment handelt – wir haben keinen Zugang zum subjektiven Erleben eines anderen Lebewesens, auch nicht eines anderen Menschen, und sind auch nicht entfernt in der Lage zu einer solchen absoluten Steuerung des Gehirns. Doch wie Einsteins Gedankenexperiment provoziert auch dieses eine Krise unserer Vorstellungen, und die Auseinandersetzung mit dieser könnte hochgradig aufschlussreich sein.

Das Problem ist, dass sich diese Frage anscheinend grundsätzlich nicht mit Ja oder Nein beantworten lässt. Wäre die Antwort Nein, bedeutete das, dass subjektive Empfindung mehr ist als das Aktivitätsmuster von Hirnzellen – und da es sich um ein Gedankenexperiment handelt, dürfen wir auch die Muster sämtlicher Aktivitäten der Zellen steuern, also auch der Neuromodulatoren, der biochemischen Reaktionen und so weiter, die sich natürlicherweise aus der neuronalen Aktivität ergeben. Lautete die Antwort also Nein, hätten wir keinen Erklärungsansatz dafür. Was könnten die Hirnzellen noch tun außer dem, was sie tun?

Doch die Antwort Ja wirft nicht weniger beunruhigende Fragen auf. Wenn die Zellen von außen gesteuert werden und eine subjektive Wahrnehmung erzeugen, dann gibt es keinen Grund, weshalb sich diese Zellen alle im Schädel des Tiers befinden müssten. Sie könnten über die gesamte Welt verstreut sein und beliebig lange in demselben Timing und Muster angesteuert werden, und das Tier würde sie trotzdem irgendwie und irgendwo wahrnehmen – auch wenn es das Tier als eigenständiges körperliches Wesen so gar nicht mehr gibt. In einem natürlichen Gehirn befinden sich die Hirnzellen dicht nebeneinander, sie sind untereinander vernetzt und beeinflussen einander. Doch in diesem Gedankenexperiment müssen die Hirnzellen einander nicht mehr beeinflussen, denn der künstliche Reiz erzeugt exakt die gleiche Wirkung.

Auch diese Antwort würden wir intuitiv als falsch zurückweisen, auch wenn wir nicht sagen können, warum – sie ist einfach absurd. Wie und warum sollten über den gesamten Planeten verteilte Hirnzellen das subjektive Gefühl einer Maus oder eines Menschen hervorbringen können? Die Frage ist nur deshalb interessant, weil es um ein inneres Gefühl geht. Würden wir stattdessen einen Gummiball in Milliarden zellartige Teile zerschneiden und diese über den gesamten Planeten verteilen, um sie dann einzeln anzusteuern und dazu zu bringen, zu agieren wie beim Hüpfen des Balls, dann würden wir keine philosophische Debatte darüber führen, ob sich dieses neue System so fühlt, als würde es hüpfen. Die Antwort wäre vermutlich: nicht mehr und nicht weniger als der ursprüngliche Ball.

Die philosophische Frage bleibt also unbeantwortet, auch wenn sie sich mithilfe der Optogenetik schärfer und klarer formulieren lässt. Daneben hält unser Gehirn noch weitere solcher Rätsel bereit, etwa die Frage nach dem Wesen unserer subjektiven inneren Zustände, die sich innerhalb des gegenwärtigen wissenschaftlichen Bezugsrahmens nicht beantworten lassen – tiefgehende und unbeantwortete Fragen, die sich heute jedoch vielleicht klarer stellen lassen.

Diese subjektiven Zustände, ob man sie Qualia oder Gefühle nennt, sind keine abstrakten akademischen Vorstellungen. Es sind genau jene inneren Zustände, um die es in diesem Buch ging und die mich vor Jahren in die Psychiatrie geführt haben. Jeder von ihnen ist untrennbar verbunden mit seinem Faden durch die Zeit, über Sekunden und durch Generationen. Diese subjektiven Erfahrungen sind der Werft unserer gemeinsamen Identität, sie beschreiben den Weg, den wir als Menschheit gemeinsam zurückgelegt haben, und von ihnen erzählen wir uns, ob in Büchern oder am Lagerfeuer.

DANK

Ich stehe in der Schuld so vieler Menschen, die zu dieser Arbeit beigetragen und mir in schwierigen Zeiten Motivation und Kraft geschenkt haben. Mein herzlicher Dank gilt Patricia Churchland, Louise Deisseroth, Scott Delp, Lief Fenno, Lindsay Halladay, Alizeh Iqbal, Karina Keus, Tina Kim, Anatol Kreitzer, Chris Kroeger, Rob Malenka, Michelle Monje, Laura Roberts, Neil Shubin, Vikaas Sohal, Kay Tye, Xiao Wang und Moriel Zelikowsky für ihre Anmerkungen und Kommentare sowie meinem scharfsinnigen und unermüdlichen Agenten Jeff Silberman und meinem aufmerksamen Lektor und Verleger Andy Ward, der mehr auf diese Geschichten vertraut hat als ich.

Vor allem danke ich allen Menschen, die diesen Weg gemeinsam mit mir gegangen sind und ihre Geschichten für gewisse Zeit mit den meinen verwoben haben.

WEITERFÜHRENDE LITERATUR

Auf den folgenden Seiten finden Sie Hinweise auf frei verfügbare wissenschaftliche Hintergrundartikel zu den jeweiligen Themen. Sie können den Link in die Adresszeile Ihres Internetbrowsers eingeben beziehungsweise im Falle der bei PMC (PubMedCentral) verfügbaren Artikel die Seite https:// www.ncbi.nlm.nih.gov/pmc/articles aufrufen und die Artikelnummer in die Suchzeile eingeben (für PMC4790845 geben Sie 4790845 ein), um die Artikel online zu lesen oder als kostenlose pdf-Datei herunterzuladen.

Vorwort

Reale Erinnerungsspeicherung benötigt weder Anleitung noch Steuerung:
https://de.wikipedia.org/wiki/Hopfield-Netz; https://de.wikipedia.org/wiki/Backpropagation.

Konkret borgen wir uns in der Optogenetik Gene von verschiedenen Mikroben:
https://www.ncbi.nlm.nih.gov/pmc/articles/PMC4790845.

Mithilfe chemischer Tricks werden lichtdurchlässige Hydrogele geschaffen:
https://www.ncbi.nlm.nih.gov/pmc/articles/PMC5846712.

Die entscheidenden Teile bleiben dabei im Gewebe an Ort und Stelle:
https://www.ncbi.nlm.nih.gov/pmc/articles/PMC6359929.

Nationale und globale Initiativen zum Verständnis von Hirnschaltungen:
https://brain.initiative.nih.gov/sites/default/files/pdfs/
brain2025_508c.pdf; https://brain.initiative.nih.gov/strategic-
planning/acd-working-group/brain-research-through-advancing-
innovative-neurotechnologies.

*Tausende Erkenntnisse darüber gewonnen, wie Neuronen bestimmte Hirn-
funktionen und Verhaltensweisen hervorbringen:*
https://www.ncbi.nlm.nih.gov/pmc/articles/PMC4069282;
https://www.ncbi.nlm.nih.gov/pmc/articles/PMC4790845.

*bestimmte durch Herkunft und Verlauf definierte Verbindungen präzise
ansteuern und beeinflussen ließen:*
https://www.ncbi.nlm.nih.gov/pmc/articles/PMC4780260;
https://www.ncbi.nlm.nih.gov/pmc/articles/PMC5729206.

Kapitel 1

*Die einst die geheimnisvolle Fähigkeit entwickelten, aus Sauerstoff Energie zu
gewinnen, als sie vor zwei Milliarden Jahren in unsere einzelligen Vorfahren
eindrangen und sich dort einnisteten:*
https://www.ncbi.nlm.nih.gov/pmc/articles/PMC5426843.

*In den vergangenen fünfzehn Jahren hat ein weiteres Mal die DNA von Mikroben
Eingang in tierische Zellen gefunden:*
https://www.ncbi.nlm.nih.gov/pmc/articles/PMC5723383.

*welcher Anteil des eurasischen Erbguts aus dieser Begegnung hervorgeht, nämlich
rund zwei Prozent:*
https://www.ncbi.nlm.nih.gov/pmc/articles/PMC5100745.

*als der Neandertaler in einer klammen Höhle in der Nähe der iberischen Küste
seinen letzten Atemzug tat:*

https://de.wikipedia.org/wiki/Gorham-Höhle; https://www.ncbi.
nlm.nih.gov/pmc/articles/PMC6485383; https://www.ncbi.nlm.
nih.gov/pmc/articles/PMC5935692.

einer Hirnstruktur namens Amygdala, oder genauer einem Anhang namens Nucleus striae terminalis (NST):
https://www.ncbi.nlm.nih.gov/pmc/articles/PMC6690364.

Die Glasfaser wird nicht in den NST selbst gelegt, sondern in Außenregionen:
https://www.ncbi.nlm.nih.gov/pmc/articles/PMC4069282;
https://www.ncbi.nlm.nih.gov/pmc/articles/PMC3154022;
https://www.ncbi.nlm.nih.gov/pmc/articles/PMC3775282.

In der Mäuseversion des Zimmertests:
https://www.ncbi.nlm.nih.gov/pmc/articles/PMC5262197;
https://www.ncbi.nlm.nih.gov/pmc/articles/PMC4743797.

So lässt sich ein komplexer innerer Zustand in unabhängige Aspekte zerlegen:
https://www.ncbi.nlm.nih.gov/pmc/articles/PMC6690364.

Selbst das komplexe Elternverhalten, die innige Fürsorge der Säugetiere für ihre Jungen, ließ sich bald in seine Bestandteile zerlegen und auf Verbindungen im Gehirn zurückführen:
https://www.ncbi.nlm.nih.gov/pmc/articles/PMC5908752.

Tränen stärken die emotionale Bindung:
https://www.ncbi.nlm.nih.gov/pmc/articles/PMC4882350;
https://www.ncbi.nlm.nih.gov/pmc/articles/PMC5363367.

Trotzdem scheint das Fehlen dieser einen menschlichen Ausdrucksform seinen Preis zu haben:
https://www.ncbi.nlm.nih.gov/pmc/articles/PMC4934120;
https://www.ncbi.nlm.nih.gov/pmc/articles/PMC6402489.

drängen sich an einer schmalen Stelle der Brücke zwischen Gehirn und Rücken-mark zusammen:
https://en.wikipedia.org/wiki/Cranial_nerves.

Im Jahr 2019 untersuchten wir die Hirnzellen des winzigen Zebrafischs:
https://www.ncbi.nlm.nih.gov/pmc/articles/PMC6726130.

Einige Jahre zuvor waren diese beiden Strukturen bei Säugetieren untersucht worden, mit ähnlichen Ergebnissen:
https://www.ncbi.nlm.nih.gov/pmc/articles/PMC5929119.

Selbst der winzige Nematodenwurm Caenorhabditis elegans scheint mit der ganzen Rechenleistung seiner 302 Hirnzellen abzuwägen:
https://www.ncbi.nlm.nih.gov/pmc/articles/PMC3942133.

Eine Säugetierart kann mit einer durchschnittlichen Lebenserwartung von einer Million Jahre rechnen:
https://de.wikipedia.org/wiki/Hintergrundsterben.

in denen die fortpflanzungsfähige Bevölkerung auf ein paar Tausend einbrach:
https://www.ncbi.nlm.nih.gov/pmc/articles/PMC5161557;
https://www.ncbi.nlm.nih.gov/pmc/articles/PMC4381518.

Kapitel 2

Boeing 767, die abdreht und unaufhaltsam auf ein brennendes Hochhaus zufliegt:
https://de.wikipedia.org/wiki/United-Airlines-Flug_175.

Ein solcher Rausch kann die Energie liefern:
https://www.ncbi.nlm.nih.gov/pmc/articles/PMC3137243;
https://www.ncbi.nlm.nih.gov/pmc/articles/PMC2847485.

Bei Menschen mit bipolarer Veranlagung ist die Manie keine Reaktion auf eine Gefahr:
https://www.ncbi.nlm.nih.gov/pmc/articles/PMC2796427.

bouffée délirante in Westafrika und Haiti:
https://www.ncbi.nlm.nih.gov/pmc/articles/PMC4421900.

auch wenn Bruchstücke von Eigelb-Genen selbst noch in unserem Erbgut zu finden sind:
https://www.ncbi.nlm.nih.gov/pmc/articles/PMC2267819;
https://www.ncbi.nlm.nih.gov/pmc/articles/PMC5474779.

Höhlenfische und Salamander:
https://www.ncbi.nlm.nih.gov/pmc/articles/PMC5182419.

Dopaminneuronen stehen schon länger im Blickpunkt, weil ihre Rolle bei der Motivation und Belohnung bekannt ist:
https://www.ncbi.nlm.nih.gov/pmc/articles/PMC4160519;
https://www.ncbi.nlm.nih.gov/pmc/articles/PMC4188722.

2015 wurden diese beiden Systeme mithilfe der Optogenetik zusammengebracht:
https://www.ncbi.nlm.nih.gov/pmc/articles/PMC4492925.

In Zukunft könnte es interessant werden, dass Dopaminzellen kein monolithischer Block sind:
https://www.ncbi.nlm.nih.gov/pmc/articles/PMC6362095.

Eines dieser Gene ist das ANK3, das die Produktion eines Proteins namens Ankyrin 3 (auch Ankyrin G) steuert:
https://www.ncbi.nlm.nih.gov/pmc/articles/PMC3856665;
https://www.ncbi.nlm.nih.gov/pmc/articles/PMC2703780.

Im Jahr 2017 wurde eine Mauslinie gezüchtet, die zu wenig von diesem Protein hatte:
https://www.ncbi.nlm.nih.gov/pmc/articles/PMC5625892.

Kapitel 3

Nach einem Reiz, etwa einem unerwarteten Geräusch oder Lichtsignal, vergehen zwei bis drei Zehntelsekunden:
https://www.ncbi.nlm.nih.gov/pmc/articles/PMC166261;
https://www.ncbi.nlm.nih.gov/pmc/articles/PMC4467230.

Bei aller Angst und kognitiven Beeinträchtigung können Williams-Beuren-Patienten über beachtliche Sozialkompetenz verfügen:
https://www.ncbi.nlm.nih.gov/pmc/articles/PMC4896837;
https://www.ncbi.nlm.nih.gov/pmc/articles/PMC3378107.

»Auch die Wespentaille, diese unglaublich schmale Verbindung von Hinter- und Vorderleib, ist eine zufällige Mutation«:
https://www.ncbi.nlm.nih.gov/pmc/articles/PMC3016887.

»Ameisen und Hornissen und Bienen, alles staatenbildende Insekten«:
https://www.sciencedirect.com/science/article/pii/
S0960982217300593?via%3Dihub; https://www.sciencedirect.com/
science/article/pii/S0960982213010567?via%3Dihub.

Als Wissenschaftler 2018 mithilfe der Optogenetik das Brutpflegeverhalten von Mäusen aufschlüsselten:
https://www.ncbi.nlm.nih.gov/pmc/articles/PMC5908752.

Und viele der Gene, die mit Autismus in Zusammenhang gebracht werden, haben mit diesen Prozessen der elektrischen und chemischen Signale zu tun:
https://www.ncbi.nlm.nih.gov/pmc/articles/PMC4402723;
https://www.ncbi.nlm.nih.gov/pmc/articles/PMC4624267;
https://www.biorxiv.org/content/10.1101/484113v3.

Menschen auf dem Autismus-Spektrum weisen größere Reizbarkeit beziehungsweise reizbare elektrische Aktivität im Gehirn auf:
https://www.ncbi.nlm.nih.gov/pmc/articles/PMC4105225.

ob der rote Faden des Autismus nicht eine verstärkte Erregbarkeit der Hirn-
zellen sein könnte:
https://www.ncbi.nlm.nih.gov/pmc/articles/PMC6748642;
https://www.ncbi.nlm.nih.gov/pmc/articles/PMC6742424.

dass die optogenetische Verstärkung der Aktivität von erregenden Zellen im
präfrontalen Kortex das Sozialverhalten von ausgewachsenen Mäusen stark
beeinträchtigte:
https://www.ncbi.nlm.nih.gov/pmc/articles/PMC4155501.

Mäuse (mit der Mutation eines einzelnen Gens namens CNTNAP2):
https://www.ncbi.nlm.nih.gov/pmc/articles/PMC3390029.

dass sich dieses autistische Verhalten korrigieren ließ, indem man mithilfe
der Optogenetik entweder die Aktivität der hemmenden Zellen steigerte oder
die der erregenden Zellen dämpfte:
https://www.ncbi.nlm.nih.gov/pmc/articles/PMC5723386.

dass die gesteigerte Erregbarkeit der Hirnzellen im präfrontalen Kortex
(die soziale Defizite bewirkte) die Informationskapazitäten der Zellen
beeinträchtigte:
https://www.ncbi.nlm.nih.gov/pmc/articles/PMC4155501.

»Der Baum gedeiht in salziger Erde und macht auch die Erde salzig«:
https://www.ncbi.nlm.nih.gov/pmc/articles/PMC5570027;
https://www.ncbi.nlm.nih.gov/pmc/articles/PMC4836421.

unter posttraumatischen Belastungsstörungen leiden (eine verbreitete
und oft tödliche Krankheit, die sich nicht medikamentös behandeln
lässt):
https://www.ncbi.nlm.nih.gov/pmc/articles/PMC5126802.

Kapitel 4

Im Embryo entsteht die Haut aus dem Ektoderm:
https://de.wikipedia.org/wiki/Keimblatt.

bis ein Asteroid die Ordnung auf den Kopf stellte:
https://www.youtube.com/watch?v=tRPu5u_Pizk.

Über Jahrmillionen verteilten sich die Tastorgane der Haut über den gesamten Körper:
https://www.ncbi.nlm.nih.gov/pmc/articles/PMC4245816.

Patient oder Psychiater können in eine Rolle aus der Vergangenheit passen:
https://www.ncbi.nlm.nih.gov/pmc/articles/PMC6481907/

Borderline führt häufiger zum Selbstmord als jede andere psychiatrische Störung:
https://www.ncbi.nlm.nih.gov/pmc/articles/PMC4102288.

ein in jungen Jahren erlittenes psychisches oder physisches Trauma:
https://www.ncbi.nlm.nih.gov/pmc/articles/PMC3402130.

Trauma während der Lebensphase der Abhängigkeit, in der Wärme und Fürsorge alles entscheidend sind, führt bei Borderline-Patienten später zu Selbstverletzungen ohne Selbstmordabsicht:
https://www.ncbi.nlm.nih.gov/pmc/articles/PMC5201161.

Noch weit über das zwanzigste Lebensjahr hinaus entwickelt unser Gehirn grundlegende Strukturen, etwa die elektrische Isolierung, das Myelin:
https://www.sciencedirect.com/science/article/pii/
S0092867414012987?via%3Dihub.

wir können auch von dem Wunsch motiviert werden, inneres Leid abzustellen:
https://www.ncbi.nlm.nih.gov/pmc/articles/PMC5723384.

*können wir Tiere dazu bringen, sich mehr oder weniger aggressiv, abwehrend,
sozial, sexuell, hungrig, durstig, schläfrig oder dynamisch zu verhalten:*
https://www.ncbi.nlm.nih.gov/pmc/articles/PMC5708544;
https://www.ncbi.nlm.nih.gov/pmc/articles/PMC4790845.

*Diese Menschen reagieren schnell und heftig mit Wertzuweisungen oder
Veränderungen:*
https://www.ncbi.nlm.nih.gov/pmc/articles/PMC5472065.

*dann wird sie diesen harmlosen Raum in Zukunft meiden, als wäre er mit
heftigem Leid verbunden:*
https://www.ncbi.nlm.nih.gov/pmc/articles/PMC4743797.

*dämpft die Dopaminneuronen des Mittelhirns in ähnlicher Weise wie
das optogenetische Experiment:*
https://www.ncbi.nlm.nih.gov/pmc/articles/PMC3493743.

*Auch Stress und Hilflosigkeit in der frühen Kindheit können die Habenula
zu verstärkter Aktivität anregen:*
https://www.ncbi.nlm.nih.gov/pmc/articles/PMC6726130.

verhaltenstherapeutische Gruppentherapie:
https://www.ncbi.nlm.nih.gov/pmc/articles/PMC6584278.

Kapitel 5

*einer Art Faradayschem Käfig, der sie vor dem Signal der Satellitenschüssel
abschirmen würde:*
https://de.wikipedia.org/wiki/Faradayscher_Käfig.

Es hatte etwas vom Kalman-Filter, einem mathematischen Verfahren:
https://de.wikipedia.org/wiki/Kalman-Filter.

»Auch optimale Filter blockieren Dinge, die sie durchlassen sollten«:
https://de.wikipedia.org/wiki/Tschebyscheff-Filter;
https://de.wikipedia.org/wiki/Butterworth-Filter.

Matthews glaubte, es gäbe so etwas wie einen »Luftwebstuhl«:
https://en.wikipedia.org/wiki/James_Tilly_Matthews.

Artikel zur Genetik der Schizophrenie:
https://www.ncbi.nlm.nih.gov/pmc/articles/PMC4112379;
https://www.ncbi.nlm.nih.gov/pmc/articles/PMC4912829.

und die Krankheitssymptome unter Städtern verbreiteter und stärker sind:
https://www.ncbi.nlm.nih.gov/pmc/articles/PMC3494055.

Kapitel 6

Kognitive Verhaltenstherapien können bei Anorexia nervosa helfen:
https://www.ncbi.nlm.nih.gov/pmc/articles/PMC6181276.

Medikamente wirken nicht gegen die eigentliche Krankheit:
https://www.ncbi.nlm.nih.gov/pmc/articles/PMC4418625.

nehmen Essstörungen häufiger ein tödliches Ende als jede andere psychiatrische Störung:
https://www.ncbi.nlm.nih.gov/pmc/articles/PMC2907776.

Vielfalt der an dieser Störung beteiligten Gene:
https://www.ncbi.nlm.nih.gov/pmc/articles/PMC5581217;
https://www.ncbi.nlm.nih.gov/pmc/articles/PMC6097237.

Die Kontrolle des Gehrhythmus in Hirnstamm und Rückenmark:
https://www.ncbi.nlm.nih.gov/pmc/articles/PMC5937258;
https://www.ncbi.nlm.nih.gov/pmc/articles/PMC4844028.

In diesen Tiefen wurden einige der frühen optogenetischen Experimente durchgeführt:
https://www.ncbi.nlm.nih.gov/pmc/articles/PMC6744371.

Hunger- und Durstverhalten auslösen, also zu Fressen und Trinken motivieren:
https://www.ncbi.nlm.nih.gov/pmc/articles/PMC5723384.

Wurden sozialen Zellen direkt aktiviert, unterdrückten sie selbst bei hungrigen Mäusen die Nahrungsaufnahme:
https://www.ncbi.nlm.nih.gov/pmc/articles/PMC6447429.

Wenn sich eine Maus satt getrunken hat, die Durstneuronen aber optogenetisch aktiviert werden, sucht die Maus weiter nach Wasser:
https://www.ncbi.nlm.nih.gov/pmc/articles/PMC6711472.

eng mit dem entorhinalen Kortex und dem Hippocampus verbunden:
https://escholarship.org/uc/item/4w36z6rj.

etwa wenn wir aufgefordert werden, stillzusitzen und an nichts zu denken:
https://www.ncbi.nlm.nih.gov/pmc/articles/PMC1157105.

Kapitel 7

Als Löcher im dichten Geflecht der Langstreckenverbindungen von Hirnzellen erkennen:
https://de.wikipedia.org/wiki/Subkortikale_arteriosklerotische_Enzephalopathie.

lassen sich mit der empfindlicheren Magnetresonanztomografie die kleinen Gefäßblockaden der sogenannten vaskulären Demenz entdecken:
https://www.ncbi.nlm.nih.gov/pmc/articles/PMC3405254/

in denen vor 350 Millionen Jahren die ersten lLuft atmenden Fische an Land kamen:
https://www.ncbi.nlm.nih.gov/pmc/articles/PMC3903263.

einen globalen Bevölkerungskollaps vor gerade einmal 50 000 Jahren:
https://www.ncbi.nlm.nih.gov/pmc/articles/PMC5161557;
https://www.ncbi.nlm.nih.gov/pmc/articles/PMC4381518.

die wenigen verfügbaren Medikamente verlangsamen den Verfall nur unerheblich:
https://www.ncbi.nlm.nih.gov/pmc/articles/PMC6309083.

Anhedonie bei Senioren mit beeinträchtigtem Denkvermögen:
https://www.ncbi.nlm.nih.gov/pmc/articles/PMC2575050;
https://www.ncbi.nlm.nih.gov/pmc/articles/PMC4326597.

Je größer die Lakunen in der weißen Masse:
https://www.ncbi.nlm.nih.gov/pmc/articles/PMC4326597.

die Valenz der Beendigung eines Angstzustands durch Verbindungen von der Stria terminalis zum Belohnungssystem:
https://www.ncbi.nlm.nih.gov/pmc/articles/PMC6690364.

Angst entstand lediglich durch die optogenetische Reaktivierung einiger an der ursprünglichen Angstreaktion beteiligter Hirnzellen:
https://www.ncbi.nlm.nih.gov/pmc/articles/PMC3331914;
https://www.ncbi.nlm.nih.gov/pmc/articles/PMC6737336;
https://www.ncbi.nlm.nih.gov/pmc/articles/PMC4825678.

dass sich mit Veränderungen der Synapsenstärke während einer Erfahrung Erinnerungen abspeichern lassen:
https://de.wikipedia.org/wiki/Hopfield-Netz;
https://de.wikipedia.org/wiki/Backpropagation.

kommt es in realen Gehirnen und Hirnzellen in Reaktion auf Aktivitäts-
schübe oder Botenstoffe tatsächlich sehr schnell zu solchen Veränderungen der
Synapsenstärke:
https://www.ncbi.nlm.nih.gov/pmc/articles/PMC1693150;
https://www.sciencedirect.com/science/article/pii/S0092867400804845?via%3Dihub; https://www.ncbi.nlm.nih.gov/pmc/articles/PMC1693149.

Beide Effekte könnten eine Rolle bei der Erinnerung spielen:
https://www.ncbi.nlm.nih.gov/pmc/articles/PMC5318375.

Mit ihrer Hilfe können konkrete Verbindungen von einer Hirnregion zur
anderen lichtempfindlich gemacht und dann mit hoch- oder niederfrequenten
Impulsen manipuliert werden:
https://www.ncbi.nlm.nih.gov/pmc/articles/PMC3154022;
https://www.ncbi.nlm.nih.gov/pmc/articles/PMC3775282;
https://www.ncbi.nlm.nih.gov/pmc/articles/PMC6744370.

dass die Veränderung der Synapsenstärke in konkreten Verbindungen
spezifische Verhaltensänderungen nach sich zieht:
https://archive-ouverte.unige.ch/unige:38251;
https://archive-ouverte.unige.ch/unige:26937;
https://www.ncbi.nlm.nih.gov/pmc/articles/PMC4210354.

Langstreckenverbindungen bestimmen, wie gut unterschiedliche Hirnregionen
zusammenarbeiten:
https://www.ncbi.nlm.nih.gov/pmc/articles/PMC4069282.

dass die Stärke der Verbindungen zwischen verschiedenen Regionen Vorhersagen
über Entsprechungen der Aktivität zwischen beiden zulässt:
https://www.biorxiv.org/content/10.1101/422477v2.

Verlust des Musikgenusses:
https://www.ncbi.nlm.nih.gov/pmc/articles/PMC5135354.

mit Hierarchien von Verwandtschaftsbeziehungen zusammenhängenden Region:
https://www.nature.com/articles/s41467-020-16489-x.

Muster des Genausdrucks, die über Zellvielfalt, Axonlenkung und damit die genaue Verkabelung des Gehirns entscheiden:
https://www.ncbi.nlm.nih.gov/pmc/articles/PMC6086934;
https://www.ncbi.nlm.nih.gov/pmc/articles/PMC6447408;
https://www.biorxiv.org/content/10.1101/2020.03.31.016972v2;
https://www.biorxiv.org/content/10.1101/2020.07.02.184051v1;
https://www.ncbi.nlm.nih.gov/pmc/articles/PMC5292032.

Moro-Reflex:
https://de.wikipedia.org/wiki/Moro-Reflex.

Epilog

mit ebenjenem Tumor am Hirnstamm des schielenden Mädchens beschäftigt:
https://www.ncbi.nlm.nih.gov/pmc/articles/PMC5891832;
https://www.ncbi.nlm.nih.gov/pmc/articles/PMC5462626;
https://www.ncbi.nlm.nih.gov/pmc/articles/PMC6214371.

und die letzten Neandertaler auch die letzten Überlebenden einer Welle moderner Menschen gewesen sein könnten:
https://www.ncbi.nlm.nih.gov/pmc/articles/PMC4933530;
https://www.biorxiv.org/content/10.1101/687368v1.

wie das lichtempfindliche Protein Kanalrhodopsin tatsächlich funktioniert:
https://www.ncbi.nlm.nih.gov/pmc/articles/PMC5723383;
https://www.ncbi.nlm.nih.gov/pmc/articles/PMC6340299;
https://www.ncbi.nlm.nih.gov/pmc/articles/PMC6317992;
https://www.ncbi.nlm.nih.gov/pmc/articles/PMC4160518.

Als vor 150 Jahren die Erforschung lichtempfindlicher Mikroben begann:
https://www.ncbi.nlm.nih.gov/pmc/articles/PMC5723383.

die Performance-Künstlerin Joan Jonas:
https://twitter.com/KyotoPrize/status/1064378354168606721.

Die Schätzungen unterscheiden sich erheblich und schwanken zwischen ein und sieben Prozent:
https://www.ncbi.nlm.nih.gov/books/NBK55333.

Eine einfache Erklärung wäre, dass auf die Technisierung rasch die Auslöschung folgt:
https://en.wikipedia.org/wiki/Fermi_paradox.

Untersuchungen an Zwillingen haben gezeigt, dass sie mit bis zu 50 Prozent erblich ist:
https://www.ncbi.nlm.nih.gov/pmc/articles/PMC6309228;
https://www.ncbi.nlm.nih.gov/pmc/articles/PMC5048197.

Konkrete Gene wurden mit Soziopathie oder Aggression in Verbindung gebracht:
https://www.ncbi.nlm.nih.gov/pmc/articles/PMC2430409;
https://www.ncbi.nlm.nih.gov/pmc/articles/PMC6274606;
https://www.ncbi.nlm.nih.gov/pmc/articles/PMC6433972;
https://www.ncbi.nlm.nih.gov/pmc/articles/PMC5796650.

eine rauschhafte Attacke gegen eine andere Maus:
https://www.ncbi.nlm.nih.gov/pmc/articles/PMC3075820.

die bislang der Philosophie vorbehalten war:
https://www.sciencedirect.com/science/article/pii/
S0896627313011355?via%3Dihub.

Im Jahr 2020 brachte die Beobachtung von Zellaktivitäten in den Gehirnen von Mäusen und Menschen:
https://www.ncbi.nlm.nih.gov/pmc/?term=Deisseroth+Vesuna+Kauvar+Dissociation.

das zentrale Arbeitsfeld der Optogenetik in ihren ersten fünfzehn Jahren:
https://www.ncbi.nlm.nih.gov/pmc/articles/PMC5296409.

sondern auch Gruppen von Einzelzellen und konkrete Neuronen:
https://www.ncbi.nlm.nih.gov/pmc/articles/PMC5734860;
https://www.ncbi.nlm.nih.gov/pmc/articles/PMC3518588.

Heute sind wir in der Lage, aus Millionen von Zellen einige Dutzende oder Hunderte nach Ort, Typ oder Aktivität auszuwählen:
https://www.ncbi.nlm.nih.gov/pmc/articles/PMC6447429;
https://www.ncbi.nlm.nih.gov/pmc/articles/PMC6711485;
https://www.biorxiv.org/content/10.1101/394999v1.

Zum Beispiel können wir Zellen auswählen, die normalerweise auf vertikale (nicht horizontale) Streifen im Sichtfeld ansprechen:
https://www.ncbi.nlm.nih.gov/pmc/articles/PMC6711485.

Dem philosophischen Gedankenexperiment (wie es die Physiker Ernst Mach und Albert Einstein in einer bis zu Galileo zurückreichenden Tradition genannt hätten) wird so neues Leben eingehaucht:
https://de.wikipedia.org/wiki/Gedankenexperiment.

»Dieses Buch aus der Feder eines der wichtigsten Psychologen in Deutschland liefert einen bedeutenden Beitrag zur ökologischen Debatte.« *Markus Gabriel*

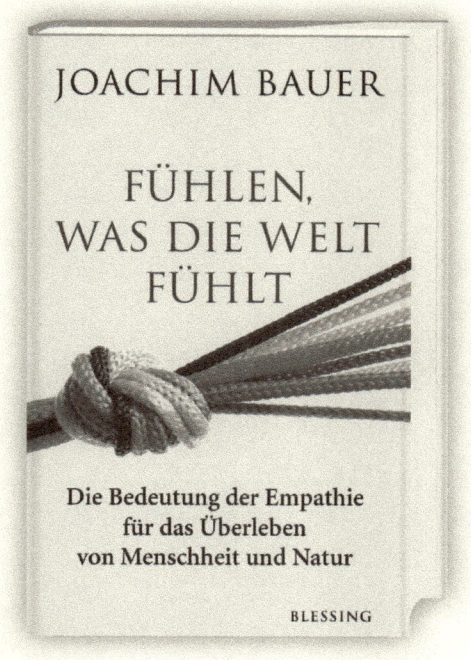

ISBN 978-3-89667-690-0

Empathie – die Fähigkeit, sich in andere Lebewesen intuitiv einfühlen zu können und zu fühlen, was die Welt fühlt – war für unsere Vorfahren überlebenswichtig. Haben wir diese tiefe emotionale Verbundenheit zur Natur und unseren Mitmenschen heute völlig verloren?

»Joachim Bauer öffnet uns die Augen dafür, dass wir die ökologische Krise nur bewältigen können, wenn wir die Natur als unverzichtbaren Resonanzraum begreifen.« *Hartmut Rosa*

Leseprobe unter www.blessing-verlag.de |**BLESSING VERLAG**|